What do I Say?
The Therapist's Guide to Answering Client Questions

# 心理治疗师
## 该说和不该说的话
### ——如何回答来访者的提问

[美] 琳达·N.埃德尔斯坦　　　查尔斯·A.韦勒尔 / 著
（Linda N. Edelstein）　　　（Charles A. Waehler）

聂 晶　陈瑞云　李 扬 / 译校

U0216280

中国轻工业出版社

**图书在版编目（CIP）数据**

心理治疗师该说和不该说的话：如何回答来访者的
提问／（美）埃德尔斯坦（Edelstein, L. N.）等著；聂晶等
译. —北京：中国轻工业出版社，2013.6（2025.1重印）
　ISBN 978-7-5019-9164-8

Ⅰ.①心⋯　Ⅱ.①埃⋯ ②聂⋯　Ⅲ.①精神疗法
Ⅳ.①R749.055

中国版本图书馆CIP数据核字（2013）第024499号

**版权声明**

责任编辑：孙蔚雯　　　　　责任终审：杜文勇
文字编辑：郑晓辰　　　　　责任校对：刘志颖
策划编辑：戴　婕　　　　　责任监印：吴维斌

出版发行：中国轻工业出版社（北京鲁谷东街5号，邮编：100040）
印　　刷：三河市鑫金马印装有限公司
经　　销：各地新华书店
版　　次：2025年1月第1版第13次印刷
开　　本：710×1000　1/16　印张：22
字　　数：240千字
书　　号：ISBN 978-7-5019-9164-8　　定价：50.00元
读者热线：010-65181109
发行电话：010-85119832　　010-85119912
网　　址：http://www.chlip.com.cn　http://www.wqedu.com
电子信箱：1012305542@qq.com
版权所有　侵权必究
如发现图书残缺请拨打读者热线联系调换
241849Y2C113ZYW

# 译 者 序

第一次看到这本书时，我就被它深深吸引住了——心里想着这应该会是一本非常实用的书。果然不负所望，这本书正如它的名字一样，简单直接。它以简单易懂的文字去解构一个既重要又时常棘手且常被忽视的主题——对于来访者的提问，治疗师该说什么。它告诉治疗师在治疗过程中面对来访者各式各样的提问时要说什么，不是简单地告诉治疗师怎么回答问题，更为重要的是向治疗师展示，如何更好地组织你的语言去回答，去推动治疗，为来访者谋福祉。

在治疗的不同阶段，来访者的一些提问可能会让治疗师措手不及，对新手治疗师来说更是如此。的确，每次治疗都是一个独特的过程，但是治疗过程中有一些是来访者会提及的典型问题，这是些什么样的问题呢？对于这些问题，治疗师可以从什么角度出发去作答呢？这正是本书关心的主题，而这样的主题非常具有实用价值。在来访者提问之前，我们先要做一些准备，了解我们可以从哪些角度切入思考，甚至提前做一些练习，这有利于降低我们治疗时可能会有的焦虑情绪（新手治疗师尤其明显！），使我们更能够把注意力集中到来访者身上，而不是关注自己的焦虑。另外，本书就如一本随身功能手册一样，可以随时翻阅。作者按照不同的主题对治疗过程中的不同问题进行了归类，这为读者提供了极大的便利。

我们都知道回答来访者的提问是非常重要的，这一点常常在各种场合（例如上课、督导或者案例讨论）中被强调，但是真让你回答的时候，你要说什么呢？在课堂上，在同事间，你可能做过一些简短的练习。但是你其实很少有机会去看、去听、去了解别的治疗师在具体的治疗中是怎么回答这些问题的，他们是如何表述的，这样的表述有什么作用，或者不恰当的表述给现实治疗带来了什么不良的后果。这本书里有很多具体的例子，不仅有成功的例子，即恰当地回答来访者的提问有利于推动治疗；还给出了一些失败的例子，即治疗师的回答不恰当时对治疗造成的影响及治疗师对此的反思，这让我们可以从别人的实际例子中吸取经验和教训。

本书行文流畅，而且身为治疗师的两位作者的真情实感都融入其中。我们可以看到治疗师的很多面：在回答来访者提问时有各种表现——焦虑、紧张、坦然、诙谐、智慧和真诚等，而这些表现在最后关于结束治疗的章节中尤其明显。

这本书非常适合新手治疗师以及心理治疗专业的学生阅读，正在从业的心理治疗师也能受益良多。

参加本书翻译的人员，除了本人以外，还有聂晶和李扬两位师姐。在本书翻译的过程中，我们还得到了很多朋友和同事的帮助，包括杨寅、刘文玲、宋新燕、王建宜、孙永强、丁欣放、王文余和余苗。在此对他们致以最诚挚的谢意！

本书作者的语言生动诙谐，因译者水平有限，恐未能将原作的语言风格完全展现，希望读者能够从译文中略微领略到原作的风采。译文中错误和疏漏之处在所难免，真诚欢迎广大读者批评指正。

陈瑞云
于北大燕园

# 前　言

　　许多年以来，作为心理治疗师、教师和督导，我们常常就自己的工作互相交换意见。我们总是乐于和新的专业人士一起工作，也乐于参与到未来一代人的临床治疗工作当中。去年，我们讨论要写下对于来访者的问题的回答，以更好地武装治疗师。因为我们知道，在治疗过程中，针对来访者的问题和回答是一个很少被写到的话题，尽管治疗师对此有很多担忧。当我们认真地着手写这本书的时候，我们意识到，与其说是武装治疗师（仿佛他们要上战场），还不如说是我们更想使治疗师像看待临床工作中其他协同合作的部分那样，去看待来访者提出的问题并进行回应。

　　大多数关于心理治疗过程的书籍都会有几个段落专门描述来访者会问的问题，以及这些问题可能有的重要含义。这些意见也提示我们应该在成长和治愈的进程中有效地使用来访者的问题。然而，我们很少能找到对这些问题的充分讨论。对回答的具体建议就更加罕见了。取而代之的是，我们可以看到，与如何回应问题相关的严肃谈话被留给了督导，或者作为其他工作的副产品被扔进了某些课程之中。但是从我们自己的临床经验里，从教学工作和其他治疗师的商议中，我们知道来访者会问很多问题，这些通常是非常好的问题。不幸的是，当来访者提出这些问题时，治疗师可能感到惶惑，因为他们并没有机会处理他们的担忧、信念和实务操作。

　　对于写作一本关于来访者的提问和治疗师的回应之书一事，我们和其他治疗师以及学生商议得越多，我们揭开的各种之前没有被说出来的感受就越强，大多数感受是不舒服的和恐惧的。像"我不想把我的来访者领上错误的道路""我也不知道答案""我透露得太多了""我看起来很笨""我感觉自己很笨"和"我会说错话"这样的担忧既是新手治疗师会有的，也是经验丰富的治疗师会有的。我们开始认为，被来访者问问题像魔法一样召唤出了一些意象，就像是可怕的三年级老师在对你点名提问，或者是刻薄的小孩在窃笑，或者是在晚饭时间被父母问起测验成绩。问问题仿佛成了审问，回应变成了一个有竞争性的或赢或输的比赛。但治疗不是一场考试；它甚至不是一个小测验，它是一段关系。不管怎样，你和来访者是被拴在一起的，所以如果其中一个人失败了，你们就都失败了。

我们知道，作为心理健康服务的提供者，你在房间里和来访者待在一起时感到舒适和有能力的程度，与你治疗的有效性有关。如果你感到焦虑、分心或者需要不停地搜索要说些什么，那么这将会危及你关注来访者的能力。在这些让人迷茫的时刻，你会非常希望可以和督导或者同事简单地交换意见。之后，在车里或者在洗澡的时候，你终于想到了一个完美的回应，并感慨要是早点想到就好了。我们想写一本书，这本书能帮助心理健康专业人员在焦虑被触发的情境下仍然感到有信心。

这本书可以使刚开始学习的学生和更加有经验的治疗师思考他们和来访者之间的互动。我们想要本书成为这样的一本书，即治疗师希望自己坐在来访者对面和被能力不足的感受压倒之前，就读过这本书。总有些时候，每个治疗师都会不愉快地想要知道，"为什么我的督导或者我的教授并没有让我对此做些准备呢？"我们希望像一位完美的督导那样服务读者，这样的督导会帮助治疗师形成一些他们想要表达的话语。史密斯学院的社会工作硕士毕业生罗尼把这本书叫作"我背包里的督导"。

我们把这本书概念化为是实际的和友好的，我们也尝试按照这样的精神来写作。我们想象与自己最喜欢的研究生和同事围坐在一起，从大家的观点和想法中得到乐趣。琳达·N. 埃德尔斯坦（Linda N. Edelstein）实际上会和与她一组的研究生组织晚餐派对，他们在派对上会分享一些尚未成形的想法和观点。查尔斯·A. 韦勒尔（Charles A. Waehler）和他私人执业的同事谈论这些话题，并在高级实务课程上回顾这些想法。

我们也对研究生进行了调查，询问他们，"来访者的什么问题让你觉得恐惧？"我们收到了 70 个热心学生的回答，里面有几百个问题，这些问题会让经验最为老到的专业人士都有理由停下来进行反思。我们使用了由调查生成的这些问题，并添加了我们自己 25 年以来在实务工作中发现的问题，以及从经验更加丰富的同事那里获得的问题。有了这样一个出色的超大容量的问题样本，我们把这些问题按照逻辑进行了分组。我们原本可以简单地告诉你一些回应来访者的问题的方式，从而让你可以度过那个尴尬的时刻，但是这么做就像是在电影中出现恐怖画面时闭上眼睛。所以我们没有这么做，相反，这本书致力于想出一些方式去使来访者的问题有利于治疗。

首先，我们按照一般的建设性策略提及考虑来访者的问题和治疗师可能的回应方式。为了达到这样的目的，我们谈到了对一些大图景的考虑，同时也谈到对语言和词语使用做出的聚焦观察。

其次，因为知道治疗师经常会面对具体话题的提问，在 23 个最常见的被问到的话题领域里，我们组织了一些问题和回应方式。我们以有组织的方式完成了这 23 个话题，提出了很多问题，研究了潜在的问题，给出了可能的回应，最后以进一步的思考和参考文献作为结束。我们展现了回应背后的原理和思考。有的问题和对它们的回答是富有挑战性的，因为背景是复杂的；有的问题则更加简明和直接。这些都是以读者作为出发点展开的。提前考虑这些观点是有用的，这样你可以在治疗过程中更加轻松。我们以对话的语气写作，而且对观点和想法都进行了举例说明，使用的例子也都来自自己的生活和工作，还有来自我们邀请的治疗师的经历，包括经验老到的治疗师和新手治疗师。在阅读其他人的经历并写下自己的经历的过程中，我们重新了解到，很多经历是常见的，而且虽然我们需要严肃地对待工作，但是轻松地对待自己会更好。

在阅读的过程中，我们预期你会跳过某些话题而去看另一些话题，即那些挑战你的、把你弄糊涂的或者当面质问你的话题。如果你确实从一个话题跳到了另一个，那么请注意，特定的主题（如伦理）是在所有章节中都被考虑到的，但是它们在每个可用的章节中都不是重复的。有几个话题有其独立章节而且和所有其他领域相关，例如多样性和边界。

虽然我们想要通过带进来的这些值得考虑的事项去告知甚至是刺激你，但是我们不想要你以复制加粘贴的方式对你的来访者使用建议的回应方式。这样做会让你失去个性，也会让你失去在和来访者制造独特的关系时浮现出来的那些特殊品质。相反，我们相信你会进行调整，让你的回应个人化以及人格化。我们在这里给出的话语可以很容易地整合到治疗对话中，但是我们知道好的治疗不是通过遵循一个脚本来实现的。虽然提前思考会有帮助，但是治疗在互动的过程中会发展变化。你是在对那个特定时刻的来访者的非常个人化且独特的陈述进行回应，没有任何两次治疗是相同的。当你为这本书里的要素赋予个性时，你会变得更加自然和有信心。

这本书里的材料来自若干理论取向。有些理论强调来访者治疗的不同方面，但是很多要素是跨不同理论取向而具有相似性的，这也就是文献中所谓的共同因素。这些要素解释了我们和来访者一起工作达成的大部分的成功变化。我们使用的治疗师回应是与共同因素相契合的。你可能注意到了贯穿全书的和心理治疗性工作有关的两个核心观点。

1. 我们的来访者对他们自身的情感、认知和行为想法模式，以及态度、希望、渴望和恐惧了解得越多，他们在心理治疗中的收获就越多。

2. 你和来访者之间积极的、建设性的、尊重的、协调的关系在改变进程中处于核心地位。

带着这样的两个核心观点，你会看到我们使用了心理动力学的术语，尤其是在概念化的水平上，因为我们都接受过重视来访者的内部动力和非理性冲突的力量的理论培训，并且按照这个框架开展实务工作。琳达把她自己看作女性主义治疗师，查尔斯描述自己是一个整合的多元理论治疗师。我们都珍视来访者在情感、认知和行为层面的学习。我们都去体察他们带有背景的、文化的和系统的顾虑，以及个体差异，而且把主要理论取向的一些方面整合到了我们的工作中，以及整合到尝试形成连贯考虑的良好回应中。

我们也从美国心理学协会的实证支持实务工作的专家小组（Presidential Task Force on Evidence-Based Practice in the American Psychological Association，2006）那里获得了很多有用的信息和知识，这个小组制定了一个政策声明，里面提到"心理学的循证实践工作（Evidence-Based Practice of Psychology，EBPP）是在病人的特征、文化和偏好的背景下对可获得的最好的临床专业技能研究的整合"。这句话反映了有利于指导成功的治疗性干预的三个成分：实证证据（广义下的）、临床专业技能以及来访者特征。

关于实证证据，我们回顾了文献，但是毫不意外，检验提问和回答的对话的实验性数据几乎不存在。当找到这些理论性讨论时，我们愉快地从中汲取知识；我们回顾研究和对实务工作的推荐建议；然后尝试以这样一种方式呈现材料，即像镜子一样反映在实际的活动和治疗时间内或督导讨论过程中的发展变化。

我们自己的和其他人的临床专业技能在相当大的程度上引导了我们对问题的回应。我们努力尝试捕捉日常提问的例子，更为重要的是，检查来访者通过他们的提问表露出来的内容。通过这样做，我们希望拓宽你对材料的治疗性理解，而这样的理解有助于来访者改变。

关于来访者的特征，你会看到我们在具体的章节里提及了一些个体差异，比如种族、精神信仰、性取向、年龄、社会经济地位、特权或者是能力，但是更经常地，你会读到很多评论能促使你欣赏每个来访者。我们也知道我们的读者是和来访者一样具有多样性的。以这种方式，每段治疗关系都提醒我们，尽管有着可感知到的差异，但人们还是可以建立联结的。在第十八章中，我们纳入了很多和个体差异有关的具体问题。

你会注意到，我们选择交替使用男性或者女性来指代治疗师和来访者，而不是使用"他或者她"这样的方式来写作。我们当然认识到，来访者和治疗师可以是任意性别的，但是一直使用"他或者她"会显得很笨拙难用，而且会改变你作为读者的体验。我们希望这不会在无意间造成一些性别刻板印象。此外，我们纳入了很多来自治疗师和来访者的例子。书中大多数治疗师是可识别的，而来访者的身份则为了保护其隐私而被改编了（虽然我们获得了能使用他们的故事的许可）。

如果有什么问题或者意见，你可以通过 l.edelstein@sbcglobal.net 联系琳达，也可以通过 cwaehler@uakron.edu 联系查尔斯。

琳达·N. 埃德尔斯坦（Linda N. Edelstein）

查尔斯·A. 韦勒尔（Charles A. Waehler）

# 目　　录

第一部分

在大背景下看来访者的提问

# 引　言

艾琳重重地坐在椅子上，开始第二次治疗了。她一上来就提出了一串问题："我什么时候才可以不再感到这么内疚？我有可能解决这个问题吗？我要怎样才能原谅我自己？"

她的治疗师扎克被难住了。这些直白的问题让他的脑海中竞相出现了各种矛盾的想法。什么样的方式是最好的呢？他应该回答这些问题，还是自己提出一些问题，又或者应该进行一些探索？但是他要怎么样才能从这些问题转入有意义的探索呢？进行一些反映是不是更好呢？比如使用"你度过了艰难的一周"这样的话语。又或者只从表面理解这些问题，然后提供一些信息？但是如果他真的尝试回答这些问题，那么什么才是正确的答案呢？他不想让自己听起来很狡猾或者仅仅给出一些虚假的安慰。与此同时，艾琳似乎在寻找一个让自己产生希望的理由。对于和内疚及原谅的过程相关的理论，扎克是有所了解的，但艾琳是作为一个独特的个体存在的。他们之间的治疗联盟才刚刚建立，还没有经历过任何考验。他要怎么样才能激起艾琳对自己更深入的审视，而又不让她觉得自己是被敷衍或被拒绝的呢？作为一个共情的倾听者，他该怎样利用这个时刻来让艾琳感到他更可靠并且更信任他呢？

艾琳可能 30 岁也可能 70 岁。她可能因为谋杀了自己的孩子而正在监狱服刑，也可能因为与同事坠入情网而备感内疚。这可能是她对自己两年前或者 20 年前的一次越界或违法行为的反应。扎克的治疗取向可能是分析性的、折中的、认知行为的或者是女权主义的。但是无论怎么样，不变的一点就是，来访者总会提问，而治疗师常会发现自己很想更多地了解该如何以一种深思熟虑的和有目的的方式回答这些问题。这并非一个不寻常的例子。扎克知道艾琳的问题揭露了她一些最为私密的内心挣扎和强烈的情绪。他也有着很多自己的想法和感受。和大多数治疗师一样，他想要和艾琳互动，想要以一种可以使他们的对话深入下去的方式回应艾琳，并为她提供更多的希望。

　　作为充满关怀的社会人，那些选择成为心理健康从业者的个体在和其他人进行交谈的时候往往会感到非常轻松自在。我们都会练习一些主动倾听的技术，例如共情性的释义、开放性问题和不带评判的反思性陈述，通过这些技术来推动治疗性的对话。我们学习过各种各样的干预技术，让自己可以引导来访者在他们的生活中做得更为有效。有时，我们会在这些技术上栽跟头。每个人都这样。但是在大部分时候，我们感到有信心，因为我们知道自己该说些什么和问些什么，可以和我们的来访者进行治疗性互动。但就在这个时候，来访者问了一个直白的问题。

　　直白的问题，即便是单纯且毫无恶意的，通常也会让我们感到措手不及。一旦这些问题带有挑战性或者侵入性，自我保护常常是很自然的第一反应，而且我们会想要终止谈话。我们的控制感会被扰动，感觉就像一切都被他人掌控了。我们才应该是发问的一方，难道不是吗？

　　我们两个人都已经从业超过 25 年了，但是可以毫不费力地回想起早年对来访者问题的一些混乱的应对。在回答他们的问题时，我们想要做到简洁，但不是简单；我们想要调动来访者的好奇心，但不是像鹦鹉学舌那样把问题推回给他们；我们避免给出直接的建议，但并不逃避他们发出的希望获得帮助的请求。我们想要让自己听起来很睿智，但是也知道，促进来访者治疗性目标的实现远比我们听起来显得怎么样更为重要。良好的行为规范会要求我们做到有礼貌和坦率，但这是治疗，而治疗的目标是对来访者的想法做进一步的探索。我们想要检验问题的表面以及隐含的意义，但并非当审讯的侦探；我们想要表达自己，但又要做到不去谈论自己。

　　简而言之，我们想要很好地实践自己的技术，而这让我们感到焦虑，尤其是当我们面对难以应对的问题时。因此，不论好坏，我们会做出回应，然后继续前进。但是在有些时候，我们相信自己也许可以做得更加有效。我们知道其他来访者还会问我们很多其他问题，我们很想知道一个更有经验的治疗师可能会做些什么。现在我们意识到我们有技术，只是我们还没有把它们聚焦到有效地应对问题上。在我们所有的培训、阅读以及临床安排中，没有人强调过回答问题这一点，而这实际上是日常治疗工作中一个非常重要的方面。

## 来访者的问题为什么会引发恐惧？

回答来访者直接的问题会是复杂麻烦的。你可以根据自己的治疗实务工作看看下面的七个原因中是否有适用于你的情况。

1. **通常的治疗模式是治疗师发问，而来访者的提问通常代表一种对治疗模式的偏离。** 当这种活动被倒置时，你可能感到角色被翻转了，而这让你感到困惑、毫无准备以及失去了对整个过程和内容的掌控。

2. **来访者的问题反映了不同的动机。** 提出这些问题带有的意图可能是八卦的或是侵犯性的，让人有兴趣的或是让人沮丧的，有礼貌的或是侵入性的，清楚的或是令人迷惑的，关怀的或是鄙视的，恰当的或是冒犯的，好奇的或是攻击性的，无恶意的或是挑衅的，有帮助的或是阻碍的。上述这些动机并没有穷尽所有可能性。很多来访者提出的问题可能是这些动机当中好几个的组合，也可能传递了多种复杂信息——难怪这些问题会让人感觉不安和措手不及！

3. **问题可能让你感到自己要负起责任，而且尽管你想给予帮助，但是提供具体的回答本身就意味着要发挥影响他人的作用，而你实在不愿意扮演这样一个角色。** 如果你相信，只有当自己促进了来访者的自主性、批判性思考和自省时才能真的帮助来访者，那么为问题提供简单的回答几乎是不可能的。

4. **你不总是有答案。** 对来访者问题的最优的回答，总是需要结合这个来访者在他人生这个阶段所发生的事情，而且是非常私人的以及具有个人特异性的。想着要回答和处理这些具有独特意义的问题是非常让人畏缩的。

5. 你可能发现很多回答会把治疗的焦点和能量从来访者身上转移到你自己身上。而这样的关注并不是你想要得到的。

6. 因为你的回答揭露了很多关于你自身的信息，这些回答也会使你们的关系更加偏离来访者－治疗师的关系。你可能并不想让治疗朝着这样的方向发展。

7. 你过去回答家人或者朋友抛出的问题时可能也积累了这样的经验，即错误的回答会有很大的破坏性。可能的误解比比皆是。

　　你进行有效反应的能力会随着你的觉察、知识、考虑和经验的增长而提高。当你有所准备时，来访者的问题和你的反应可以被建设性地加以利用。在这23个主题章节中，我们给出的很多问题和可能的反应将为你提供一些思路。这样一来，你就可以考虑当你接收到来访者的问题、澄清它们以及成功地进行反应时，怎样的态度和策略对你来说最为适用，从而可以把这样的互动转化为有效的心理治疗。

## 查 尔 斯

　　在我做的每个初始访谈的结束阶段，在花了大量时间问来访者问题以及探讨来访者的回答之后，我会说："我已经问了很多问题，我很好奇你是否也有问题想要问我呢？"通常，大多数来访者在稍微想了一下之后，会这样反应："没有，现在我没有想到任何问题。"有时候，我也能得到一些更为概括性的恰当问题，一般会是这样："所以你觉得这是怎么回事呢？"或者"我还有希望吗？"又或者"我们现在该做什么呢？"有时候，我会得到这样的问题："你为什么问我……"或者"你接受过什么样的培训？"又或者"你以前有没有接待过其他像我这样的来访者？"我想，来访者的提问为我们建构最初的诊断印象提供了额外的信息。这样的信息虽然很重要，但是当我邀请来访者提问时，我主要的目的其实是想让来访者知道，我期望他能够在治疗的过程中是一个投入的、被重视的参与者，我想让他提出自己的问题，并且调动起他对我们一起进行工作的好奇心。

来访者想要确认他们是被理解的。除了直接回答他们提出的问题以外，有很多别的方式能够表现你对来访者的理解。若来访者哀怨地问："你知道一段关系可以多么让人痛苦吗？"他并不想要治疗师说下面这样的话来回应："是的，我知道。我已经结婚 15 年了，有时候真的跟地狱一样。事实上，我们最近正在经历很艰难的修复关系阶段，这是关于……"他也不想治疗师以沉默来回应他的问题。他想要得到共情和理解。他想要治疗师带着睿智的、表示同情的耳朵聆听他，帮助他探索并澄清他的挣扎。我们希望你不要忽略来访者的提问，同时也希望你不是只反射性地回答来访者的提问，而不进行任何探索。在上面的这个例子中，适宜的回应包括这样一些语句，例如："我可以看到你现在正处于矛盾挣扎当中，跟我谈谈你的关系吧""是什么东西让你感到痛苦呢？"，或者"有的时候，关系的确可以让人非常痛苦；在你身上都发生了什么呢？"。

## 不同的理论会带给我们怎样不同的建议？

在回答来访者提问的这一点上，不同的理论会给出一些看起来相互矛盾的建议，但这其实是非常合理的，因为这些理论在不同的模型指导下工作，这些模型对于改变的发生有着截然不同的理解。除了心理动力学和精神分析理论家以外，几乎没有任何理论家针对如何回答来访者的提问写过任何东西。因为本书专门聚焦于这个话题，所以我们几乎没有得到任何指导；同样，我们也没有受到来自任何方面的束缚。这是一个很好的机会，让我们可以分析不同理论的基本准则，并且由此来推理出它们对于回答来访者提问的态度的基本观点。

　　你可能对一些主要的理论有自己的看法，你喜欢某些理论，对另一些不那么热情；你认为有些理论的哲学是符合直觉的，而另一些则可能需要经过理性的推导去理解和接受。你甚至可能认为自己是某个理论的坚定追随者。在你读到各个理论流派如何考虑回答来访者提问这个议题时，你可能会和我们一样发现，你在这个问题上的哲学倾向性和实际的操作并不那么匹配。不要为此感到担心，随着后面的主题章节逐步深入下去，你会更加清楚地知道哪些问题是你想要回答的，以及你想要怎么回答它们和你为什么要做出这样的选择。

　　我们会从传统的精神分析观点开始，因为它们对此有着非常清晰的阐述。精神分析学派认为，治疗师应该抵制回答直白的问题，取而代之的是要推动来访者进行设想。来访者对治疗师了解得越少，产生的想象就越多。在治疗开始的时候，来访者就被告知了这一点，所以来访者不会因为治疗师不做回应而感到沮丧。治疗双方都同意这些想象会是有价值的治疗材料。精神分析师和来访者的联盟建立在很多因素的基础之上，而治疗师的冗长回应不属于其中之一。这样的技术反映了精神分析的基本理念。弗洛伊德（Freud）鼓励治疗师对病人保持中立，从而仅仅反映出来访者展现给他们的东西（Freud，1912/1959）。正统的分析性观点倾向于把对来访者的提问看作阻抗、防御或者回避。如果那也是你的观点，你可能会这样解读来访者的问题："你可能觉得让我说话比你自己说要容易""你会更想让我来代替你探讨这个主题"或者"你在回避讨论自己的生活"。

　　格林森（Greenson，1967）提出，从分析性的观点来看，当来访者第一次问到涉及治疗师的私人问题时，作为治疗师的你要鼓励他去探索他提问的原因。在聆听完来访者的关联问题之后，格林森会向来访者解释，这是通过加工来访者提问的意义而非通过回答来访者的提问来实现的；通过这样做，他和来访者可以更好地理解问题的重要性。此外，他会告知来访者，他们的很多提问可能不会得到答案，所以治疗师就不会显得过分冷漠和不回应。当来访者第二次提问时，他会保持沉默。因此，如果你是分析取向的，就有一个模型向你提供了如何做出反应的指导，以及这么做的清晰理由。

其他的心理动力学治疗师则采纳更柔和的方式。兰斯（Langs，1973）曾告诫治疗师，对现实的、得当的提问做出不必要的、让人挫败的回应可能只是服务了治疗师自己的防御和敌对的需求，而不是针对来访者和治疗所做出的积极工作。兰斯认为，现实的和合理的提问可能有更为深层的意义，但是他力劝治疗师在合理的和人性化之间保持平衡，这种平衡是在直白的回答和进行分析的需要之间做出的。现在很多的自体心理学和关系心理学取向的治疗师都会同意这样的观点。如果你认为更直接地回答一些提问，尤其是在治疗的早期，会鼓励来访者参与治疗并和你互动，那么上述观点无疑会给你一些理论上的依据。费尔德曼（Feldman，2002）提出，在治疗的最初阶段，有用的回答既能保持来访者的好奇，也鼓励了来访者进一步的探索，而这种互动方式将在之后的治疗过程中保持下来。

瓦赫特尔（Wachtel，1993）指出，以全然的拒绝回答的姿态对待来访者的一些提问，会造成隐形的权利争夺以及有害的关系，这些都可能会阻碍来访者和治疗师之间建立联结，阻断了来访者对具有治疗性的过程的提问，并且降低他们与你分享一些奇特想法的意愿。他是这么说的："一个人不应该把回答提问等同于个体失去了理解提问的意义的兴趣；反过来说，同等重要的一点是，一个人也不应该假定发现提问的意义的唯一方式就是拒绝回答它。"

在弗洛伊德于 1912 年提出"不为所动"的格言以后，心理学界内部有了很大变化，但是这些变化发展没有一样体现在如何回答来访者的提问这个方面。格利克奥夫－休斯和钱斯（Glickauf-Hughes & Chance，1995）认为："在如何回应来访者的提问这个话题上，几乎没有任何指导原则，这源自弗洛伊德所强调的治疗师在治疗关系中的节制。"如果你和我们一样属于折中主义或者是在其他模型下工作，那么你会关注具体的模型中存在的对你和工作来说有意义的理论原则，并且会把它们抽取出来，形成你个人的指导方针。

卡尔·罗杰斯（Carl Rogers）是人本主义心理学家，并且是以来访者为中心的治疗之父，而以来访者为中心的治疗扎根于弗洛伊德的思想。以来访者为中心的治疗和其他主要的心理治疗观点有很多的类似之处，但是也存在一些明显的分歧。由于这种治疗实务已经不再像 20 世纪六七十年代那样，严格地按照正统做法进行，所以现在的罗杰斯主义思想并没有因为它带来过的对当前非常受欢迎的关系取向和人本取向的影响而获得肯定。罗杰斯以来访者为中心的治疗的标志，就是非指导性的工作方式，这种方式基于这样的信念基础：每个个体基本上都对自己负有责任，而且有能力做出有益于自己健康的决定。例如，在没有其他任何背景信息的基础上，让我们假想这样一个来访者的提问："你是同性恋者吗？"罗杰斯可能会建议治疗师做出类似这样的回应："你很好奇我是不是同性恋者。"与其理论相结合，这样的回答既是非指导性，也是未进行答复的。你可能也会遭遇来自罗杰斯所说的"来访者的麻烦提问"时刻。这时，来访者想要知道你觉得人们应该怎么反应，或者人们应该相信什么，然后"你开始好奇。这个技术是很好，但是……这样走得够远吗！这样真的对来访者有用吗？当你或许可以带他走出来的时候，你却把他置于无助的位置，这样对吗？（Rogers，1946/2000）"。如果你相信人们有获得自己提问的答案的潜能，而且可以在没有你的调解的情况下做得更好，那么你当然没有必要回答大多数提问。

　　纯粹的行为主义，例如 20 世纪 70 年代的斯金纳（B. F. Skinner）所采纳的，既是一种心理主义的取向，同时也是一种哲学的理念。它认为，想法和感受都是不能被验证的，正因如此，它们是不科学的。根据这个观点，对提问的回答是不相干的。带来可被测量的行为改变的技术才是关注的焦点。时至今日，这样激进的行为主义者并不多见了。但是从 20 世纪 60 年代开始，行为主义当中成长出了一批作家，例如阿伦·贝克（Aaron Beck）和阿尔伯特·艾利斯（Albert Ellis），他们把这一心理学分支引向了我们现在所说的认知行为疗法（cognitive-behavioral treatment，CBT）。

　　认知行为理论对心理治疗和来访者提问的工作方式的基础观点不同于精神

分析和心理动力学取向的观点。其基本信念是：心理障碍体现在现有的、有意识的功能不良的思维方式上，所以认知行为疗法的理论和技术致力于挑战和修正来访者的功能不良的思维和行为。和理论保持一致，认知行为疗法的实务工作者会使用多种多样的技术，包括苏格拉底式提问（引导来访者成为寻找他们答案的主动参与者的问题，一般可以通过检验认知的行为的证据来实现）、任务、记录、放松技术、思维改变记录、角色扮演、替代可能的生成和其他的策略。这种治疗的过程通常比大多数的动力性或者女性主义模型的治疗短，而且不鼓励来访者依赖治疗师。这并不是说治疗关系是被忽略的，相反，认知行为疗法依赖于治疗联盟中的非具体化的要素，例如和谐、真实诚恳和共情。来访者的提问会得到治疗师的共情，而且治疗师会去询问来访者的想法及其对行为的后续影响。同样的问题，"你是同性恋者吗？"可能会被回答，也可能不会；然后这个问题会被检验，目的是理解思维和行为。例如，来访者是否认为一个同性恋治疗师更能或者更不能为他提供帮助。一个认知行为治疗师会对来访者认为性取向上的相似是好事还是坏事感兴趣，所以他可能会建议进行这样的回应："告诉我，你对同性恋治疗师的想法"。治疗师寻求了解来访者的这些想法的含义。比如，来访者只有和同性恋（或者异性恋）朋友在一起才感到轻松吗？来访者是基于治疗师的某些特点来评定治疗的价值的吗？

在治疗师和治疗关系方面，关注移情和反移情的精神分析治疗师所关注的一些有价值的问题同样得到了认知行为治疗师的关注，但是他们不会直接处理它们，更不会把它们上升到中心舞台的位置。如果技术是改变的机制，那么在文献中绝口不提如何探讨治疗关系的回应就一点都不让人惊讶了。相反，作者可能会鼓励来访者就某些问题进行提问，这些提问可以帮助治疗师澄清来访者对于使用某些策略所存在的疑惑。在决定怎么回应上，认知行为治疗师可能对直接说出问题的解决方案或者提供指导性意见感到比较轻松，因为来访者在学习新的策略。然而，那些似乎和任务无关的问题则是对治疗不具有重要性的。

在格林伯格（Greenberg，1999）关于中立性的文章中，他指出治疗师会不可避免地参与到来访者的关系图式中。因此，我们力劝治疗师要考虑自己在来访者世界中的位置，并且要有意识和有目的地参与进去。如果把"治疗师会在来访者的关系集合中占据一个重要的位置"这样的观点挖掘得更深远一些，人本主义和女权主义疗法的理论家认为，在来访者和治疗师之间除了存在治疗关系以外，还存在真正的关系。这样的观察和观点让治疗成为一种合作性的努力，并且是以不同于分析性和认知行为疗法的方式实现的。女权主义疗法（不仅仅是一种）在20世纪60年代的女权运动当中成长起来，这个时期的心理学家们推崇这样一个观点，认为来访者的个人经验是嵌合在政治情境和现实中的，而不仅仅是由未解决的内部冲突功能或者功能不良的认知模式造成的。女权主义疗法实际上由折中理论驱动，受女性主义哲学和学者的影响。这种治疗源于对社会规则的不满意，这些社会规则阻碍了男性和女性成长与发展的潜能。作者鼓励读者觉察来访者的生活和体验的内部及外部的因素。

劳拉·布朗（Laura Brown）和莉诺·沃克（Lenore Walker）是澄清女权主义疗法理论的治疗性原则的两名作者。沃克将治疗原则定义为：平等关系；权力；对女性优势的增强；非病理取向和非受害者有罪论；教育；接受并确认感受。女权主义治疗师既可能是心理动力性的，也可能是认知行为的或者折中主义的。这些理论的基础和女权主义治疗的基本原则混合在一起，从而决定了你如何考虑和回答来访者的提问。

直到现在为止，仍然没有人具体地阐述过在回答来访者提问的背景下，这些原则究竟是什么意思。如果你认为平等关系对治疗师和来访者的个人责任感与决断都是非常关键的，那么以直接的方式回答提问就是合宜的。另外的原则，也就是教会来访者获得和使用力量，也鼓励治疗师对来访者的提问进行直接的回答，因为这会让来访者明白她将可以引发回应。最后，接受和确认来访者感受的有效性可以带来有价值的、合宜的自我卷入，这可以去除我们–他们这样传统的治疗关系的屏障。基于上面提到的这些原因，女权主义治疗师可能更愿意直接回答像"你是同性恋者吗？"这样的问题。然后，取决于他们的理论取向，他们可以就此展开不同的讨论。

因为存在这些与合作以及授权相关的观点，对自我表露和回答提问的看法会有所不同，而且这已经在那些同时还是心理动力性治疗取向的女权主义治疗师中引发了一些冲突。对来访者的提问进行一些自我表露作为回应可能会推动更为平等的治疗师－来访者关系的实现，因此能更好地对来访者进行授权，但是这样就不能深入地贯彻鼓励想象的分析性原则了。事实上，治疗是灰色的，并不是绝对的黑与白。什么时候和如何进行表露，像这样的决定在治疗师之间可以是很不一致的，他们总是被迫做出自己的判定，这样的判定基于治疗师自己的个人经验以及来访者的人格特点、个人史以及其他大量必须考虑到的个人和社会因素。

你可以看到，在回答提问方面，如何进行设定在很大程度上取决于你的理论观点，而且受到来访者、问题、关系和你所做出的临床判断等一系列因素的影响。在这本书中，就决定如何回应来访者的提问而言，我们将采纳中间道路的角度。在这个角度下，来访者的提问是被接收到的，而且在合宜的时候需要得到探讨，并且是被理解的。当来访者的提问被恰当地接收而且得到了回应时，这些问题就代表了一个很好的机会，可以推动来访者理解，并促进更为健康的个人好奇心和对自我评价与态度的理解。不管你的回应是什么，对你的来访者而言，你在他随后所发生的事件里面都扮演着重要的角色，所以请尝试做到对你自己设立的这种互动有清晰的理解和把握。

# 记住，这与你本人无关

有时候，我们会想要使用"记住，这与你本人无关"之类的话来开启本书的每一章。不管来访者的提问是合理的还是奉承的，是侵入性的还是侮辱性的，是个人化的还是特殊的，这都与你无关。问题可能说的是和你有关的东西，而且可能很有洞察力，但是这都是你的来访者的产物，所以这些问题主要还是和他相关的。问题，不论是多是少，都揭露了提问者一方的信息。你可以从来访者所提问题的数量得知大量与他的人格及其应对模式相关的信息。

---

### 琳　达

　　我曾经为一对夫妇做治疗，他们不论在人格上还是在对世界的认知加工上都有相当大的差异。丈夫是具有攻击性的、独立的，而且用他自己的话来说"掌控着自己的鼓点节奏"。妻子则非常温和而独立。丈夫从来不向我提问；他想要谈和他自己有关的内容，并且不厌其烦地告诉我："我不需要来自你的任何输入；我只是想要出声报告自己的想法。"相反，妻子则有着千千万万个问题，这些问题都是向我提出的，是关于我的。他们进入治疗表面上是为了讨论他们在教养孩子上的分歧，但是在他们陈述的目标底下潜藏着一个动力。这个动力是，毫无意外地，妻子过度关心他人以及他人的想法。同样毫无意外地，丈夫对自己的行为有内疚感，这些行为包括不听别人说的话、独断专行、不考虑妻子的意愿而完全按照自己的意思办事。他们向我提问的方式是非常有指导意义的，并且反映了他们对孩子、商业伙伴以及社区等其他方面的态度。

---

　　所谓治疗，指的是你和来访者一起工作去理解来访者的过程。正如主题章节所显示的那样，这意味着你有时会直接回答提问，有时则不这样做。有时，你会回答一个来访者的提问；但是如果同样的问题来自另外一个来访者，你则可能不会回答。你回应的方式是有道理和依据的，而且是因来访者而异的。

　　对于"这与你本人无关"之类的表述，请思考这样一个连续体：一端是"我"；另一端是"来访者"。好的治疗总是在这个连续体的来访者一端花费了更多时间。对来访者提问的回应总是希望能给来访者的生活和追求带来理解。但是有的时候，谈话不可避免地会是关于你的。你会有急事，因为家庭问题需要重新安排治疗的时间，去度假，或者要从疾病中恢复。在这些情况下，向来访者提供适当的信息可能是合宜的做法。当然也可能存在这样一些时候，即在合理且有利于治疗的理由下，你必须把自己的需要放在来访者的需要之前。例如，要是你生病了或者被私人的紧急事务分散注意了，那么更好的做法可能是取消和来访者的一次治疗，而不是勉强自己进行治疗。

## 回答提问的指导方针

回应来访者的时候，你的态度和你说的话具有同等重要的地位。因此，当一些提问呈现了推动来访者治疗目标的可能性时，我们鼓励你做以下事情。

1. **以尊重的态度接收问题**。你的来访者因为提问而承担了风险，你想让他知道你对他的问题是接纳的。确保你弄明白了他的提问，要澄清你的理解，释义仍然是最好的方法。释义可以让来访者更为宽广地和深入地重新表达、澄清、修改和考虑问题。这通常可以使来访者更为清晰地表达他的提问或者是更为深入地检验这个问题。

---

### 查 尔 斯

我在一场婚礼中和别人展开了一场有关传统价值观和婚姻角色的讨论。这个小组很大，在大家（包括我自己的）提出了一些差异很大而且十分强硬的意见之后，两位和我意见特别不同的女士问我："你是什么？"过往的经验让我明白，回答"心理学家"要么会终结谈话，要么会引出很多糟糕的笑话，而我注意到这场谈话有征兆朝后者发展。在一些场合下，我会说自己是"老师""作家"或"社会科学家"来躲避这些笑话。当我还在努力想要找到一个合适的回应时，其中一个女士插话道："因为她是金牛座的，而我是双子座的"。我才发现自己完全误读了"你是什么？"这个问题。

2. **不论你回答还是不回答来访者的提问，都要去鼓励他对问题的好奇心。** 你可以总是通过请求来访者详细阐述他的问题来提供鼓励。来访者需要得到支持，从而使自己可以进行提问，可以对新信息保持开放，以及想要知道更多看待自己以及发生在自己身上的事情的新方式。在咨询室以外的世界，人们常常发现自己会陷入这样的情景中，即不知道某些事情是不体面的、可耻的。心理治疗是这样一个地方，你的不知道是被预期的、可被接受的，而这离弄清楚事情仅一步之遥。

3. **充分回答来访者，从而让她持续参与互动**。什么才算是充分呢？这个问题的答案因提问的不同以及来访者的不同而异。一个词的回答几乎不可能让人感到回答是充分的，但是一段10分钟的独白则是具有过度杀伤力的。你可以通过事后向来访者进行了解来评估你的回应的充分性，但是当你观察到来访者对你的回应的反应——忽略、与之一同工作，或者是修正它——时，充分性的情况就显而易见了。

4. **和来访者一起，探讨潜在而又个性化的意义**。现在有一个机会放在你的面前，你可以把握这个机会教授来访者可持续终生的自我观察的技巧。你想要来访者内化这样一个过程，这个过程是对他自己的生活提出问题，想通其问题以及评价自己，这个过程以一种可以在长时间内支撑他的方式进行。如果你想让来访者变得更加自省，就向他示范好奇和提问。

　　在建议指导方针的同时，我们也意识到回答问题是没有一个固定模式的。你对回答的选择取决于所问的问题、来访者、关系、你的舒适程度、治疗的进程以及你的目标。在后续的章节当中，你会看到很多示例，包括问题的类型、回应的类型以及做出某类回应背后的原理。总的来说，如果你已经具备进行工作所需的技术，那么当你对来访者的问题做出回应时，你可以采纳下面七个可能的工作方向。

1. 简单直接地回答问题然后结束。正如弗洛伊德的名言，"有的时候，雪茄烟只是雪茄烟而已"，有些问题就只是问题而已。

   这类问题的例子包括："我坐哪里？""周二有别的治疗时间可用吗？""很漂亮的郁金香，你是在哪儿买的呢？"

2. 回答并且把问题和来访者的生活关联起来，把问题转向与来访者有关的方面。

   这类问题的一个例子是："你在母亲节过得愉快吗？"

   回应可以是："谢谢，那天很愉快。我们去吃了早午餐。自从你妈妈搬到亚利桑那州，你在母亲节过得怎么样？"

3. 对问题本身提问，然后回答（如果必要），并且通过这个问题来理解来访者现在的生活。

   这种问题的一个例子是："你是怎么进入这个行业的？"

   回应可以是："我很乐意回答你的问题，但我很好奇是什么让你今天问起了这个问题？"

4. 对问题本身提问，但是因为问题变得过于私人化，所以不去回答（当然判断什么问题属于"过于私人化"取决于你），然后使用这个问题来了解来访者的经历。

   这类问题的一个例子是："你在多大时第一次发生了性行为？"

   回应可以是："我会跳过这个问题。我能将你的问题理解为你正在思考适龄的性行为这件事情吗？"

5. 解读来访者提问的动机，因为答案通常是无关紧要的。

   这种问题的一个例子是："我的婚姻顾问有一个比你大的咨询室，你考虑过搬迁吗？"

   回应可以是："可能你是在担心哪个治疗师的技术更好，这是你的顾虑吗？"

**6. 拒绝回答并且设立边界。**

这种问题的一个例子是："你以前被性骚扰过吗？"

回应可以是："我了解这可能是你的一个很重要的顾虑，但是很抱歉，我生活中的某些方面是不与他人展开讨论的。"

**7. 当拒绝回答时要进行解释或者教育。**

这种问题的一个例子是："你和你的丈夫通常是怎么处理的呢？"

回应可以是："婚姻是很复杂的，每段关系都是独特的。我们应该把谈话聚焦在你的生活上"；或者"把话题转到我身上可能会使我们模糊了焦点，而且我不认为这会对你有帮助"；甚至可以是"我可能会有一些建议，但是我们还是先来谈谈你的情况"。

最重要的是，你对问题的回答取决于你的临床评估，包括对来访者、在特定背景下的具体问题以及问题背后可能的动机的评估。随着这些因素的变化，你可能对问题产生不同的理解，并且会随之改变你的回应。

你的来访者提出的问题很重要，但是下面这些你应该询问自己的问题也很重要。

"这时候怎么做才能对我的来访者最有帮助？"

"做什么对我来说是比较轻松的？"

"这个问题背后隐藏了什么？"

"这是否仅仅是尝试加深和我的联系的一个方式而已呢？"

"这个问题是否显露了来访者有待处理的一些问题？"

"我的来访者是否对我有所保留呢？"

"这是他生气、敌对或者隐藏的攻击吗？"

"设立严密的边界或者松散的边界是重要的吗？"

"比起个人的问题，我是否更加担心数量过多的提问呢？"

"这些问题是否使我们的注意力从来访者身上偏离了呢？"

"我的来访者问这个问题是为了正常化他自己的经历吗？"

"我的来访者是否在试探我的边界？"

"这是否只是一个没有重大意义的简单问题而已？"

"我的来访者是否只想听听别人的意见，或者确定什么是正常的？"

"我的来访者是否在尝试和我寒暄，好让自己具有社交宜人性，而实际上并不真的在乎我的假期？"

你可能不会被来访者的提问淹没。对来访者的提问进行回应只是你临床生活中很小的一部分。但不幸的是，来访者提问所引发的焦虑往往占据了比它所应该占据的大得多的比例。

## 风格和语言的考虑

我们一直很注意选择容易理解的话语来写这本书，正如做治疗的时候那样，这样可以使交谈更为容易。在写作时，我们回避使用一些术语，尝试用在日常交往中会使用的话语和语气，例如，在和来访者交谈时、在督导时以及和学生或同事磋商时所使用的话语和语气。我们之所以做出这样的决定，是基于我们想让你在和来访者的互动中思考、修正、拥有和使用这些观点。我们最有力的治疗工具之一就是话语，所以在这个部分，我们会把焦点放在有利于临床工作的语言和措辞上。

当我们把对提问的回应整理完放到这本书里的主题章节之后，我们注意到风格和语言往往会交织在一起。风格指的是你选择和安排回答的方式，从而让自己能够被听到和理解。对语言的考虑则包括对具体词语和短语的注意；这是一个需要有觉察的区域，不能掉以轻心。来访者仔细地听你说的话，而且会记得你对他们说了什么。事实上，有的来访者会把你说的话重复说给你听，这甚至可能发生在数年以后。

在回答来访者的提问时，风格和语言并不是唯一要考虑的因素，却是非常重要的，因为这可能是来访者向新的观点开放的时机。因此，你需要在回应他们的提问时带有目的。我们在这里突出强调了一些容易在压力场景下忽视的做法。在你回答来访者的提问时，关于风格和语言的一般思想如下：花时间组织你的回应；做到一目了然；使用比喻和类比；进行软销售（使用说服的方式，且不要施予过多的压力）；侧重于积极的和优势的方面；如果可能，使用来访者的语言；澄清你的或来访者的术语；避免使用讽刺；使用一些有助于变化的关键词。

## 花时间组织你的回应

被问到的时候，你会感觉自己被放在了要负责的位置上，所以你感到有压力要立刻回答。慢慢来，不用着急。有的时候，延迟的回答才是最好的回答。当你花点时间思考时，你就等于向来访者示范了从容和深思熟虑。这会让来访者感到他也可以这么做。你深思熟虑的步调可能是你们互动中最具有治疗效果的部分。为了这么做，你可以在回应前停下来想一想，或者大声说出来："让我想一想怎样才能最好地回答你的问题。"

## 做到一目了然

让来访者进入带出你回应的思考中。让你的思考过程一目了然，你这样做可以增加来访者学习到同样方法的可能性。当你提供一些用以达成你的回应的过程证据时，你便向来访者展现了适当的加工过程，而且这样的加工是来访者可以学习和做到的。例如，一个来访者问："我应该辞职吗？"你可以使用你之前获得的信息，并把今天的问题合成在一起，然后做出这样的回应："在被分配了新的责任之前，你是喜欢你的工作的。也许，谈谈这个改变会有帮助，这或许可以帮助你厘清自己的选择。"

### 使用比喻和类比

比喻可以为我们提供一个看待情境的崭新方式。通过把当前的问题客观化，比喻使信息可以绕过不容易改变的功能不良的模式，而且可以让来访者有机会以一种新的方式看待这个问题。这会帮助来访者获得不同的视角，去看待他们自己、他们的境况以及他们的资源；这样还可以让来访者接受可选的策略，并为他们的问题发展出解决方案。

来访者之所以喜欢比喻，是因为比喻和私人的材料保持了一点距离，可以是有趣的和卷入的；而且比起直接的陈述，比喻不那么让人感到有威胁以及直面冲突。比喻在同一时间既在隐藏，也在揭露。比喻和类比同时吸引了这样一些人——他们不愿意进行口头交流，而需要视觉的或肌肉运动知觉的线索来帮助他们更多地参与治疗的过程。在和那些较为困难的来访者进行工作时，使用比喻和类比真的很重要，可以加强和谐、带出观点以及以一种非面质的方式传递信息。通过选择和语言有关联的以及来访者感兴趣的意象，类比可以和每天的活动联系在一起，这样一来，类比的有效性也可以得到加强。

#### 查 尔 斯

吉姆的妻子坚持要他接受治疗，从而挽救他们的婚姻。在她的经验中，吉姆是一个严苛僵硬的、依赖认知并且崇尚实用主义的人。吉姆和我谈到了他的生活方式，以及这种方式在复杂的教育系统中给处在管理者位置的他带来的成功。当我们开始讨论他在家和妻儿相处的风格时，他问道："用同样的方式在家里解决问题会产生什么问题呢？"这对他来说是一个非常重要的问题，这个问题引出了他对生活的困惑，以及对适应性和非适应性活动的情感挫败。我知道吉姆是一个高尔夫球狂热爱好者，我说："吉姆，你的高尔夫球袋子可以装多少支高尔夫球杆呢？"刚开始，他摇了下头，仿佛需要让自己适应这个看起来离题的问题，然后他回答："14。"我继续问："你会考虑只用一支球杆打整整一个回合的高尔夫球吗？"在这个时候，吉姆理解了。他笑着说："当然不会。总存在一些情况有不同的需求。有时候，你需要用肌肉力量；有时候，你需要精密的技巧。"我可以看到，他开始以同样的方式思考人际交往中的灵活性了。我使用了"袋子中的其他高尔夫球杆"这个类比，而这个类比对我们的工作很有用。在他和妻儿的互动中，吉姆努力做到更加灵活地沟通。连他的高尔夫球技术也有进步了，因为他变得更加愿意改变击球方式，从而配合击球路线，而且更愿意在犯错的时候原谅自己了。

## 进行软销售

在回应来访者的提问时，对一个观点进行具有攻击性的以及高压手段的推动往往不能奏效。每个人都有这样的经历，当你想去商店买一个物品时，可能因为被销售员跟着、缠着或者是被迫而购买了大量其他物品。在治疗中提供一些观点时，必须不同于拿佣金的销售员所采取的销售方式。硬销售式的回应可能会激怒来访者，导致来访者可能会抵抗所有的治疗服务，甚至不愿回到治疗中来。你可能在短时间内使一个来访者确信一个信念，但是像"你必须""你必须看到"或者"任何处在你的位置的有理智的人"之类的话语会让来访者想到苛刻的父母和老板。此外，进行这样的硬销售可能违反了鼓励来访者的自主性的伦理责任。从实际出发来考虑，如果来访者没有把你所推荐的观点变成自己的，它就是不奏效的。

## 侧重积极的和优势的方面

当你回应来访者的提问时，尤其是当问题涉及难以启齿的担忧时，注意以这样一种方式开始回应，即让来访者明白你是站在他那边的。当来访者理解到这点时，你就有更好的机会开展协作性交谈了。承认他的行为具有适应性的背景，无论是当前的或者是过去的背景，这和简单地聚焦他的缺点和非适应性品质相比，是更加有用的。类似地，你可以向来访者指出他们在特定人格特质方面的优势，而这些优势可能被歪曲了。例如，"看起来，你对他人保持开放和对很多不同的人感兴趣这样的积极品质有时候反而会给你带来非常痛苦的经历"。

## 尽可能使用来访者的语言

使用来访者使用过的语言和术语。如果对来访者所说的话进行改变会改变了原本的意义，例如，把"条子"改为"警察"，"爹爹"改为"父亲"，"争论"改为"争辩"，"不和"改为"意见不同"。虽然这里强调的是意义的改变，但是实际上语言的转换还会破坏交谈的流畅性。来访者使用的语言方式既对他们本身是重要的，也揭露了他们的天性。通过使用他们的原话，你可以把治疗推向深层的个人经验。

例外的情况可能是当他使用的语言模糊了词语的意思，或者是粗口，又或者是当你对使用特定的描述感到不舒服（"那个下贱的接待员"）的时候。

### 琳　达

我和一个 28 岁的有活力的女性一起工作过，她来接受治疗是因为她轻度抑郁。在第一次治疗的时候，她描述了她的很多活动，然后突然以"我从不和我不信任的人喝酒"这样一句突兀的话作为结论。我从来没有听过有人以这样的方式表述自己喝酒的原则，所以我的胃部紧绷。我把这些话在脑海里过了一遍。她的噩梦马上开始了，在三次治疗以后，她描述了 11 年前发生的一个"事件"。在一次高中学校俱乐部的外出旅行中，她喝醉了，并且被强暴了。在她提到这次袭击之前，我不知道她背负了 11 年的是什么秘密，但她的语言告诉我，要仔细地听她说任何和酒精以及信任的人有关的讨论。

在一次谈话中，她和我谈到了那次性经历，我错误地使用了"约会强暴"这个词，然后她愤怒地跳下了沙发。我被她的反应吓住了，但是这突显了我误以为我们是以同样的方式看待那次性经历的。整整 11 年，在她的大脑里，她使用的是"事件"这个词，从来不是"强暴"。"强暴"这个词让人想到了受害者，而那不是对她的准确的表征。我们没再用过"强暴"这个词，直到几个月之后当她变得更加坚强和有信心的时候，她才自己提起了这个词。

## 澄清你的或者是来访者的术语

缺乏清晰度和精确性会让治疗变得混乱。你所在的这个专业里有很多术语可以传递很多不同的信息。因为我们寻求更宽泛的理解，所以你需要确保你和你的来访者对于术语及其意义的理解是一样的。例如，我们都听过足够多的对"边缘"或者"虐待性"等词的不同翻译，所以我们现在总是需要确认和澄清。术语可以被用作捷径，来访者会假定你确切地知道它们的意思，但是你实际上并不懂。在我们这一方，我们要尝试尽量少地对来访者使用心理学的术语。总的来说，最好还是只使用在日常交谈中可以被直接理解和解释的话。

## 避免使用讽刺

讽刺在随意的交谈中是非常常见的，而且某些提问可能会诱使你以讽刺的话回应，但是别忘了它是这样一种幽默——使用尖锐的评论或语言来嘲弄、伤害、奚落或者表现出鄙视。在治疗中应避免讽刺。当你回应的时候，你是在示范一种人际间的交流技术，而来访者会在治疗之外采纳和使用这样的交流技术。如果你疏忽了，不经意地使用了讽刺的方式进行交流，那么你可以注意自己的话语并且重新叙述，去示范轻松的自省和自我修正。

## 对于语言，说得越少往往意味越多

想一想你要说的重点，小心地选择你要用的词，然后温和地说出来。使用很多的话来回应，事实上可能反而模糊了你的信息的重点。说更多的话往往表示你被绕进去了，然后当你尝试厘清自己的思路时，谈话的焦点转向了你。要让来访者成为那个谈论细节和深度的人。

## 两个关键词语

治疗是一个亲密地协同合作的过程。你的话语向来访者传递了他们不是孤单的。治疗性的关系是基于"我们"的，所以要用这个词，例如："我们能从你对工作的新规则的反应中了解到什么呢？""我们"一词对促进这样一个正确理念大有帮助，即你和来访者是在一个合作关系中工作的。在哈里·斯塔克·沙利文（Harry Stack Sullivan）的术语中，使用"我们"会把你提升到来访者的同伴观察者的位置。

如果"我们"是我们该去囊括的一个词语，那么"应该"则是应该加以排除的一个词语。"应该"传递了和协同合作相反的信息。"应该"直接触碰到了你的来访者高度个性化的、通常功能不良的判断系统。我们可以通过帮助他们识别他们的"应该"来协助来访者辨识其资源、功能，以及他们为了自己的幸福而想要在多大程度上保持或者改变这些图式，但是我们要竭力避免成为来访者的下一位独裁统治者。

## 怎么知道我的回应是否有效果？

一旦你严肃认真地以有利于深入治疗的方式回答来访者的问题，你将会好奇和关注你的回应是否带来了变化。总的来说，我们应该通过下面这些指标来让自己知道一个回应是否在正轨上。

1. 回应拓展了来访者所探索的材料的广度，让她进一步谈到了她的人生和个人承诺。

2. 回应推动了被探索领域的深度，让来访者更深地体会一些感觉并且想得更加复杂。

3. 回应推动来访者感受到和你的联系，让你们的工作关系得到了进一步发展或维系。

这些考虑都具有跨理论适用性。作为一个简短的例子，深度和广度可能会在对不同方面的检查中得到揭露，例如：关系模式（人际疗法）；认知歪曲和积极想法（认知的）；家庭模式（心理动力性的）；系统地觉察（女权主义的）；对自我的认知和有所增加的真实性（人本主义的）；对个人和文化差异的辨识和接受（多文化的）。同时，无论你的理论取向是哪个，成功回应的第三个指标，即更好的联结，都能够增加信任和安全感，从而保证后续工作的开展。

# 进一步的思考

在前面的部分，我们提示了一些思考和对来访者的提问进行回应的方式。我们也意识到每个治疗师都需要以个人化的治疗性风格去发展、形成和传达自己的表达。此外，我们从过去的经验中也了解到，每个治疗都是独特的和具有个性的：没有两次治疗是一样的。因此，我们期望每个治疗师都能在某个背景框架下考虑我们的建议，这个背景框架包括治疗师的受训情况、照护标准、来访群体，以及对于每个带着独特问题、文化和个体差异前来的来访者来说，什么是有效的。请把这些一般性观点和特定的考虑事项记住。接下来，我们会进入 23 个不同的章节，其中涵盖了数百个常见的问题。

第二部分

来访者的提问和回应——主题章节

# 引　言

当你离开教室开始实习的时候，临床工作的环境正在发生变化。而当你开始工作的时候，情况会发生更大的变化。有时，理论世界和现实世界不是以一种友好问候的方式相遇的；相反，可能会是一次"火星撞地球"。在你和来访者工作的时候，你会发现这样的情况，即观点和真实的人之间似乎有不可逾越的鸿沟，因此就算你的大脑爆炸了然后数以百万的理论碎片散落一地，你也不会因此而感到震惊。幸运的是，不久之后，你就会开始选择理解来访者的观点和方式。从那个时候起，你作为治疗师身份的发展变成了一个更加顺利也更加和谐（如果继续这样发展）的过程，而你也向着实现自己的抱负、梦想和期望的方向趋近。当你成功地实现并定义了一个新的自我身份时，你就变成了一个临床治疗师。随着你学到新的技巧，检验观点和技术，因为遇到新的挑战而获得信心，犯错而后重新振作，以及发现你相信什么和不相信什么；你的身份也在随之不断发展。其实，你和来访者有很多宝贵的共同点：你们都在努力尝试变成最好的自己。

# 第 一 章

# 治 疗 前 期

在最开始的几次治疗中，你和来访者仍然只是陌生人，正处在一段独特的、亲密的、改变人生的关系的最初阶段。来访者开始逐渐对你形成印象，正如你开始了解他们一样，这样你们两个人会共同定义这段关系。这些最初的谈话会为后面的会谈奠定基础。

## 琳　达

昨天，我接到了一个女士的语音留言，这个女士是我一个同事转介到我这里的。在最初的留言中，她说道："我想要知道你现在是否有空缺的治疗时间段；同时，我也想问你一些关于你的经验和临床背景方面的问题。"她选择的词语让我坐直身体并集中注意。当我回她电话的时候，我先谈了谈安排时间的事情，然后她问："你能理解一个母亲同时作为一个职业女性是什么感觉吗？""是的，我可以。"我答道："作为一个职业女性兼母亲是你想要来我这里的原因之一吗？""可能吧。我的丈夫是这么想的。"她回应。她停顿了一下，声音中带着一些紧张继续说道："但是你知道职业女性兼母亲是什么感觉吗？"她坚持着她原来的问题。陌生人在电话里的提问没有背景或者视觉线索，这样的问题是特别具有挑战性的。

那是一个决定性的时刻。我是否要直白地回应呢？我已经说了我可以理解。我可以通过做出一些评论来反映她的顾虑，比如"作为一个职业女性兼母亲对你来说肯定是非常重要的"。但是重点是什么呢？所以我答道："是的，我在成年生活中的大部分时间里都是一个职业女性兼母亲。"她的声音放松下来了，之前的紧张消失了。无论我是不是一个职业女性兼母亲，一个直白的回答可能要比让她到咨询室来，然后用十来种方式继续提问，最后还可能失望更好。她有这样一种未说出口的需要，即她的治疗师需要是一个职业女性兼母亲。如果我不是这样的人，那么我可能会这样回答："我不是一个母亲，但是曾经和很多这样的母亲一起工作过。"在这一章以及后面的章节中，我们能给你的最好的建议是，听来访者所说的，然后更仔细地思考它背后的含义。

在到达咨询室之前，来访者就有一些问题想问，这很正常。回答其中的一些，尤其是那些紧急的、关于客观事实的或者是关于商业模式细节的。其他更为临床的询问可以这样回答："我们把这个留到见面的时候再谈吧。"你在回答问题的时候展现了你尝试对他们的需求做到非常坦率和敏感。但是对于更为复杂的问题，例如询问具体的治疗、药物推荐或者是一些对你来说需要考虑一下才能回答的提问，应该在你的咨询室里面进行回应，因为这样你们能独处而不受干扰，也有充分的时间和注意力去关注这些问题。从最初起，你的沟通就会反映出你对边界、专业和慎重的态度。

有些治疗师可能会反对，认为琳达通过电话回答了来访者，从而讨好并满足了来访者，他们可能是对的。但是比起小小的满足，更为重要的一点是，为什么她不能在那个时候回答那个问题呢？通过直接针对内容进行回答，以及对来访者明显的顾虑进行反应，琳达已经判断出了做出回答没有害处；而且对这个来访者来说，治疗师是不是职业女性兼母亲可能会是治疗能否开始的决定性因素，正如治疗师是否有特定信仰、特定性取向，或者是不是认知行为治疗取向，这些都会是某些来访者能否进入治疗的决定因素。琳达作为职业女性的同时也是一个母亲这样的特点可能正是她的同事做出转介的原因之一。这把我们带到第二个要点。潜在的来访者通常会寻找那些满足特定条件的治疗师：更年长、更年轻、男性、行为主义者、住在郊区，或者随便是哪种治疗师。他们觉得，具有这类特点的治疗师可以使他们感觉更轻松，或可以更好地理解他们。也许他们是正确的，也许不是。但是当我们进行转介的时候，我们会尊重来访者的这些要求并考虑它们的合理性，从而使来访者可以舒服地开始治疗。

"你是一个职业女性兼母亲吗？"只是你职业生涯中会遇到的成千上万个问题中的一个例子而已。不论你回答或者不回答什么问题，我们相信你在治疗早期的态度是尤其重要的，而且你要保持礼貌、温暖，并像在任何社交场合下会做的那样回答像"我应该坐在哪里？"或者"咨询等候室的照片是你照的吗？"这类的问题。你要让你的来访者感到轻松自在。

在治疗的最初阶段，你的回答必须牢记两个不同的、偶尔甚至会相互冲突的观点：推进有关治疗的商业模式，以及要开始治疗的情感工作。治疗早期的一部分可能感觉起来像是纯粹的商业行为，但是两条工作路线是同时进行的。如果你不直接谈论业务的问题，你怎么谈论其他微妙的或者是情感性的顾虑呢？如果你听不到来访者对于把自己的亲密生活的细节倾吐给一个陌生人而产生的恐惧和担忧，那么在你之后又怎么有效地倾听他们的其他情绪感受呢？在治疗的早期阶段，你对任何话题的处理方式都为将来的互动设定了基调。这一章的回应涉及一个不可回避的事实：在开始时，你和来访者对彼此都不熟悉，但是你们准备参与到一段困难的、私人的交谈中。来访者可以直接问一些问题，但是有一些问题则是未说出口的。这两类问题都是值得关注的，而你的回答不仅仅是针对提问的内容进行的。你的回应开始创造出一种氛围，来访者可以在其中表达自己，同时他们也受到鼓励进行个人的探索发现。

在治疗的早期，来访者会问一些有关商业模式和技术的问题，而其他问题则潜伏在表面之下，包括："这对我来说是一个安全的地方吗？""我可以信任你吗？""我为什么要和一个陌生人谈话呢？""你能理解我吗？""我是正常的吗？""我是怪胎吗？""接下来会发生什么？""这将会浪费我的时间和金钱吗？""你能读懂我的心思吗？""你会尝试告诉我要做什么吗？""你会喜欢我吗？""我会喜欢你吗？""你会给我评判吗？"

　　勇敢的或者有经验的来访者可能会直接开口问这些未说出口的问题中的一些，但是不管这些问题是否被大声问出来，担忧仍然在来访者的大脑里盘旋。相同的问题可能会在之后的其他背景下出现，而我们也在它们适用于其他主题时再次讨论它们。而在治疗的早期，它们也许被说出来，也许没有；它们也许得到了回答，也许没有。不管怎样，这些问题第一次出现了。

# 问　题

　　如果你在机构或者其他组织中工作过，那么它们可能对早期的会谈制定一些规则和程序，例如初始评估、笔记记录、督导、录音、收费设定和保险。我们对治疗早期的一些想法和建议可用来补充你所在学校或者机构的政策，并且希望给你一些额外的方式来思考来访者的提问和你的回答。对以下问题的回答会罗列在"回应"部分。

　　"你的费用是多少？"

　　"你按浮动费率制收费吗？"

　　"你接受保险付费吗？"

　　"我们多久见一次？"

　　"你会记笔记吗？""我能看这些笔记吗？"

　　"你会对我们的谈话录音吗？""你为什么要录音？""我可以录音吗？"

　　"你的哲学／理论取向是什么呢？"

　　"治疗一般要多久？"

　　"我应该谈点什么呢？""我应该从哪里开始？"

"你会问我问题吗？"

"你理解我在讲什么吗？"

"治疗中会有很多惊喜吗？你能找到隐藏的记忆吗？"

"你能帮到我吗？"

# 回　应

前四个问题，即"你的费用是多少？""你按浮动费率制收费吗？""你接受保险付费吗？"和"我们多久见一次？"，主要和治疗的商业模式有关系，你完全可以用直接坦率的方式进行回应；但是要记住的是，当和来访者讨论会谈的时间和费用时，你对来访者设定了你的最初预期。相应地，他们也开始就你是谁以及你怎么表现等方面收集大量数据和信息。

## "你的费用是多少？"

你是自己设定费用然后收钱，还是有其他的人为你做这项工作？如果你自己设定费用，那么把这一步做到尽量清楚明白。"每次治疗是_____元，治疗时长是_____分钟。我一般在每次治疗结束后收费。"或者"我会在每个月月末的时候给你寄账单，然后我想在之后的一个月内收到相应的费用。"或者"我们的会计会把账单给你寄过去。她的名字是_____女士，你可能想要和她聊聊。她也负责处理信用卡业务。"即使你不直接参与收钱这步工作，我们相信你最好还是能够肩负一些和费用相关的责任，例如监控来访者的付费情况，因为这和治疗是互为一体的。

## "你按浮动费率制收费吗？"

一些治疗师和服务机构有，一些则没有。学生或许能得到一定的折扣；医疗保险制度或者是政府补助金可能会给予帮助。要明确你自己的政策，并且要对财政考虑的一些隐含的请求格外敏感。你可以用这样一种方式来回应，这种表达承认了未说出来的问题："我的确有（没有）按浮动费率制收费的服务。你预期付费可能有问题吗？"

### "你接受保险付费吗？"

说清楚你的政策并且解释你的预期。"是的，我接受红星保险而且我会直接把账单寄给他们。你只需要负责他们支付的由你合付的那部分和其他的费用就可以了。"或者"不，我不接受保险付费，但是可以给你提供账单，然后由你自己提交给保险公司。"不管你或者你所在的机构制定的政策是什么样的，都要形成一种习惯把它直白地说出来，因为这是一个可能会导致后期混乱局面的领域。

很多治疗师会把和商业模式相关的一些常见的问题写下来做成一张清单。他们会在初始访谈中把这张清单呈现给每位新的来访者。打印出来的材料有利于节省时间，而且可以让来访者在闲暇的时间阅读，但是纸张不能代替讨论，讨论对于建立流程和关系起非常关键的作用。

### "我们多久见一次？"

在治疗的最初阶段，我们倾向于每周见一次来访者。如果因为财务考虑而希望降低会谈频率，那么我们会说："也许更好的方式是你先存点钱，直到你可以连着 2 个月左右每周来治疗一次。如果我们在最初就见得那么少，那么我们将无法深入地了解对方，以取得真正的进步。相反，我们可能会把所有时间都花费在暖身活动上。你辛苦赚来的钱没有得到好好利用。之后，我们可以让治疗的频率更为灵活。"如果你有其他的政策，向来访者解释并且说明原因。这样的回应解释了为什么规律的会谈是重要的。你也有机会解释针对与来访者错过了的治疗或者是很晚才临时取消治疗的情况有关的政策。

如果来访者问"我们多久见一次？"是因为她目前正处于危机中并且害怕

和你见面的时间不够，那么你回答的将是一个完全不同的问题。在这种情况下，我们建议你先处理焦虑，然后想出一个方案可以让她感到自己不会在危机中被抛弃而得不到任何帮助。你的回答中可能涉及一个临时电话号码、危机热线或者是寻求家人、朋友或者其他专业人士的支持。

### "你会记笔记吗？""我能看这些笔记吗？"

下面的问题就不如前面的问题那么直接了："你会记笔记吗？""我能看这些笔记吗？""你会对我们的谈话录音吗？""你为什么要录音？""我可以录音吗？"在表面上，这些问题的答案很简单；然而，我们会想知道，在这些问题的背后，来访者是否体验着一些焦虑和对保密性的担忧，或者担心被评判。在问这些问题时，来访者可能也想知道，"我可以信任你吗？""我为什么要和一个陌生人谈话呢？""你能理解我吗？""我是正常的吗？""我是怪胎吗？""你在和谁交谈呢？""你有督导吗？""你会回顾这些笔记吗？""对我来说，这会是一个安全的地方吗？"在回答时，你必须选择是否也要处理那些未被提及的问题。无论你的决定是什么，请把这些潜在的顾虑记在心中。

清楚地回答并且进行解释："是的，我的笔记会被锁起来，笔记用来帮助我记住这些材料，从而让我可以更好地工作。"当来访者在治疗之初问到是否可以阅读你的笔记时，这个问题其实更多是在问你的政策规定是怎样的，而非真正想要阅读你的文件。"如果你对我的想法有任何问题，我很乐意回答你。我不向任何人展示我的笔记。你可以通过法律途径提出阅读申请，但是我希望你不要这样做。你是不是在担心什么呢？"尤其是在最初的时候，你对来访者来说是全然陌生的，他们的恐惧或者担忧会达到顶峰。信任从现在开始建立而且会逐渐加强。同时也是在这个时候，清晰地说明在法庭传召或者是非自愿的案例中，哪些人能够拿到治疗师的笔记和记录，这样实际上就等于承认了这些情境客观存在的事实，从而可以开始一段没有秘密和惊慌的关系。

## 查 尔 斯

　　我的某些来访者会在治疗的时候写下一些想法，我也会为他们写下几个词或者画出一些想法，然后交给他们，但是只有凯西会在每次会谈之初打开记事本，拿起一支笔，表示她准备好记录我们的互动了。"我不信任我的记忆。我想要一份会谈记录，这样我就可以仔细思考它了。"刚开始的时候，这让我感到有点别扭。我必须抵制"和记事本游戏"的诱惑。也就是，当我觉得自己说了一些很睿智的话但是她没有记下来时，我常常感到很失望；而她却记了一些我说的完全不重要的话，这让我感到很沮丧。（天啊，我还知道，在治疗过程中，她还写下过一个购物清单！）慢慢地，我开始习惯她在我们的治疗中写笔记，我好奇为什么别的来访者没有做类似的事情。

"你会对我们的谈话录音吗？""你为什么要录音？""我可以录音吗？"

　　如果你会对治疗进行录音，你需要解释为什么要录音，谁会听到这些录音，以及这些录音会在什么时候被销毁。你可以问来访者："你对录音有什么样的顾虑吗？"你可能想要走得更远并且想知道，"你是不是担心我们的治疗被别人偷听或者被别人评判呢？"

## 琳 达

　　我有一个来访者，一位专注的研究者，他问我，他是否可以对我们的治疗进行录音。我被惊到了。我问他为什么想要录音，他回答："我想要在一周的其他时间听一下。"我有点怀疑，但还是同意了，说道："我可以尝试，但是如果这让我在治疗的时候感到不自在，就不能录音了。"

他也同意了。他的确录音了，而且的确在一周的其他时间听这些录音，以便记住我们讨论过的话题。录音、收听和回顾信息，这些方法与他的人格以及学习方式非常一致。我忘了。更常见的情况其实是反过来的。伴随着治疗师和来访者双方不同程度的自我意识，治疗师录音，然后在之后独自或者是和一名顾问一起回顾这些录音。

## "你的哲学/理论取向是什么呢？"

这个问题一般来自这样一些来访者，他们可能有一些治疗的知识，之前接受过治疗，在网上阅读过一些材料，或者是被有经验的朋友指导过。他们并不总是非常清楚为什么要这样问你，但可以理解的是，他们想对将要和治疗师一起进行的工作有更多的了解。

想出一个不带术语的回答是一个好主意。来访者不想听一场讲座或者教训。查尔斯通常会这样回答："我使用心理动力学的和人际的方式理解让你挣扎的事情的根源，然后我们一起去发现一种最好的方法来帮助你走出这些忧虑。"琳达也认为应该尽量简洁地回答："我接受心理动力学治疗的培训，并且非常相信理解是其中的关键。"对于更为成熟的来访者而言，她可能会补充一句："我尤其喜欢女权主义的理论和关系心理学，认知心理学的有益方面也对我有帮助。"

然后，针对来访者的情况，阐述你的理论观点或者技术具体是怎么样的，这非常有用。回想和调动你以前收集的一些信息，你可以这样解释："你之前曾说过，你担心自己的工作会失败，所以我们想要理解你的思维方式——你使用了什么策略？它们是怎么来的？它们如何满足或者满足不了你的需求？以及你想要针对它们改变些什么？"或者"你说过你厌倦了当擦鞋垫，但是又不知道该怎么改变，所以我们的工作是去理解究竟有什么东西使你难以大声说出来。"为了给后面的工作打好基础，你可以加上几句："每个人都会发展出不同的行为模式。这些行为模式可能从很久以前就开始了，所以我们需要探索是什么导致了这样的行为模式，并且了解什么让它们保持了下来。"如果你打算使用具体的技术，这会是一个很好的机会去描述它们，并解释它们为什么契合你的治疗哲学。更为重要的是，为什么它们对这位来访者的这个特定的问题是有用的。总的来说，在第一次见面时，我们试图向来访者提供我们对其问题的理解以及我们计划怎么着手处理对这个问题的最初的印象或者假设。然后我们会问："你觉得这些想法怎么样？"

来访者想要对你有一定的了解（虽然某些来访者可能在进入咨询室前就已经在网上搜索过你了），很多早期的问题或者评论都体现了一种好奇，他们想要知道"你是谁？"或者"你将会对我做什么？"。

## "治疗一般要多久？"

如果你有一个具体的时间限制，你可以说："我们一共进行 10 次治疗，所以我们需要聚焦在一个你选择想要关注的问题上。"或者，如果你的工作安排有限制，那么可以说："我们可以一起工作到六月。但是，如果更早结束似乎是明智的，那么我们可以一起做出这样的决定。"如果没有外部的限制而且你也不是在一个限制时间的模型下工作，那么你可以说："我们将会一起决定治疗在什么时候结束。当那个时候到了，我们会知道的，因为到那时，把你带到这里来的问题就不会那么困扰你了。"

## "我应该谈点什么呢？""我应该从哪里开始？"

最后一组问题比前面提到的更复杂。在这些问题中，我们可以感受到来访者是忧虑的、缺乏经验的或者好奇的。所有这些都传递出他们的恐惧："我应该谈点什么呢？""我应该从哪里开始？""你会问我问题吗？""你理解我在讲什么吗？""治疗中会有很多惊喜吗？你能找到隐藏的记忆吗？""你能帮到我吗？"

我们通常会在第一次治疗的时候问来访者这样一些问题作为整个治疗的开始："是什么把你带到这里来的呢？""是什么让你在这个时候打电话来的呢？"

或者"我想要听听把你带到这里来的问题"。在某个点上,琳达也会补充一个简单的框架:"我们会有 45 分钟的时间。我会注意看着时间,来确保你有时间提问题,以及我有时间给你反馈一些初步的想法。"然后她会仔细地听来访者的故事。她也会留出时间把课后信息表给来访者,设定下次的会谈时间,以及开始确立一些基本规则。如果你为一家机构工作并且需要立刻完成一份很长的初始评估表,那么在你开始自由地谈话前,请先把这个表填完。"让我们先把这个表填完,这样我们的讨论就可以不受它的影响和妨碍了。"同时,如果你只做初始访谈,并不是来访者之后的治疗师,那么在开始时就要说清楚:"我只是来这里对你的问题有个初步理解,从而完成一些文件工作。在这之后,我们会给你分配一个治疗师,然后你们会一起工作。"

对于同样的问题,后面的治疗会被以不同的方式回答"我应该谈点什么呢?"这一问题。在以后的会谈中,我们可以这样回应,"你此时坐在这里,你脑海里有什么?"或者"最近在你身上都发生了什么事情?"如果我们已经开始谈论一个重要的话题,那么我们可以说:"我觉得上周我们的讨论并没有结束,我们谈到了人/事/感情。你有什么想法吗?"或者"你上周开启了很多话题,我们可以回顾一遍这些话题。"在治疗的早期以及之后,如果这是现实的情况,那么你可以提建议说:"我认为上周的谈话非常重要,而且在我看来,我们关于家庭/情绪/情况的谈话并没有结束。"如果一个主题总是被回避,那么你最终不得不说:"你注意到了吗?我们还没有谈过你的父亲/孩子。"如果"我应该谈点什么呢?"这个问题是在一次特别困难的治疗之后被来访者提出来的,那么一个好的回应方法是询问来访者:"你对上周治疗的反应如何?在我看来,上次的强度比较大。"

如果"我应该谈点什么呢?"这一问题的提问者是敌对的或者法院命令来的来访者,又或者是家庭成员强制来的来访者,那么你需要通过询问这样的问题来承认一些现实状况:"我知道来这里不是你的选择,但是我们可以从把你带到这里来的问题/行为开始谈起。"当一个人并非自愿前来,甚至可能充满敌对情绪的时候，最好直接处理这个方面的问题。如果你还在试水阶段，你可以说："我开始觉得其实你不想来这里。"然而，如果你对来访者的这种不情愿已经了然于心了，那么不妨直接说出来："我们都知道你其实并不想到这里来""我理解你其实非常不情愿"或者"我知道治疗不是你的选择，但是我想我们可以一起找到办法使得治疗能够为你服务，对你有用"。

"我应该从哪里开始？"是一个在治疗开始阶段非常常见的问题。如果你的来访者感到很焦虑，那么你要做好准备，去为他提供更多的结构框架。在具有非传统设置的治疗中可能也是如此。如果你的来访者对治疗一无所知，就给他提供一些基本的概念。当来访者在为说些什么而挣扎时，你不想引发一次惊恐发作；你想让她可以更自由地去说。你可以说："什么是最紧迫的？"或者"是什么让你在这样一个时候来到这里的呢？"以一些来访者能够较容易和成功地回答的事为切入点会是一个不错的主意，例如，"是不是有什么特别的事情发生了，让你想要来这里？"或者"我们可以从个人史开始，跟我说说和你相关的吧，比如你在哪里长大之类的"。如果一个当前的问题是相对模糊或长期存在的，那么这样问可能会有用："是什么导致你这周打电话给我呢？"

这些建议都可以帮助来访者学会谈论自己，但是他们最终需要对他们所呈现的东西负责。他们比你更了解自己的顾虑和担忧，而且不得不忍受他们的决定所带来的结果。你可以温和地提醒他们所负有的责任："你要比我更清楚到底是什么让你不安的。你是飞行员，我是你的副手。"我们需要让来访者知道，尽管治疗是艰难且需要积极努力的，但他并不是在孤军奋战。我们要组织好我们的回答，从而开始确立一种协同合作的关系。

我们总是询问来访者过去接受治疗的经历。我们想知道他们是否觉得治疗是有帮助的；如果有，这对我们来说是一个好兆头——他们记得什么，他们学到了什么，以及他们认为什么是最有帮助的。我们也关心来访者觉得治疗的哪些方面或者治疗关系是没有帮助的。最常见的抱怨可能就是治疗师说得太少了，这让来访者感到孤单和不被倾听；或者治疗师说得太多了，谈了太多他自己的情况，这同样让来访者感觉孤单和不被倾听。我们从来不说之前的治疗是不好的，即使这种说法有时很诱人，除非在之前的治疗中出现了违背伦理或者法律的情况。

### "你会问我问题吗？"

"如果你遇到困难了，那么我总是可以帮助你的，而且我当然会有问题要问，但是你比我更清楚自己的问题和想法，所以我会让你来引导我们讨论的话题。"如果这个问题每周重复出现，那么我们可能不禁要问："你经常想让我问你问题。你是不是经常难以开始工作呢？"我们想要知道来访者是否总是在提供信息方面有所犹豫。他可能觉得回答问题比发起问题更加安全。这是需要谨记的一点。在那些显示来访者不情愿的问题之下，你可能会发现未说出口的顾虑："接下来会发生什么呢？""你能读懂我的心思吗？""你会评判我吗？"这些都是和暴露有关的担忧。当来访者自由地表达的时候，他们开始揭露新的想法，并把这些想法以新的方式组织起来。这可能是让人兴奋的，也可能是令人紧张不安的，又或者是两者并存的。随着经历、想法和感受被逐步揭露，来访者在你和他自己面前变得更为赤裸，所以你的接受和支持是至关重要的。你对来访者诚恳而又真实的好奇将成为一份美妙的礼物，同时也是一个向他们进行示范的重要过程。

你可以从前面对一些问题的回应建议中看到，我们尝试提供答案；与此同时，我们也在为之后的治疗打好基础，向来访者解释我们的期望，并且温和地让来访者明白，进入治疗的过程意味着一种责任，并且希望我们可以开始一段紧密而有效的合作。

### "你理解我在讲什么吗？"

这个问题不仅仅是想要从你那里得到保证，让自己放心，它实际上还想要你总结或者表明之前提到的重点。当来访者努力表达他的世界时，他想要知道你是懂他的。你可以说："我听到了下面这些很重要的关注点……"当你已经提炼了来访者故事中的一些要点，同时也可能处理了一些能让他把故事正确呈现的要素时，他会感觉自己被认可了，并且还常常修正其陈述中需要调整的部分。

有的时候，"你理解吗？"这个问题可能隐藏着"我是正常的吗？"这样的担心；甚至更为严重，隐藏着"我是怪胎吗？"这样的担心。这些问题都可以被回答："我会尽我所能去理解你。如果我疏忽了，请告诉我。"或者，如果来访者直白地问道："我是正常的吗？"我们可能回答："事实上，我不使用像'正常'这样的词。我只是想要理解到底什么在困扰着你。"或者"你来这里是因为你有一些问题需要解决。那是需要勇气的。"如果你的来访者有很好的幽默感，那么你也可以说："正常不是一个固定不变的标准。"而且，除非在自我意象上有着严重的缺点，否则来访者通常不会认为自己是怪胎。就一些程度很强烈的描述进行询问，比如"怪胎"。"那是一个很重的说法。为什么你会这么说自己呢？"或者"看上去你觉得自己是怪胎。我不这么觉得，但是我想要知道你为什么会有这种想法呢？"与你使用的具体话语相比，更为重要的是，你的行为显示出了你想要理解的渴望。

## "治疗中会有很多惊喜吗？你能找到隐藏的记忆吗？"

这个问题或者其他类似的问题所隐含的意思可能是，会存在一些未说出来的其他问题，或者来访者担心他可能会揭露一些长期压抑的记忆。有的时候，这表示他可能担心你会在治疗的过程中给他植入一些错误记忆。这一类型的问题是在媒体报道了几则新闻之后开始产生的，在这些故事里，一些无辜的人因为一些之前不知道的经历而被狠狠地打击到。温和的话语是适宜的，但是不要做出空泛的承诺。你可以说："我们会从我们所知道的问题开始。如果其他问题出现了，我们也会做好准备去理解它们。隐藏的记忆并不是那么常见的。"

在第一次治疗快结束的时候，邀请来访者提问会是一个不错的主意，你可以这么说："我已经问了你很多问题。你有什么问题想问我吗？"有的时候，来访者会被吓到。他们并没有带着对你提问的准备进入咨询室；他们期待得到回答，而不是提问题。在这种时候，你可以这么说来消除他们的担忧："没有关系。这不是你唯一的机会。如果你有问题，随时都可以提出来。"当来访者确实对你提出了一些新的问题时，这些问题一般会是下面几种：他们可能想要和你讨论治疗收费等商业方面的问题；他们可能想要更多地了解你；他们也可能想要知道接下来会发生什么。

有的时候，一个来访者会很有攻击性地向你提出一个问题。在治疗早期出现具有攻击性的问题往往很罕见，但是值得一提。有时，不是一个特定的问题带有敌意，而是一系列问题显露出了这样的敌意、攻击性、焦虑，或者可能是一种把注意力从自己身上引开的方式。这些情况是令人不安的，因为你正在想办法做到对来访者有帮助，而你却突然遭遇来访者的敌意、抵抗或者两者兼有。不管源头是什么，你都需要处理它。开始时，你可以假设存在恐惧或者焦虑，然后回答一两个合理的提问；接着，你才说出你的一些观察："你给我提了很多问题。你是不是对开始治疗感到担心呢？"

如果慢慢地，提问变成了你的来访者回避的方式，比如回避谈论他自己，回避得到过多的建议，或者回避显露对他人过多的关心，那么我们应该以不同的方式进行回应。首先，我们会把这个假设记住，因为这可能会是对之后的治疗有帮助的主题。但是在当下，我们可以说："我觉得你宁愿谈论我，也不太愿意谈论你自己。"或者，指出这个问题是私人问题："等会儿，这可是你的治疗时间"，或者"让我们回来谈谈你自己吧"。

你偶尔会受到一个直接的、具有攻击性的挑战，例如，"我怎么知道你有什么本事？"或者"是什么让你觉得可以帮到我？"这类问题非常罕见，但是在治疗的早期，它们应该得到一些回答。"我们是在一起工作，你将会决定自己可以在多大程度上信任我。"或者"在我们工作2周之后，你就会有自己的答案了。"或者"我已经帮助过其他人了；为什么我和你之间就会不一样呢？"或者"我并不是独自一人在这个房间里；我们正在一起努力帮助你。"你的来访者已经步入了一个可能让他感到非常容易受到伤害的阶段，如果你可以提醒自己这一点，那么你的同情会超越防御或者想要攻击他的冲动。

## 琳　　达

　　在所有的会谈里，总是可能出现我最不喜欢的一类问题，我把它们叫作门把问题。在第一次会谈或者之后的任意时候，这种问题都可能出现，但是在最初几周特别让人不安。例如，和迈克的初始会谈充斥着童年期的躯体虐待、青春期迷茫、自杀意念和成年期抑郁以及最后的换妻这样的信息。在会谈结束之后，迈克走到门口，把他的手放在了门把上，回过头来，然后问我："你是不是觉得我疯了？"我回答说："你有很多问题，我们有工作需要认真做，但是你并没有疯。"他咧嘴笑了。对于其他棘手的门把问题只可以用一些类似这样的承诺来回答："这个问题太重要了，不能简单地用一两句话来回答。我们应该在下次会谈的时候对它展开讨论。"

### "你能帮到我吗？"

　　伴随着这些提问和回答，你正在努力弄清楚来访者的问题，评估问题的严重程度以及复杂性，并且决定怎么做才有帮助；在治疗的早期，你还有另一项非常重要的任务。你必须给来访者切合实际的希望；你必须传递你对以下内容的信心，即如果他们有勇气并努力，那么他们是可以通过改变而使生活更加美好的。这样，对于最基本的问题"你能帮到我吗？"，你用最诚实的话进行了回应："一起来，我们可以帮到你。"

　　在本章前面的部分，我们提到过那些潜在的、未说出来的问题和恐惧，但是在回答中很少直接处理它们。在治疗的早期，立即回应这些担忧并没有什么用处。像"我能信任你吗？"或者"你会评判我吗？"以及其他的担忧，都可以通过你的态度、行为和可信赖关系的发展来回答。

# 进一步的思考

*"往某个地方去的第一步是做出这样的决定，即你不要继续待在你所在的这个地方了。"*

*——佚名*

初始会谈是治疗中非常独特的一段时期。作为治疗师，随着时间的推移，你会逐渐深入地了解你的来访者，但是最初两个人的会谈更多的是在收集信息、获得假设性印象并开始形成工作联盟。对你的来访者而言，治疗的早期是让他们逐渐觉得和你待在一起自在和轻松，以及对这个陌生的治疗过程进行适应并感觉舒适。很多的来访者都焦虑着想要快点把初始会谈熬过去，感到松一口气或是带着这样的希望离开咨询室，即你们可以一起做出一些重要的改变。在初始会谈之后，不管你是在什么理论框架下工作，都能揭露很多过程。你的来访者在学习如何成为一名好的来访者，而你则对自己必须提供的东西感到更加放心。但是不要忘记，在治疗的早期，你可以提供很多，例如专注地聆听、非评判性地支持、共情地理解、体贴地询问，这些都是具有治疗性的。

第二次会谈可以是特别奇特的，因为来访者往往已经给了你很多个人信息，所以他们会一屁股坐下，然后看着你，仿佛在说："好的，我上次已经完成我的工作了，现在轮到你来变魔术了。"继续去倾听和概括，不要尝试变成魔术师。

你的来访者对进入这个对他们而言往往非常陌生的和有威胁性的治疗过程感到忧惧，永远不要忘记这一点。永远要记住，来访者需要很大的勇气才能走进咨询室和你交谈，表露他们自己，并最终创造新的理解，而他们又常常带着大量的不适和困扰。

## 第二章

# 经　验

　　经验从来都不是免费的。那些不眠之夜、疑虑和可能失败的冒险，都是我们所支付的学费。我们也有过这样的日子，我们怀疑自己是否有资格坐在临床治疗师的椅子上，但是这份工作以智慧、洞察力和信心犒赏了我们。如果你还处在赚取经验以保证自己是一个有天分的治疗师的过程中，那么你可能会以苛刻的标准来评判自己。然而，随着信心的增长，你会用一种更为温和的方式考虑经验这个东西。你不评判来访者；相反，你钦佩他们愿意诚实地工作和勇于自我发现。你不因他们缺乏知识而感觉厌恶；相反，你对他们迈进未知领域的勇气留有深刻印象。那么，也请用同样的自尊和尊重来对待你自己吧！

### 琳　达

　　在某些情境下，"你是学生吗？"这个问题听上去更像是控诉而不是提问。几年前，我记得有一个学生同事对"你是学生吗？"这个问题发展出这样一种"半诚实"的回答，他会把这个问题以很哲学的方式扔回给来访者："我们都是学生，不是吗？"而有的时候我也会使用类似的方法。另一个回答的版本是："是的，我在接受培训。"不知道为什么，"接受培训"听上去要比"学生"好些，可能"学生"这个标签会让人反复做噩梦，比如忘记做作业、忘记上课地点，又或者是没有做好准备、不称职。所有这些回答都是为了帮助我们赢得信任。

因为来访者在寻求你的帮助，所以他们会问你一些有关专业经验方面的问题。随着时间的推移，这些回答会变得容易，因为你利用各种机会学到了更多，所以你在自己的专业领域树立了信心。一个研究生曾经提过的很吓人的问题是："如果那些来访者比我有更多的治疗经验，该怎么办？"这个问题概括了学生和刚刚起步的治疗师的恐惧。的确，有的来访者接受治疗的时间可能长于你学习课程、接受督导和参加实务工作的时间。除了从他们身上学习外，你什么也做不了。"经验"这个主题在你的职业生涯初期是一个巨大的话题，在职业生涯的初期你会担心自己没有太多的东西可以提供给来访者。

无论在哪个行业，作为一个初学者似乎都没有任何值得骄傲的地方。作为"菜鸟"总是让人感觉很尴尬。这种强烈的不安全感在你之后的职业生涯中仍会出现，比如当你遇到新的问题或者新的挑战的时候。你需要直面复杂的临床情境——被你没有预期的状况弄得措手不及，你的工作会被要求让别人回顾审查，你的临床评估可能会引起来访者或同事的争议。如果你决定做这样一个治疗师——要对来访者的经验保持开放的态度——那么你其实同意了将自己的职业生活置于一定程度的未知中。

在很多时候，学生和刚起步的治疗师会罹患"冒名顶替综合征"。对"冒名顶替综合征"的描述可以在美国加利福尼亚理工学院的咨询网页上看到。在这里，"冒名顶替综合征"的定义是："能力不足的感受的集合，而且这种感受会持续，即使当信息表明真实的情况恰恰相反，这种能力不足的感受仍然持续存在。这是一种内在的体验，包括长期的自我怀疑和智力欺诈的感觉。"甚至在维基百科上都有关于"冒名顶替综合征"的页面，所以你知道你不是孤单的，不是只有你预期自己会被别人轻拍肩膀然后大声说："什么？！你在开玩笑吗？"这些普遍存在的反应强调了能够不带防御地回答或者不回答关于你的专业经验的问题的重要性。

经验是重要的，但它不是全部。这个领域的研究显示，某些专业经验的标志（如从业年限）和成功的治疗结果之间只有轻度或者中度的相关性。比起专业实务的外部标志，更为重要的可能是你的来访者所体验到的和你一起工作时的个人经历。你在咨询室中展现的诚实、直率、联结、亲和力、好奇心、敏锐度和可信度，远远超越了你挂在墙上的文凭证件。

信心会激发信心，所以哪怕你还没有完全掌握所学，但是在进入咨询室时要相信自己已经得到了良好的培训，会努力工作，而且会在需要的时候请教别人。在你接受培训的这些年里，你通过提问、主动倾听以及做到全程参与积累了经验。信心不意味着你知道所有的东西，也不代表你是完美的。信心意味着你有权利承认自己在智力上和情感上都做好了准备，而且你信任自己。

当来访者询问经验时，他们同时也承认了自己不再能够帮助自己，而是需要他人的协助。他们希望你可以帮到他们——而你是可以的。

# 问　　题

要回答有关经验的事实性问题并非十分复杂，只是在你职业生涯初期这么做会让你感到很不轻松而已。某些问题从来没有停止过。来访者之所以会问你的资格情况，是因为他们关心自己能否被理解并获得适当的关心。因此，我们建议的回答的目标是给出对你而言诚实的、轻松的回应，与此同时处理来访者潜在的问题："你知道你在干什么吗？"和"你能帮到我吗？"。记住，这些来自来访者的问题只和你有一部分关联。心理治疗对他们来说是一个谜，所以他们好奇，而且可能想要知道"咨询的目的是什么？""你是否和我一样对此毫无准备？"或者"我能信任你吗？"。下面这些问题会在回应部分得到解答。

"你的受训情况是怎样的？""你有什么样的资历？"

"你是学生吗？"

"你有博士学位吗？"

"你有什么擅长的专业领域吗？"

"你治疗过和我有同样问题的人吗？""你能治好我（的症状）吗？"

"你从业多久了?""你在这行干多久了?"

"你之前接受过心理治疗吗?"

"你有过我这样的问题吗?""是什么让你相信你可以理解我正在经历的事情的?"

"你多大了?"

# 回　应

前三个问题:"你的受训情况是怎样的?""你有什么样的资历?""你是学生吗?"都是可以直接回答的。"我是心理学 / 社会工作 / 咨询专业的研究生。"你可能想说出学校的名字。你可能感到加上这样的内容更好:"我接受培训三年了。"如果你不在学校,那么你可以说,"我不是学生,我接受了 2/3/4/5/6 年的在校培训,而且我已经工作了 1/2/3 年。"为了表明你理解他的顾虑,你也可以问:"你是不是对我理解和帮助你的能力有所担心?"不要把你的简历一条一条地念给他听,这样做只是平复了你自己的焦虑而不是来访者的焦虑。

来访者有权利知道你的某些事情,这样他们就可以作为知情参与者进入治疗。知情同意书将伦理原则转化为明确的要求。在历史上,知情同意意味着你想要来访者同意参与治疗;但是在今天,它意味着你给出一些信息让来访者有所知情地参与进来。我们有义务把特定的信息传递给来访者,从而让他们可以做出关于是否要参与到这个治疗过程之中的有根据的决定。很多咨询师会把打印好的对知情同意的描述呈现给来访者。所有的专业机构都有你可以获得的描述和信息,包括美国咨询协会(American Counseling Association)、美国婚姻和家庭治疗协会(American Association for Marriage and Family Therapy)、国家社会工作者协会(National Association of Social Workers)、美国精神病学会(American Psychiatric Association)和美国心理学协会(American Psychological

Association）。

当来访者在治疗初期持续询问一些关于伦理或者资格的问题时，我们会解释："我保证会留出一些时间来回答这些关于我的问题，但是我们可以先从你开始，这样我们会对往哪个方向走有一个大概的想法，好吗？"

## 查 尔 斯

当我作为博士在读生开始我的第一段临床实务工作时，我被分配给一对让人非常愉快的夫妇，他们正在努力管理孩子的行为。我们的第一次见面是在 10 月，我告诉他们，我们可以一起工作到明年 5 月。他们问我为什么那么确定，我回答说我是受训的学生，而 5 月是我在这个机构受训的结束时间。"学生？哦，哼！"是他们的反应。我把他们向下看的目光解读为："嗯，他没什么价值、能力或者技术。我们是这只'菜鸟'手上的小白鼠。"在接下来几个月，我们每个月见面两次。在我内心深处，我始终觉得他们对于我是初学者感到失望。我在这个机构还剩下 1 个月的时候，我开始提到计划中的离开，提醒他们说："正如我在最初提到的那样，我还有 1 个月左右就要离开了，因为我在这里的培训快要结束了。"他们回答道："培训，什么培训？你没有告诉我们你是学生啊。"这时候，我才意识到他们根本没有记住我是一个学生这件事，而且他们也没有把我看成没有能力的或者是没有准备好的。如果我之前能够意识到我的不安全感其实是被他们作为父母不称职的感觉加强的，那么我在和他们工作的时候或许能做一个更加有信心的治疗师。

查尔斯的例子引出了另外一个和经验有关的要点。你会发现自己强烈地认同来访者的一些问题，不论是和低自信、不良关系、焦虑有关的问题，还是从你们的工作中冒出来的其他担忧；这种情况在你职业生涯的早期尤其明显，但是它其实会一直伴随着你。你可能会被自己的不安全感所阻碍，正如查尔斯的例子。此外，这种错置的共情或者过度认同还可能以更加微妙的方式出现，例如也陷入来访者的无助或者绝望当中。无论是哪种，如果你被困在自己的世界或问题当中，那么治疗的有效性就会下降。这虽然是第一次，但我们需要提出那句老生常谈的警告——"心理治疗师也需要接受治疗"；在其他地方，这句警告还会被提及。

## "你有博士学位吗？"

只要简单地回答你的专业学位就可以了。"我是。"或者"我不是。我将会获得社会工作硕士（M. S. W.）/文学硕士（M. A.）/理学硕士（M. S.）学位"或者"我已经结束学业了，我有社会工作硕士/文学硕士/理学硕士学位。"另外，如果是真的，那么你还可以说："我还没有决定是否读博士。我很喜欢我现在的工作。"专业学位通常对我们的意义大于对来访者的意义，我们的来访者很少真的理解不同培训项目之间的区别。

## "你有什么擅长的专业领域吗？"

如果你还在受训，那么你可能还没有特别擅长的领域，但是你肯定有一些正在发展的兴趣，你可以简略提一下。"我对创伤或者男性心理学尤其感兴趣。"如果你已经毕业了，你可能想要说明："我接受的大部分培训都是认知行为疗法的""我开始专攻强迫症""我发现自己喜欢夫妻治疗"，或者"我主要和13岁以下的儿童工作"。回答时要做到诚实。同时，考虑你以前的工作和你的专业发展方向。"在受训之前，我和儿童一起工作，现在我专攻这个方面。"或者"我只和成人工作，而且发现认知行为疗法非常有效。"如果你的兴趣、专业技术和来访者提到的问题非常匹配，那么你可以提出来，比如，"我对生活的转变尤其感兴趣，我相信这和我们讨论的问题非常匹配"，或者"我使用辩证行为疗法，而我相信这对你关注的问题非常有帮助。"即便有擅长的领域，也请注意你始终是在治疗一个人，而不是他的某个部分或者某种障碍。

### "你治疗过和我有同样问题的人吗？""你能治好我（的症状）吗？"

很多人都可能有抑郁症状、关系问题或是与家庭成员的冲突，但是他们的问题从来都不会和其他来访者完全一样。我们不是在一条目标一致的汽车流水生产线上工作，所有的零部件都可以替换，任何改变和升级都有手册说明可依循。也许回答这个问题的最好方式就是澄清来访者的基本问题和对他们的独特性做出说明，这样你就能同时涵盖你对总体动力性的把握，以及对他们的个人人格和经历的重要性的理解。例如，你可以说："是的，我以前和有抑郁／失恋困扰／严重焦虑问题的来访者工作过。然而，你不是单纯的症状集合，我们会一起来弄清楚怎样帮助你变得更加健康。"你可以解释得更加具体，加上这样的话："你最近遭遇了很严重的丧失""在今年之前你都应对得很好"；或者悲伤地说："你已经为这个问题挣扎很长时间了，有时候有效，有时候问题似乎又占了上风"。你可能也想直接处理这个问题："你是不是担心没有人能帮到你呢？"或者"你是不是担心我可能帮不了你呢？"我并不是想要过度使用汽车这个比喻，但是要注意摈弃尝试修理好来访者这样的想法。如果你想要去修好来访者，那么你只会更加失望。这个领域更像是在进行协同合作的复杂解谜活动，这种活动需要注意力、忍受力、耐心、合作，而且无法被完全掌控。

这些问题也告诉你，你担负着了解与来访者有关的问题的责任。这可能意味着你要从督导、教师、顾问、同事、书本或者其他资源中获得帮助。为了治疗梅——一个青少年——琳达把自己泡在了和辛迪·劳珀（Cyndi Lauper）*有关的信息中，包括阅读青少年爱看的杂志，因为这个13岁的来访者强烈认同这个流行歌手。每周他们通过谈论辛迪的生活来谈论梅的问题。

---

\* 美国著名演艺人士。——译者注

### "你从业多久了？""你在这行干多久了？"

这些还是和行业有关的问题，但是当你刚开始工作的时候，这些问题不会让你有这种感觉。这些问题不会让你觉得来访者仅仅是出于好奇，反而让你觉得你的能力遭到了质疑。有时候，这样的询问是为了深挖你的信息，但是除非你很确定，否则你可能想要问："你是否怀疑我的能力？"但是在这之前，请先回答："我在读研究生之前工作过，而且在项目里已经做了 1/2/5 年实务工作了"，或者"我在研究生阶段一直在从事临床实务工作"，或者"我在研究生阶段从事临床工作 1/2/5 年了，而且在____年就毕业了"。

### "你之前接受过心理治疗吗？"

这不是一个常见的问题，但是我们强烈建议你对自己的治疗经历保密，除非你对来访者已经非常熟悉了。这个问题很难简略回答，一般都需要做出非常详细的解释，这样所有的注意都会集中到你身上。这些信息是没有出现在知情同意的指导上的；而且更为重要的是，让来访者知道你的治疗经历对他并没有好处。你可以回应说："我是心理治疗的坚定信奉者，但是我不想讨论我在这个方面的经历。"请把焦点放在来访者身上；讨论一些像治疗师接受治疗这样的私人问题会把兴趣焦点转到你身上，并且给来访者增加一些想象你的问题的负担。

我们也知道，有的治疗师所接受的训练是将进行治疗的经历正常化，并且让来访者理解治疗师接受治疗是受训中非常有价值和关键的成分。在这种情况下，你可以说："我是心理治疗的信奉者，而且我参加的培训项目鼓励学生亲身接受治疗。所以我当然接受过治疗。"

### "你有过我这样的问题吗？""是什么让你相信你可以理解我正在经历的事情的？"

你在这里的回答更多受到你的临床判断影响，而不是受到法律或者伦理影响。这些问题最好能够通过识别来访者潜在的顾虑来回答："你的问题可能是我能否理解（你的问题）""我理解抑郁／焦虑／丧失，而且相信我可以帮到你"，或者"你将在这次治疗之后询问你是否觉得轻松，以及是否想继续和我一起留在治疗中"。我们也认为，分享你自己的挣扎通常不是很有用的，比如说出这样的内容："是的，我曾经有过抑郁／物质滥用。"请保持冷静。如果来访者逼迫你说一些个人的经历，那么你可以回应说："我明白了。你想确定我可以理解你的问题。我相当擅长理解，而且你也可以确保我明白了。"

记住，每个有酒鬼父亲、家人离世、虐待关系、惊恐发作或者其他问题的人，即使表面上看与他人有相似的忧虑，其实他们的经历也相当不同。当然你的理解很多来自发生在你生活中的事件。更多的理解则来自这些经验的普遍性。然而，更深刻的理解其实来自你和来访者之间的联结，来自你们一起建立起来的合作性的工作关系。

## "你多大了？"

儿童和青少年常常问这个问题。我们会直接以适合他们年龄的方式回答这个问题。他们之所以询问你的年龄，可能是因为成年人总是询问他们的年龄，或是因为所有超过 16 岁的人在他们看来都老了。除非你有很好的理由不这么做，否则都可以先回答，然后询问："我对你来说太老／年轻了吗？"他们可能想要知道和你有关的事情，以及他们是应该更多地把你看成年长点的兄弟姐妹，还是父亲或母亲。儿童和青少年也会感到可以更轻松地询问一些信息，这更多是因为好奇，而不是挑战你或者对你有所怀疑，他们对所有成年人都这样。

如果一个青年或者成年来访者在乎你实际的年龄，这其实是很让人纳闷的。他们之所以问这个问题，更可能是因为你在他们看来年轻或者年长。年轻的临床治疗师会比年长的治疗师更经常被这样询问，但是年长点的治疗师被这样问也是基于一样的基础："你能理解我吗？"你可以回应说："我很乐意回答，但是你为什么会问呢？""我不太清楚我的年龄和我们的治疗之间有什么关系，但是我想知道你在担心些什么呢？""我让你惊讶了吗？你期待的是什么呢？"或者"你希望的是什么样的？"通常，年龄的问题需要得到表达，然后就会过去，尤其当来访者意识到年龄并不会影响你倾听和理解的能力时。不要在年龄的问题上退缩。在被问到这个问题而且你指出了他的顾虑之后，你可以说："你当然想要一个有能力的治疗师。让我们谈谈你为什么会来这里，然后我们可以更好地评估我是否可以帮到你。"技术、理解和年龄之间并没有特别的关系。

### 内奥姆·伍兹（Naomi Woods），一年级研究生

作为一个刚刚本科毕业开始工作的治疗师，我审视自己的年龄，在咨询这个行业里，几丝银发总是能很好地帮助你。我特别害怕的常常折磨我的一个问题是，我的来访者会突然停下来问："你多大了？"在我刚刚开始接待来访者的时候，我会直接地回答："我23岁了。"但是我的督导鼓励我多去探查这个问题下面潜在的内容。来访者对我的年龄有什么感受，他们是否担心因为我这么年轻所以可能帮不了他们？我对他们这个问题感到非常紧张，以至我从来没有深思过这个问题背后的感受，我觉得因为缺乏信心，我流失了几个来访者。

我们也听有的来访者说，他们非常高兴看到自己的治疗师是年轻的（这是对着我们所督导的治疗师说的，不是对我们说的），因为"这意味着你接受了更新的技术培训，而且你不会被过时的方式束缚住"。

## 进一步的思考

*"经验不是在你身上发生了什么事，而是你如何处理发生在你身上的事情。"*

——奥尔德斯·赫胥黎（Aldous Huxley）

作为一名临床治疗师，你的经验永远没有足够的一天，因为每个和你工作

的来访者都是独特的。你要向所有来访者学习；有的时候，你得重新学习你之前想过的一些观点；有的时候，你会有新的挑战。你明天见的来访者会有一个不同于你今天听到的故事，而你们之间会建立一段不一样的关系。同样的因素使得治疗无限地让人入迷，也同样使得治疗让人一直保持谦逊。

处于职业生涯初期的治疗师和学生担心他们缺乏经验。不要让你的这种自我怀疑影响你的工作。经验少有时候可以是一种优势：你有对人和事更少的预期，而这样的开放性对来访者是很有帮助的；你不会掉入陈旧的故事（或者说陈词滥调），因为你还没形成这些。而且，这可能也是最重要的，你是敏感的，而且你总是带着希望来到咨询室，相信积极的改变是可能的。努力工作和发展一段信任关系的能力与经验无关。我们看重经验，但它不是一切。经验可以提供安全的、逐渐积累的知识基础，但是我们也知道，对过程的新鲜感和好奇感在我们刚刚开始治疗工作的时候是最为强烈的。

在你练习技术的时候，你获得了经验。在学校和工作坊，你学到了理论和方法，但是直到你真的操作这些活动之前，它们都还不为你所拥有。你是一个租用者，不是一个拥有者。你可以通过自省获得更多的临床工作的额外基础知识，但是你必须在现实世界里真正试一下，反复地做，有的时候是成功的，有的时候则会犯错，从别人那里获得一些建设性的意见反馈，然后你总是在不断构建你作为治疗师的知识和身份。通过在实务工作中历练、持续地学习、关注和开放的态度，你将成为一名专业治疗师。

# 第三章

## 治 疗 过 程

被邀请与来访者一同踏上旅程是一件很荣幸的事情。这么多年过去了，这一点一直都没有改变。人们来到这里，想要知道治疗是什么样的，但是要去猜测来访者的个人经历几乎是不可能的。一路走来，来访者发现或者重新发现了自己，并且慢慢有了他们对于治疗的独特理解。在整个过程中，你一直都紧跟着来访者的经历，而且成为他们发展过程中的强大伙伴。

### 琳 达

在一整年里的每一周，每当我在咨询等候室看到爱德华，并且和他一起走向我的咨询室的时候，他都会说："我有一个笑话要告诉你。"接着，他会说一些令人愉快的笑话，而我会发自内心地笑出来。然后我们会进入咨询室，坐下来，开始谈论他悲伤的、混乱的感受和一团糟的关系。爱德华允许自己在这些对话中进行自我表露，并常常在交谈中感到羞耻。治疗结束，他离开了。我从来没有谈到或者打断他在治疗开始前的笑话。我一直清楚，当我们走进和走出咨询室的时候，我们是两个平等的成年人。他是一个成年人，可以引发我的兴趣并让我高兴。尽管在来访者的眼中，治疗过程会在一周七天当中持续地进行，无论是在家里、在浴室、在车里，还是在其他对话当中，但是这些治疗都是安全的，因为它们从物理角度而言，被咨询室的四面墙紧紧围住。

　　当来访者接受治疗的时候，他们其实是在冒险，因为你们进入了一个未知的个人领域，而且你们谁都无法预测将会揭露什么。来访者报名参加了这样一个大多数人都不了解的过程。不同的理论家和研究者会强调治疗中的不同要素，所以来访者想要知道，在这些会谈中会发生什么，以及他们的生活将会有怎样的改变，而这些疑惑都是非常合理的。很多有经验的治疗师相信，当来访者对将会发生什么有所了解时，他们对进程的理解和投入会有所增加。治疗过程是你的领域。你可以在解释这个领域的时候更加坦率直接。我们两人当中谁都没有尝试过向来访者充分描述这个过程，但是我们会在回答他们的问题时谨记这样一些要素：关系的建立、评估、目标设定、干预和终止。

　　关系的建立指的是在你们两个人之间发展出来的和谐的、具有治疗性的联结。评估，包括正式的和非正式的信息收集，指的是通过观察、访谈和个人史数据以及评估工具来判断来访者的心理状态。当你设定目标的时候，你们两个人考虑的是在认知的、行为的和情感方面做出改变。和评估一样，目标设定的形式可以从正式的契约到非正式的、灵活的协议。干预指的是你用来实现你们之前商定的目标的技术，其范围可以包括从解释和共情到指导性的陈述，再到同时在会谈内外工作的结构化计划。最后，结束治疗是你们在一起工作的最后一部分，你们会聚焦在回顾和分离的主题上。

　　治疗过程从定义上看就是一个动力性过程。你们的关系会改变，正如所有的关系那样。随着来访者对自己有了更好的理解以及和你在一起感到越来越安全，他的初始目标也会有所调整。随着你不断处理在咨询室里讨论的情境，你的干预也在随之演变。和其他为了健康而付出的努力一样，治疗也会不断成熟和改变。

# 问　　题

　　当来访者坐到你对面的时候，他可能已经耗尽了自己的个人资源，尝试了很多解决方案，并且努力（可能是很多次努力）获得帮助。作为临床治疗师，我们应认真地对待来访者的这些努力。所以，当来访者想要知道正在发生什么或者接下来会发生什么的时候，我们会以这种方式回答他们，即设定合乎实际的预期、提供希望并解释清楚治疗过程，从而让咨询室内的来访者成为一名知情同意的伙伴。

对大部分来访者而言，咨询的过程仍是一个谜。我们都深入地研究过治疗过程，但是即使这样，这个过程有时仍让人糊涂。这其实没有关系。你可以是一名专业水准的司机而对车的组装没有全面的知识。类似地，人们可以是成功的来访者，而不需要阅读很多材料，但是很多人会好奇，想要知道应该预期什么，而且想要确认你会是一个很好的向导。起先，对一些来访者而言，这个过程可能是有点分裂和破坏性的；但是随着他们继续下去，他们会意识到自我觉察带来了更大也更长久的安全感。下面的这些问题将在回应部分得到回答。

"和你谈跟和我最好的朋友谈，为什么不同呢？"

"如果我和另一个治疗师一起工作，我会做一样的事情吗？"

"我不相信任何治疗。你对此有什么看法？"

"这会和电视节目里一样吗？""你会像菲尔博士或者劳拉博士那样吗？"

"如果我没有什么大问题，只是想使自己感觉更好，那么会怎么样呢？"

"我们到底在这儿做什么？"

"你要怎么帮助我呢？"

"我会哭吗？"

"如果我对你撒谎，会怎么样呢？"

"这就是我应该谈论的内容吗？""这就是我们应该做的吗？"

"我的朋友说我被动攻击/偏执，这到底是什么意思呢？"

"我能一周多见你几次吗？"

"你会让我做测验吗？""你会给我下诊断吗？""我有什么问题？那是永久性的吗？"

# 回　应

## "和你谈跟和我最好的朋友谈，为什么不同呢？"

这个问题是一个很好的提醒，让你记住你和来访者的关系在治疗的所有阶段都是非常重要的。已有的全面且一致的研究证据让我们印象深刻，它表明，在良好的治疗联盟和来访者积极的治疗结果之间，存在很强的相关关系。不论是哪种心理治疗的取向，个人化的人性联结都是临床工作的核心。

当来访者第一次进入咨询室的时候，他们并不知道，但是他们将要建立一段非常重要的、非比寻常的关系。他们会为你们两人能够很好地在一起工作而感到高兴；而这时候，你会把这样的关系概念化为良好的治疗联盟。把你和一个值得信赖的朋友进行比较是非常合乎情理的，你可以澄清治疗的性质，对来访者说："和你的好朋友谈一谈会非常有帮助，但不代表那就是治疗。这意味着你很幸运，有一位很好的朋友。"或者"你是作为你自己生活的专家来到这间咨询室的，而我带着我受训获得的治疗知识进入这个咨询室。我们把这两者合在一起。而在咨询室外，不会有这样的情况发生。"你可能也想要指出治疗过程的独特性，例如你可以说："因为你可以相信我们讨论的所有一切都会停留在这个房间里，所以我们的关系是相当独特的。"或者"我们的关系是具有保密性的。在你的其他关系中，你无法确保这一点。"你提供了一个非评判性的背景，这个背景允许来访者向自己之前隐藏的、令人害怕的那部分自己开放。你提供了必要的情感支持，并且协助了这个自我检查的过程。

你也可以就此对比治疗和友谊。"即便朋友爱你并且非常想要帮助你，他们也有自己的生活并且常常想要一个特定的结果。我想要理解对你而言正在发生什么，而且除了看到你为自己的权益努力以外，我并没有其他获益。"或者"在这里，焦点在你身上；我们不会把治疗分成两半：一半讨论你的问题，一半讨论我的问题。"这份安全感和关注有益于治疗联盟的发展，而治疗联盟和你生活中的其他重要关系一样，需要你去建立、维护和调整，并将贯穿你们一起工作的整个过程。我们提供了一些可能的回答，从而让你可以回应这个问题，并且有目的地为这位来访者澄清治疗联盟的性质。

偶尔，这个问题——"和你谈以及和我最好的朋友谈，为什么这两者不同呢？"——会是带有敌意的。可能和你一起工作的这个来访者是被强制前来的，而且压根儿不在乎和你之间的工作联盟。她可能是冷漠的、有攻击性的或者不能形成依恋关系的；这可能是暂时的，也可能是永久的。你对这些来访者会有不一样的感受，而且你可能会感到失望，但是你的工作仍然是一样的。

## "如果我和另一个治疗师一起工作，我会做一样的事情吗？"

说明你使用的治疗类型。你不必探究别人可能使用的是什么方法。例如："我们将要使用一种叫作认知行为疗法的方法。"或者"我相信朝着理解你的生活和家庭史的方向工作会是走向改变的第一步。其他治疗师可能会以不一样的方式工作。"但是来访者并不仅仅是在询问你的技术；他们想要知道从这段关系中预期会产出什么，所以也要考虑怎么处理这方面。"治疗和其他关系有类似的地方。你可以这样想：你和一个朋友出游，然后有一些经历。如果你和一个不一样的朋友去同一个地方出游，那么这次出游的经历会和前一次有类似的地方，但是也会在某些方面不一样。并不总是更好或者更糟，但是这两次你都会创造一些独特的东西。"你已经回答了来访者的问题，在这同时，你还把注意力拉到了你们建立的关系的独特性上。治疗是一个关系和技术交互影响变化的过程。

## "我不相信任何治疗。你对此有什么看法？"

缺乏对治疗过程的知识不会阻碍来访者对他们的经历进行预期猜想。当你被问到下面这样的问题时，你听到的其实是他们对治疗的预期和不确定。"我不相信任何治疗。你对此有什么看法？"这些问题体现了来访者的一般预期，虽然是以不同的方式体现的。通常，预期是模糊的，但是从这些问题类型中，我们可以进行一些推测。你可以使用你的回应解除各种误解，并且澄清治疗过程的真实情况。

在这一挑战里面蕴含着很多预期。这个来访者预期自己几乎得不到帮助，可能是因为悲观的过度独立，或者是难以与别人合作。现在确认还为时过早，但是你现在被挑战了，要去为你的工作进行辩护。这是一个不需要承诺的提问。你不是在一个需要你去掰手腕较劲或者是捍卫你专业的场合里。事实上，相反的回应可能更有效果。把你接收的信息存起来。这个模式会在之后重复，到那时，你会有更多信息去进行工作。现在，只要理解这个来访者会面质你而且对治疗抱有怀疑就够了。当治疗展开之后，你会了解得更多；但在眼下，你可以只回答："你想相信什么就相信什么。让我们谈谈把你带到这里来的问题吧，你可以以后再决定你要对治疗抱有什么看法。"

下面是一个发起治疗的极好的例子。来访者只是简单地做自己，而经验丰富的心理学家对这个情况以及如何处理它表现得很有洞察力。

## 杰里米·布卢姆菲尔德（Jeremy Bloomfield），心理学博士

史蒂芬，55岁，是一家家具公司的执行官，有严重的愤怒问题。他的妻子为了他打电话来。在电话里，她回忆了几个事件，在这些事件里，他感觉受伤，发火，疏远别人，从委员会里辞职，并离开了社会团体。史蒂芬在约定的时间出现了。他在我们的见面过程中表现得很通情达理，而且承认了自己的愤怒。他说，在他摔东西之前，他都不能平静下来。如果他在家，他会有别的方法——他会盯着镜子，然后严厉地谴责自己。在我们见面的过程中，我还意识到他非常按规办事；他按规生活，包括如果他发脾气就要把100美元存起来，从而给自己施加惩罚。在第一次治疗结束的时候，史蒂芬盯着我坐的椅子说："有一件事快要把我逼疯了——你椅子下面垂下来的标签，上面写着不要移除。那是对零售商

说的，不是对你说的。你知道你可以把它移除吧？”当时治疗已经结束了，我认可了他的评论，但是我没有接别的话，也没有对他话里隐含的去掉那个标签的暗示进行反应。我知道我并不需要做任何事情，而我为此感到很轻松；但是自他走后，我一直在思考他的意见。他说的话引起了我的兴趣。这仅仅是第一次治疗，所以我想要对如何反应考虑得更仔细。我要去掉那个标签吗？如果我去掉了那个标签，这意味着他吓到了我，还是我在避免引起他的愤怒呢？或者，如果我去掉了那个标签，这是否说明我听到了他的顾虑，而且会对他的需求进行反应呢？

我最初的想法是什么都不做，看看他会怎么反应，这样使这个问题依旧存在，使得我们把注意转到他对规则和标签的关注上变得很容易，甚至还可以把这关联到他与愤怒情绪的苦战中。但是我感到我所处的这个困境中有一些重要的东西，所以我想我会把这个困境的两边都呈现给他（而不是由我自己琢磨应该怎么选择），然后我们可以讨论，并且探讨他的想法，最后再一起决定做什么。

像杰里米这样经验丰富的治疗师会去思考一些奇怪的评论，比如一个可以移除的标签。他知道他已经看到了史蒂芬思想中的一小部分，而且会以某种方式利用这个信息，从而促进整个治疗。

## "这会和电视节目里一样吗？""你会像菲尔博士或者劳拉博士那样吗？"

治疗是私人的，常常是秘密的，而且即使你努力尝试描述，也会发现这很难，所以人们不知道要去预期什么。他们可能会收集所有可以收集到的信息来形成自己对治疗的看法，比如从电视或者电影中。在媒体中的咨询里，每个心理问题都可以在 1 小时（这其中还要减掉中间插播广告的时间）内得到解决。无论在何时，只要一个成功的节目描述了一个治疗师，来访者都会谈到他们。

通常这种联结是有利的，例如在《黑道家族》（*The Sopranos*）或者《问诊》（*In Treatment*）等节目中的治疗师。然而，你也会听到来访者谈到一些电影里治疗师和来访者发生性关系，或者治疗师被发现原来是一个连环杀手，然后来访者会询问一些细节。提及电视或者电影里的情况揭示了来访者的预期。你可以问："有很多的电视节目和电影会描述治疗。你有什么想法吗？"你会从来访者的回答中收集到你需要的信息。然后你就可以处理这种比较、害怕或者希望了。一旦你对她的预期有了一定程度的了解，你就可以向她解释电视里的治疗和你们一起工作的这种治疗之间的差异。

### "如果我没有什么大问题，只是想使自己感觉更好，那么会怎么样呢？"

这是又一个和对错误信息的预期有关的问题，类似的问题还有："我必须得是疯了才能接受治疗吗？""我的问题值得来治疗吗？""我是否应该自己处理这个问题？"你不需要和这个充满挑战性的来访者掰手腕较劲，你也不需要过分向这个来访者推销；要想让他放心，只要告诉他，治疗并不是只为所谓疯了的人提供的，而且"你当然可以允许自己想要让自己感觉更好"，或者"你不必非得有大问题才来"。也可以说出来访者未言说的对于依赖他人的恐惧："去寻求帮助比自己一个人处理需要更多的勇气。"然后转回到他身上，并开始工作，"你想要对什么感到更好呢？"或者"告诉我，你想要改变的方面。"当你鼓励他稳定下来，从而可以与你谈谈他生活的方方面面时，你就可以为他树立希望，并且向他示范一种开放的态度。

### "我们到底在这儿做什么？"

当来访者问这个问题的时候，你的大脑中有时可能会闪过这样的回答："你的推测和我的几乎一样。"但这是不准确且狡猾的。然而这确实涉及治疗过程的复杂性。如果来访者从来没有参加过治疗，就可以简略地回答，例如："我们谈话，我们讨论那些困扰你的事情，然后我们一起去理解这些，并且弄清楚要去做什么。"如果你计划使用具体的技术，就可以把这些技术描述给来访者听。解释你的治疗方案，例如催眠治疗、有时间限制的认知行为疗法、人际历程取向治疗或者其他的方法，解释时要呈现你做出这样的选择的理由，并且对步骤进行解释，让来访者知道他应该有什么样的预期。如果你还没有确定什么技术对这个来访者来说最合适，那么在你回答之前，你可能需要更多的信息："再说说你的问题，然后我将能更好地回答你的这个问题。"

## "你要怎么帮助我呢？"

这与其说是在询问具体的技术，不如说这更多是来访者在分享恐惧和迷茫。"你在这里谈你的问题，随着我们对你和你的生活有了更多的了解，我们可以更好地理解到底什么让你痛苦。然后你可以对要做什么做出更加清楚的决定。"治疗刚开始的时候，人们常常感到迷茫，而你的工作就是提醒他们"你不是孤单的，我们会在一起工作"。

此外，如果这个问题是对你的治疗计划的真诚的询问，那么本着知情同意的原则，你有责任为来访者提供除了和你一起工作以外的别的可选方案，例如药物治疗、接受另一个和你会采取类似方法的治疗师的治疗，或者接受另一个可能会选择不同技术的治疗师的治疗，或者对目前关注的问题不进行治疗。当来访者已经参与进来时，经验告诉我们，他不是在要求更换治疗师；他毕竟可以直接不来咨询室。他是在寻求更多的理解。你需要探究提出这个问题的背景，并且诚实地回答他。你的开放性在发挥关键作用。

### 查　尔　斯

在与来访者的初始访谈的最后，我有时候会说："一种看待我们在这里做的事情的方法是拼图游戏。今天我们看到了很多不同的小拼块。我们翻开了其中的某一些，然后我们把一些颜色相同的小拼块放到了一堆里。我们继续这样一起工作，寻找直边的小拼块或者是相同颜色的，然后把它们放在一起，从而整个拼图的意思会变得更加清楚，而且我们也会知道这对你而言像什么。"这样的解释似乎能让来访者有共鸣，因为这一解释用来访者熟悉的事物类比治疗，并且来访者可能成功地完成过拼图。另外，这样的说明也让来访者了解到，这个过程需要时间，而且可能会在合适的时候进行。对一些来访者，我有时还会加上："很多人有1000块的拼图，你更像是3000块的。"人们会得到一些安慰，因为这让他们看起来更复杂，而且他们的问题没有被轻视。

在决定如何回答"你要怎么帮助我呢？"这个问题的时候，你可能需要把其他变量也考虑进来。例如，你的来访者的功能水平、治疗设置、治疗的形式以及来访者的抽象思维能力，这些都会影响你的回应。如果"你要怎么帮助我呢？"这个问题是具有攻击性的，当然这并不多见，那么你最好在回答前把你的观察说出来，例如，"听上去你很怀疑"，或者"听上去你没什么信心"。

## "我会哭吗？"

对于这个问题，这样的回答似乎总是最好的："可能会，但是那没有关系，我们有纸巾。你可能会体验到各种各样的情绪，但这都是可以的。"这个回答正常化了来访者的情绪，而且给了他可以不感到羞耻地哭泣的许可。随着时间的推移，治疗会引发很大范围的情绪波动，从悲伤，到愤怒，到快乐，再到有信心。在你的咨询室里，这些情绪都是合理的，它们都可以出现。

## "如果我对你撒谎，会怎么样呢？"

这是一个很有趣的问题，因为真正熟练的撒谎者是不会在事前这样询问的。这个来访者正在为要在多大程度上暴露自己而挣扎。"你可以。我将永远不会知道，而且我不是来当警察的。但是对我撒谎完全没有意义——这更像对自己撒谎一样。"或者"如果你撒谎，我们该怎么帮助你呢？"或者"治疗是教人们怎么做到诚实，这是继续下去的更好的方式。"或者"在我看来，你不像专业撒谎人。我只能猜测这表明你在决定要在多大程度上信任我。"而且你也许还可以加上："这是一个奇怪的问题——是什么让你想要问这个问题的呢？"在对具体的例子进行督导时，接受督导的治疗师曾经问过我们两个人，我们是否认为来访者在对他们撒谎。我们建议他们就来访者呈现的材料进行工作，无论是今天的真话、谎话还是两者的混合。如果你相信来访者对治疗的过程负有最主要的责任，那么你会对来访者是否在说真话这个问题放松下来。

## "这就是我应该谈论的内容吗？""这就是我们应该做的吗？"

你已经花了很多年的时间接受成为治疗师的培训，而且你想要当一个好治疗师。坐在你对面的这个人想要做一个好来访者。有的来访者会因为一些问题涉及当一个好来访者而感到担忧或恐惧。这部分问题是关于治疗过程的，但是某个问题和其他一些都显露出了一些单纯无知。你需要以让来访者放心的方式回答这些问题，而且不要对着来访者进行长篇大论的说教。你要把这些问题看作焦虑的表现，并且尊重鼓励的力量。"你说得挺好的。如果我有问题或者想要改变谈话的方向，我会提出来的。"或者"我想要你谈谈你脑海里的想法，所以你做得很好。"或者"是的，这就是我们应该做的；谈话，弄清楚状况，然后尝试理解你的想法和感受。"

类似地，对于"现在是我进入治疗的好时机吗？"这样的问题，你可以这样回应："我相信这是一个好时机，否则你不会大费周章地到这里来。"对你的来访者的感受进行确认往往会很有帮助。如果她流露出自我怀疑，把这些信息记住以供之后的谈话使用。你所能遇见的一些最勇敢的人就坐在你对面。一旦发现了，就承认并且认可他们是健康的，做出了明智的决定，并且很有勇气。来访者可能已经意识到他们的弱点而不需要更多的提醒了。你的话语让来访者放心，让他们知道尽管他们要做繁重的工作，但是他们的努力不是没有人注意到的。

此外，如果"这就是我应该谈论的内容吗？"和"这就是我们应该做的吗？"之类的问题出现在治疗靠后的阶段，并且反映出了来访者没怎么参与到改变过程中，那么你可能要以不同的方式进行回答。你可以提到她的潜能（而不是讲你感到的挫败）："尽管我确实听到你在谈论这个话题的时候比最开始治疗时更明白了，但是我也听到了你言语中对继续深入下去的一些不情愿的情绪。"或者"这让我想要知道如果你可以在这个领域里成就更多，如果你冒更大的险／让自己走得更远，那么到底是什么阻止了你？"你已经与之建立起了信任关系的来访者会把你的这种准确的挑战看作共情的理解，而不是一种不耐烦的攻击。

## "我的朋友说我被动攻击／偏执，这到底是什么意思呢？"

这是最后一组问题，来访者是在问关于治疗过程中一个具体的维度，也就是评估。"我的朋友说我被动攻击／偏执，这到底是什么意思呢？"无论你是否在做正式的评估，都要处理来访者认为判断或者评估正在进行的想法，而且可以通过合适的方式处理，从而让治疗过程额外受益。

你可以问在这个所谓的诊断背后的故事，然后你会得到一个能够为来访者的生活提供一些信息的真实例子。在任何时候，当来访者带出了第三方对其生活中的行为的报告时，无论是工作晋升，还是竞选组织中的领导职位，抑或是同伴的反馈，你都有机会把这些看法和你的观察进行比较。不管外部的诊断准确与否，它可能都有一定的相关性，而且可以帮助你和来访者进一步了解他的人格、行为或者关系的某些方面。

选择故事中重要的方面然后说："当你不回复朋友的电话时，你的行为给她留下的印象是你在被动攻击，这是指你以具有攻击性的方式行动，但是把它包裹在被动的外衣下。你觉得这说得通吗？你认为自己是这样做的吗？"或者，对于"偏执"我们可以说，"听上去，当你质疑同事的动机时，你的朋友认为你过度解读了他的行为。你认为是这样吗？"不管假设的诊断是什么，以一种非评判的态度检查行为，这样你们可以把合作搞明白。把《精神障碍诊断与统计手册》（*Diagnostic and Statistical Manual of Mental Disorders*）留在书架上，在来访者的故事中加以考虑。

### "我能一周多见你几次吗？"

在这一点上，我们把这看作另一个和评估相关的问题。来访者建议暂时或者永久地增加治疗是有理由的，但是如果你是在一个机构中工作，那么在你答应之前，请先确保这是被允许的。无论怎样，先要弄清楚来访者的动机。"或许可以，但是为什么你现在有这样的提议呢？"或者"你认为我们更经常见面有什么帮助呢？"或者"告诉我，这个想法是怎么来的。"然后你再做决定；但是要记住，增加见面次数的话，治疗的强度就更大了。如果你觉得解释强度本身并不很有用，那么你可以使用一个体育锻炼方面的类比，即如果一个人每天都做高强度的体育锻炼，那么很容易伤到自己，因为人的肌肉从紧张中恢复需要时间。也许，因为一些原因而增加见面的频率似乎不太明智，那么可以说："让我考虑一下，然后我下周再和你谈。"或者"我理解你的想法，但是我们最好不要随意改变已有的安排，因为在我们每次见面之间，你还有很多需要工作的部分。"如果有必要更频繁地见面，那么可以说："那听起来是个不错的想法，我们试试看每周见两次吧。"

### "你会让我做测验吗？""你会给我下诊断吗？""我有什么问题？那是永久性的吗？"

这些问题给人一种医学问题的感觉，就像一个病人问她的内科医生："我有什么问题，我需要吃什么药？"如果你是使用工具来评估来访者的，就解释这个程序并且执行。如果不是，那么说："没有测验。我们会通过谈话来获得信息。我肯定我们可以一起揭示我们需要知道的内容。"来访者会询问诊断的问题出于好奇心、恐惧和保险的考虑。解释你形成诊断的程序。当你确定了诊断是什么的时候，和来访者讨论一下。使用平实的语言，使用你获得的信息来支持你的结论，并且做到尊重来访者。"我会在你的保险单 / 记录 / 档案里写下＿＿＿＿＿＿的诊断。这个诊断指的是……"要确保之后你会和来访者检查就她学习到的、理解的内容，因为这些陌生的术语描述的是对她而言很重要的人格特质或者行为。

## 查 尔 斯

　　我总是和来访者分享我将要提交给保险公司的诊断。我认为他们有权利知道这方面的信息。同时，我使用正式的和平实的语言来和他们沟通我对其挣扎的理解，而且我发现来访者通常会松一口气，并感到满意，因为我能对他们纠结了很久的问题有准确的理解，并且和他们沟通这样的理解。有一次，我和一个肌肉发达的有文身的男性开展治疗工作，我就坐在他对面。他有破坏性愤怒爆发的问题，我很怀疑当我告诉他我对他的诊断是间歇性暴发性障碍的时候，他觉得这样的诊断是会感到安慰，还是会用他强健的手臂把我的脑袋扭下来。我是这样开始的："卢克，至少有三种疾病可以用来向你的保险公司描述让你接受治疗的问题。"我向他说明他可能是伴有混合性情绪特征的适应性障碍或恶劣心境（伴激越症状）。然后我继续说道："我觉得最准确的诊断可能是间歇性暴发性障碍，也就是说……"我解释了鉴别诊断。我害怕他会在那个时候表现出他病理性问题的一面，但是相反，他前倾然后说道："哦，谢天谢地！"在我询问他这么说是什么意思之后，他解释说："我想如果这种情况有一个名字，那么我肯定不是唯一有这样问题的人，而且我想你肯定也知道一些帮助我克服它的方法。我应该早点来。"

　　来访者可能走进来告诉你，他们之前曾得到过一个或者更多诊断。我们会听着这些诊断的名称，并把这些信息添加到我们的思考中去。你可以做些评论来进行回应："你觉得这个诊断听上去符合你的情况吗？"或者"我会记住，然后在需要的时候来讨论它。"诊断对制订治疗计划以及确定药物治疗而言都是重要的。你不必要感觉受到前面诊断的束缚，但是如有另一个也同样努力工作的治疗师得到了这样一个结论，那么他的结论还是值得深思的。

　　所有这些问题揭露出的恐惧和希望都让你可以澄清并鼓励你和来访者之间的合作关系，并且指出来访者必须承担的责任。就治疗过程方面的问题进行回应的时候，在你的回答中应同样包含乐观、鼓励，以及面对以新的方式感受、思考和行动并非易事这一现实。

## 进一步的思考

*"要把骨头架子从柜子里拿出来给人们看并不是太困难的事情，但是要把金子拿出来则是另一码事。心理学是一门寻找精神黄金的艺术。"*

——罗伯特·约翰逊（Robert Johnson）

　　直到你自己真的尝试这么做之前，你是不能体会到来访者为了成长而在暴露的过程中所经历的一切的。作为治疗师，我们需要体验自己的治疗，以认同这个过程，并认同来访者想要向我们及自己自我表露的体验。我们不希望你成为一个"做"一些事情的治疗师，我们希望你能在一段关系中欣赏并理解对方的挣扎。

---

### 琳　　达

　　我在研究生阶段开始了自己的治疗，在第一次治疗之前的那个晚上，我几乎整宿在卫生间呕吐。我知道我会认真对待这次治疗（这就是我）；我完全不知道自己要去谈什么，而且我感到很害怕。现在回过头看，我意识到我的生活即将在某种程度上发生改变。

　　治疗在某种程度上说是一个独特的、无法预测的过程。我们对人们进行一点点教育，从而使得一段协同合作的关系能够继续下去，但是整个过程是不能完全教会的——它需要被经历和体验。人们通过参与来进行学习，通过对自己的生活产生新的假设和测试来进行学习，或者通过尝试一个新的行为并且看看会发生什么来进行学习。想要控制这个进程的治疗师可能会因为做过多指示、过多教育、过多谈话而抑制了来访者的自主性。如果你足够仔细地倾听，那么你的来访者会以某种方式告诉你哪里受到了损害，以及他们想要些什么来适应和成长。通过你对整个治疗过程的注意、工作和承诺，你向来访者传递出了这样的信息："我看到的你是一个有价值的人。"

## ❧ 第四章 ❧

# 对改变的预期

你和来访者有很多共通之处。在临床培训的过程当中，你必须放弃曾经的你的某些方面，从而认识到你可能会变成什么样。在治疗中，你的来访者需要面对相同类型的改变。很多让他们感到轻松的而且熟悉的个人态度、信念和行为不得不被重新评估，而且要在某些情况下被放弃。在这些时候，当来访者需要改变的时候，他们意识到自己的态度和行为并不像一双拖鞋那样，想脱就脱，想穿就穿，更像是骇人的蜕皮过程，而且难以改变。了解到这些之后，你可以对来访者以及他们要做的工作产生更多的共情。

## 琳　达

在治疗刚开始的时候，我曾经对来访者说过这样一个谎话（我现在不再这么说了）。这通常发生在我们已经谈论过他们想要改变的生活的某些方面之后，这些方面可能是关于情感的、个人行为的或者是人际间关系的。若有人问起"如果我不喜欢这个改变会怎么样呢？"，我通常会回答："那么你可以改回去。"这不是真的。他们当然可以继续改变，但是撤销改变的这个想法，就像解开鞋带一样，等同于忘却。你怎么可能找回忘却的东西呢？

　　你对改变的信念会决定你回答问题的态度。你想要向来访者灌注希望，而且他们也需要它，但是要小心不做出这样的预言："至少需要 21 天才可以改变一个行为。"或者"要花 1 年的时间去巩固新的行为。"直到你了解你的来访者，理解他们想要的改变、其行为的历史、正在讨论处理的经历类型以及一些背景因素之前，过多地谈论内在决心、环境调整、觉察、焦点、意志力量、承诺、练习或者坚持都是没有帮助的。

　　我们不期望你把自己完全锁定在一个理论上，我们也没见过这样做的人，但是理论确实能提供一个概念化来访者动力的视角。有很多关于人们怎么改变的好理论。然而，回答和改变相关的问题以及来访者可以预期些什么，并不是要从理性上给出答案，答案更多来自参与到他们的个人经历以及他们以不同方式感受、行动和思考的挣扎中去。那些在生活中的很多方面都很成功的人仍然需要你的帮助，去厘清单凭他们自己的力量不能厘清的问题。他们可能因为不能做出改变而对自己感到很失望，所以他们常常很不情愿去治疗。他们和改变相关的问题通常是恳求得到协助和保证，从而觉得自己不是无能的或者无助的。

# 问　　题

　　来访者会询问很多与治疗将如何帮助他们改变生活有关的问题，但是这些问题之间并没有很大的差异。下面这些问题会在回应部分得到回答。

　　"为什么改变那么困难？"

　　"我知道我的行为对我没用，那么我为什么会继续这样做呢？"

　　"我会好起来吗？"

　　"改变是逐步发生的，还是会伴随一件大事发生？"

　　"为什么我那么容易回到旧习惯里？"

　　"总之，改变这个东西是怎么工作的呢？"

# 回　应

在后面的这些建议中，我们提供了一些方式去处理来访者想要在生活中有所不同的愿望。在这些时候，他需要有人理解他的困境，欣赏他的谦逊——这种谦逊源于他的不完美。作为在他发生改变的过程中的同伴，你需要相信他前进的能力，无论是松开约束着他的想法或行为，还是勇敢地拓展并发挥他的更多潜能。这些问题揭露的恐惧和希望让我们可以鼓励他保持乐观，与此同时正视这样一个现实：以全新的方式感受、思考以及行动是很困难的。

## 查　尔　斯

我喜欢把心理治疗中的改变不仅仅看成放弃坏习惯或行为，相反，心理治疗的改变为来访者增加了在适当时候可用的新技术和选择。有的时候，我会告诉来访者："就如同你是一幢有很多房间的房子，有的房间让人感到害怕和回避，所以很少被探索。我不认为我们的工作是把这幢房子抬到另一处新地基上；相反，我们想要使得这幢房子更舒服，并踏进之前令我们害怕的房间。"如果来访者把这个过程看作成长的而非毁灭的、破坏性的，他们就可以放松下来，因为他们知道他们不会被要求连根拔去他们所知道的，然后种上完全陌生的新东西。

## "为什么改变那么困难？"

即使来访者没有直接这么说，但是他们会很快明白改变是很难的。改变思考、感受和行动的模式需要付出很大的努力。作为治疗师，我们可以帮助他们确认和正常化这样的现实状况。"改变常常是很困难的。它意味着我们必须放弃一些思考或者做事的老方式，而且改变总是慢慢发生的。在改变的过程中，你会失去一些东西。"或者"我们总是希望事情保持不变，我们喜欢稳定和一些可以依赖的东西，即使这些东西不是那么理想。"

关于改变，有一点在所有理论中都比较一致，即如果来访者相信他有能力改变，他就有更大的机会实现自己的目标。你可以通过找出来访者在生活中的哪些方面已经取得了成功，来帮助他建立对自己的信心。"你过去有哪些成功做出改变的经验？"或者"你生活中的哪些部分是你成功改变过的？"

## *"我知道我的行为对我没用，那么我为什么会继续这样做呢？"*

你可能想要提醒来访者："如果这是轻而易举的，你就不会到这里来了。你可能已经处理好这些问题了。"或者"我们都是习惯的动物。学习新东西是要花时间的。"当来访者和你建立了一段帮她抗衡消沉情绪的情感联结，身处一个允许表达和理解的环境中，并且对你提出的治疗方案抱有信任和改善的希望时，她更容易发生改变。以一种来访者可以明白的方式回答："当我们很好地工作的时候，当你信任我而且我理解你的时候，我们会使得改变发生。那时你可以自由地表达，更少有恐惧，感觉到安全。当这些发生的时候，你就可以用不同的方式思考和感受你的问题，而这反过来会使你以新的方式思考和行动。"

---

### 琳　达

偶尔有来访者会问："为什么改变那么困难？"我通常会这么说："治疗中的洞察和理解与在真实世界中一样，就像我走进厨房然后意识到'哼，这里很脏，需要好好打扫一下'。知道这个问题存在，感到不满意，而且很清楚解决方案是什么，但这些仍然不能让我的厨房干净起来。我必须拿出抹布、清洁剂和刷子才行。"个人的改变是不能依靠外部力量的。

### "我会好起来吗？"

首先，向来访者反映他的担忧："你是不是感觉很无望呢？"或者"你对可以改变自己的生活／从这些恼人的感受中解脱似乎没有什么信心。"当你能够共情来访者的恐惧时，你们都会对潜藏在这个问题背后的顾虑和担忧有更多的了解。

很多研究都一致表明心理治疗是有用的。有的研究使用客观的、独立的测量，而另一些研究则使用主观的评定。有的研究有上千名被试，而有的则报告某个个体取得的进步。大多数人都报告来访者至少会获得一些收获，可能表现在感觉更好、更加有效地行动或是更理性地思考这些方面。把经过你消化之后的实证支持的材料与来访者分享，这对某些来访者而言是有效的回应："是的，研究发现，大多数人能从心理治疗中获益，而我有信心我们也会在这里看到同样的结果。"或者"有很多研究的结果可供你参考，这些研究都得出结论认为心理治疗是有帮助的。"

### "改变是逐步发生的，还是会伴随一件大事发生？"

毫无意外地，来访者会有所担心，担心他们是否改变得不够快；担心如果改变在正确的方向上，那么改变得是否足够好；担心他们在治疗的最后会变成谁。你不能预测任何来访者的结局，但是你当然可以说出这样的话让来访者放心："改变是一个高度个人化的经历。它常常会逐步发生，但也可能向前一大步，向旁一大步或向后滑一点。我们可能会看到以上所有变化，而且我们会注意所有变化，从而让你可以避免回到陈旧无效的方式上。重要的是要在对的方向上有所行动。"

## 查 尔 斯

保罗把我们治疗的前几个月的时间都花在哀叹他家里弥漫着的消极

气氛上。他承认自己对当前的问题负有很大的责任，但他同时觉得这个现状是没有希望改变的，除非他的妻子和他一起改变。这是不太可能的，因为在他开始来我这里接受治疗之前，他们夫妇二人就已经接受了超过2年的夫妻治疗。当保罗严肃地回顾他们的关系的时候，我的回应是共情、理解、解释背景和回顾历史。

最后，在某次治疗时，保罗一坐下就宣布："我已经准备好做一个充满喜乐的人了。"他继续说道："我要把'我不得不'的陈述改成'我要让自己'，把'我必须'的陈述改成'我可以'。"你可能会以为我们肯定是做了大量的认知行为治疗，但实际上他似乎是自己从我们工作的细枝末节中仔细体察到了这些。他开始相信，自己有责任且有方法去选择新的态度。起先，他听上去像电视特别节目，鼓舞人心，但是他正在让自己做好改变的准备。虽然他仍会偶尔变得消沉，但是这种消沉都是短期的，而且其影响与过去相比更加有限。这看上去像是爆发了一次改变，但这其实是很多个月辛苦努力工作的结果。

## "为什么我那么容易回到旧习惯里？"

这个问题点出了复发的可能。你可以站在来访者已经说出来的内容的基础上进行回应。"你已经说了，你的旧方式是一些习惯，除非你抵制，否则它们会统领你的行为。最终新习惯会取代旧习惯，而且它们会占据上风，因为它们更实用；但是在一段时间内，你需要按照我们讨论和练习过的不一样的方式来付出改变的努力。"

## "总之，改变这个东西是怎么工作的呢？"

在某个时间点上，为了你和来访者的健康着想，对下面这一点进行沟通将会很有帮助：即使你们都明白了问题的根源，还是需要做很多工作来改变模式和行为。你的理论观点会影响你对改变过程的定义。有的治疗师认为，随着来访者参与到以前回避的或者从来没有想过的行为上，他们会看到更多可能性，从而有更好的自我觉察和矫治的体验。现实检验可以带来更多的矫治体验，而你可能会把这叫作"修通"或者"反复暴露"，这取决于你的理论取向。来访者需要听到的是，他是在对自己工作，他可以塑造自己的未来。"我们工作的焦点在于你，我们要聚焦于帮助你更好地理解你的优势和成长的领域，从而让你看到自己的模式源于何处，并且做出最能发挥你的优势的选择。"

你的理论观点会指导你。例如，如果你是认知取向的，也就是强调改变想法和行为，那么你可以通过考虑来访者在适应性的和非适应性的思维方式上的进步来评估改变。更加严格的行为理论取向强调的是识别和推动积极的行动，采纳这种理论取向的治疗师评估来访者的改变时会关注新的健康的活动，并以此作为改变的指标。心理动力学取向强调的是内部和人际间的关系，所以寻找的改变表现在人际冲突减少、对痛苦经验的消解以及让人更加满意的个人发展等方面。人本的或者是经验主义的心理治疗会期待看到对感受的更多理解、更加真诚的交往以及更强的个人认同感等方面的改变。

针对改变，系统－建构主义理论强调对过度陷入或者过分疏远社会系统的处理，并且预期看到在这些领域的改变。整合生物学干预以及心理策略的实务工作者可能会关注健康策略和心身觉察的改善等方面的改变。最后，多元文化和女权主义的实务工作者会密切关注适应性的来访者策略，尤其是它们究竟以何种方式与社会力量、歧视和压迫性文化的常规模式和预期相关联。

你偶尔会有完全不同的体验。你的来访者是热切的而且是愿意改变的，她只是不知道怎么做而已。

**南希·牛顿（Nancy Newton），博士，芝加哥学院教授**

莱拉是一个23岁的来访者，她来治疗是为了克服情感匮乏的童年经历带给她的一些限制。我们一起工作了 2 年以后，她忽然毫无缘由地问我："你有多少件胸罩？"我被吓到了，从来没有人这么问过我，所以我的好奇心而不是我的技术占了上风。我笑着问道："为什么会冒出这个问题呢？"

我的回应带出了一场严肃的谈话——究竟什么是正常，即便是在最普通的方面？莱拉对自己判断什么是正常方面充满了不确定性和不自信。她很好奇："女人一般会有多少件内衣呢，你一件胸衣穿多少次才洗呢？"她的母亲从来没有教过她这些。现在，在她 20 岁出头的时候，孑然一身的她感到有点迷茫和困惑。她认为存在着共享的女性常规模式而且这样的常规模式是大家在儿时就学会了的；而她感到太羞耻了，所以没有办法向她的朋友们询问这些信息。

我们没有再回到这个具体的问题上，但是这让我想知道，自己是否真的比她更了解正常的女性化行为。这个经验让我确信，我们对一个来访者的真切的好奇心是完全可以带出有意义的对话的。

# 进一步的思考

*"唯一受过教育的人，是那些学会了如何学习和改变的人。"*

——卡尔·罗杰斯

如果你在纽约市坐上一辆出租车并且说"我想要去帝国大厦"，你会期待司机知道路而且会把你安全地载到那里去。很多来访者对心理变化也有类似的期待。他们认为你会知道路，并且会在他们的旅程中做引导，而他们则忐忑地坐在后座，指节可能都发白了，他们想象着只要能够坚持就可以到达目的地。

治疗中的改变不同于在纽约市乘出租车，但相同的是在旅途中偶尔会指节发白。改变不容易；你不能把驾驶位给别人，然后自己被动地坐在后面。街道交错，路标稀少，进步不是一条直线，而且路上难免有坑坑洼洼。想想你尝试改变自己行为的时候。你成功了吗？障碍是什么？这会让你对做出长期改变所面对的困难做出正确的评价。即使有很高的学历，你也不是司机；有时你是领航员，有时你坐在来访者旁边，有时他们把你远远地甩在了身后。

在这一章里，我们提供了能推动进程的一些回应的例子，但是当你回应关于改变的问题时，始终记住你是在面对具体的来访者、问题、人格和背景。我们避免只使用一种理论取向来讨论改变。然而，一个由普罗查斯卡（Prochaska）和迪克莱门特（DiClemente）倡导的更宽泛的、跨理论的模型讨论了改变的一般过程，认为它经历了预先思考、沉思、准备、行动和保持的周期性阶段。你的来访者可能会觉得这样做是有用的，也就是说把改变看作一种可以发展的技术，以及一个有不同准备阶段的过程。最好用更通俗的语言讨论这样的模型，然后让每个来访者能了解到更具体的信息。带着这样的焦点，你或许可以提供一个稍微不同的视角去看待这个情境，从而把来访者从他们旧的、重复的思维方式中解放出来。

改变需要勇气，因为它涉及某种形式的丧失。治疗送出的最好的礼物之一就是来访者变得更少对改变感到害怕。他们把改变作为生活的一部分。在治疗结束以后，对来访者和我们而言，生活都会需要继续调整。我们越能习惯改变是生活中不可避免的一部分这个事实，就越能和这个观念友好共处以及更少地和它抗争。很奇怪的是，当我们不用尽全身的能量来阻止改变时，我们就能把这些能量都解放出来，将它用于指导改变和很好地调整适应。

# 第五章

# 技　术

　　临床工作总是艺术和科学的结合；我们基于和来访者的共情性联结做出决定，而其他的决定则来自对我们接收的信息的冷静评估。

　　你决定用于实现目标的所有方法，无论是洞察还是行为改变，都是技术。你基于你的理论信念、和来访者的关系、来访者的问题、你的技巧以及来访者的需求选择技术。如果能够很好地被应用并且从你的信念中发展起来，那么你的技术将能推动治疗更加深入；但是如果轻率地把技术扔进治疗里，你就等于在浪费自己的时间。

## 琳　达

　　写这本书使得我越来越多地意识到技术的广度，但仍无法保证自己能避免在使用的时候栽跟头。这周，我听了一个女人痛苦地描述了居住在她内心的魔鬼，这个魔鬼会周期性地跑出来让她无法控制自己而暴食。她的体重已经在之前的 10 天里增加了 3.6 千克。她承受着极大的痛苦，完全控制不了自己而且意识到了这一点。但是她无法使用任何应对技巧回归正常的饮食。在这次治疗里，我们都努力工作，而且能够把这个饥饿的魔鬼与她在儿童期被指责和在成人期的愤怒关联起来。

　　在这次治疗的总结阶段，我想说我们取得了进步。这时，她站起来要离开了，然后她问道："奇波乐（Chipotle）*餐厅在哪里呢？难道它不是在你的咨询室附近吗？"在我心里，这次治疗已经结束了。但是在心底的某处我知道，治疗还在进行，只是我的大脑没有足够快地接收这个信息，所以我回答道："在街尾那里。"她离开了而且在接下来的 1 分钟内我想要朝她尖叫，让她回来，这样我就可以说："我不能控制你的魔鬼，但是我在这儿不是为了帮助它去暴食的。"我的错误是我过早地停止了继续当她的治疗师，停止了对边界的关注，停止了密切关注我的言语，以及过早地无心倾听。

接下来的那周，我告诉了她我的反应，她的回应是："你或者其他人说什么都无法制止我的魔鬼。她会爆发直到她疲惫了。"她还提到她没有去找食物，她直接回家了。我感到好点了，但是这没有把我缺乏注意力变成好技术；这仅仅意味着我想象中的面质可能会是无效的。

今天，大多数治疗师都同意，在改变过程中，治疗性关系和技术都是关键的，而且两者是交织在一起的。对治疗性关系和技术哪个更重要的争辩毫无意义。你可能会更强调其中之一，这取决于你的理论取向以及和一个具体的来访者的关系、治疗所处的阶段与正在处理的问题，但是无论你认为关系最重要还是技术更重要，你都需要在每次治疗中兼顾两者。

技术包括治疗中的关系要素，例如建立清晰的边界；也包括行为的方法，如认知行为疗法；以及包括治疗师很少将之归类为技术的其他方法，比如对梦展开的工作。技术可以推动治疗向前进，但是当它们被错误使用的时候，你和来访者的工作联盟也会被破坏。当工作联盟被破坏时，来访者对技术会产生回避退缩的情绪，而治疗也会大受影响。在这一章当中，我们会审视那些由于使用或者误用某项技术而导致来访者提出的一些问题，然后我们会检查在这后面

＊墨西哥餐馆。——译者注

的动力和意图。

# 问　　题

在下面罗列的问题中，除了第一个以外，你会注意到剩下的问题多少都带着消极的语气。这是因为当你的干预和技术起作用的时候，来访者很少问问题。当他们得到积极的结果时，来访者倾向于关注结果。但是即便这些问题是消极的，你的来访者仍然表现出了渴望学习更多或者获得不一样的结果。在这样的框架下，你会发现自己可以更容易不带防御地进行回应。下面这些问题会在回应部分得到解答。

"你使用任何标准技术吗？"

"你为什么推荐这本书／这位精神科医生／这种行为？"

"我没有做你要求的记日记。为什么要做这个？"

"你为什么总是绕回去谈我在中学时期所受到的欺凌？我告诉过你，我已经彻底摆脱它了。"

"你会接受我烤的奶油巧克力软糖吗？可以给你带这个吗？"

"我以为我们每次的治疗时间会更长一点。为什么上周那次治疗是 1 小时，而这周只有 45 分钟呢？"

"你为什么说那么多？""你为什么沉默了？"

"好吧，我理解我的问题了。难道你没有任何办法让我摆脱它吗？"

# 回　应

## "你使用任何标准技术吗？"

　　这个问题最可能在治疗开始的时候出现。同样地，这提供了一个很好的机会去教来访者关于治疗过程的内容，而且你可以解释说，你的工作对每个来访者来说都是高度个人化的。"我不把它看作标准技术，但我总是仔细倾听以获得更多的信息，这样可以了解到我们怎么实现你的目标，以及解决你带来的难题。随着我们更多地了解你的痛苦纠结和优势力量，我们可以识别发现具体的能帮助你的方法。"或者"我是一个坚定地相信认知行为疗法的人，的确可以使用一些技术来帮助你渡过这个难关。"你和来访者会弄清楚你们的目标，并且对具体要依循的程序取得一致意见。因为要做到有效，治疗的技术需要来访者的参与和对治疗过程的投入。

## "你为什么推荐这本书/这位精神科医生/这种行为？"

　　治疗师每天都会向来访者们推荐一些书、人和行为，但是来访者的接受度和推荐成功度会有差异，所以我们先假定这个问题是中性的。想一想你的建议的基础，然后说出你的道理，比如，"我对这本书/这位精神科医生/这种行为很熟悉，而且认为这能帮助到你。听上去这似乎不起作用。"下一步我们可以假定这个问题不仅仅是简单地询问信息，其中还隐含了一些别的东西："你的建议很差劲。你知道你在做什么吗？"在你感到被侮辱之前，请先把你的道理说出来，然后要求澄清，这仍是一个不错的主意："你听上去很不高兴。发生什么了？"有时你可能会提出一个建议，因为你意识到自己在这个领域有局限性，你可以说："我当时是希望这（不管当时推荐的是什么东西）会对你有帮助。"或者"（那个问题）不是我擅长的领域。我们需要寻找一些额外的资源。"或者"如果那不管用，我们再想想除了我们在这里的工作以外，还有什么是对你有所帮助的。"

使用辅助材料是一项被普遍接受的技术，这样做可以拓宽或者深化你们正在进行的工作。这些额外的资源可以使你超越你的知识，并把别人的智慧融合进来。你可以不了解某些东西。事实上，你通过向其他观点保持开放的态度从而向来访者示范了好奇心和坚持不懈。我们都有局限性，并且并不知晓所有答案、解决方法或者方向。

让我们再看看对这个问题的其他可能的解释吧。"你为什么推荐这本书／这位精神科医生／这种行为？"来访者可能在抱怨你的建议不管用，以及你没能帮上忙。这是有可能发生的。在这种情况下，你可能犯的错误和意图有关——你是不是在未经过深思熟虑的情况下就把技术扔给了处于绝望中的不顾一切的来访者？这也是可能发生的。要和任何想要做到完美的冲动进行抗争，因为这会阻碍你寻求外部帮助或者明白什么时候要转介。有的时候，你作为治疗师可能感到无能和没有价值，因为你建议的一些行为没有起作用。如果这种情况发生了，那么你可能对你的工作性质有误解。

## 查 尔 斯

有的时候，来访者会让我推荐一些书，这样他们可以去购买来阅读，从而对他们的问题有所帮助。我并没有更多地追踪了解自助手册的情况。相反，我会向来访者做出这样的建议，你可以到当地书店的自助／心理书区，花点时间浏览那些书，然后挑选出一两本你感觉能说到自己心坎里去的书。我告诉他们，这20美元会物有所值，而且我也鼓励他们把自己从书里获得的新的学习成果和观察带到我们的治疗会谈中，这样我们可以深入讨论一下。我认为大多数来访者把这样的指示看作得到了进一步探索的批准，但是有的人可能把这看作我在逃避协助他们搜索的责任。

## "我没有做你要求的记日记。为什么要做这个？"

当你建议一个行为技术的时候，这种类型的问题是来访者常提的。因为我们是在回应来访者的询问，不是在建构干预，所以我们不妨把这个问题看作反映了规律发生的两种相互关联的动力，这两种动力就是阻抗和来访者的主人身份的缺失。

治疗中的阻抗就跟天气一样；它每天都在。也正如天气，你可能对此感到挫败、不高兴、埋怨、咆哮、把这当作针对你的且感觉很糟糕，但是雪、太阳和风仍在那里。有时，你需要穿上雨衣。阻抗就和天气一样，不是针对你个人的袭击。改变是困难的；即使感到痛苦，人们也会感到恐惧且固执己见。当你针对来访者对技术的阻抗进行评论时，请注意要轻柔点。如果来访者感到被攻击了，他会需要保护自己从而远离你。如果他感觉被理解了，他就能继续向你敞开心扉。可以这样开始，"你不喜欢记日记。发生什么了吗？"虽然其中涉及的也可能是书、冥想、转介、行为追踪、关注梦境、运动或者其他东西。你可以走得更远，"我知道你想要感觉好点，但是改变是困难的。让我们一起看看能不能想到一个你想要遵从的计划吧！"

做到有创造力。和你的来访者一起去定制技术。"我们把记日记用作一种在每两次治疗之间让你把脑中的想法和感觉落在纸面的方法，但是如果你不写，那么它肯定不会有帮助。我们来进一步谈谈你的目标吧。然后我们再决定尝试记日记的方法是否值得。"另一种途径是理解对记日记或者其他技术的阻抗，可以这么说："你明显不喜欢这个主意。告诉我，当你考虑记日记时，都发生了什么。这样我们就可以理解什么有用，什么没用。"或者"讨论时，我以为你喜欢这个主意。在尝试实施我们的计划时发生了什么吗？"技术起作用只可能发生在对来访者而言有意义、是来访者力所能及的以及来访者愿意参与的时候。否则，若把日记、图表、练习和其他技术一股脑儿地全扔到治疗里，并且希望来访者会选一个坚持做，那么最好的情况是效果甚微，最糟的情况是伤害到你们的关系。

如果你的来访者不买技术的账，那么不去处理可能的阻抗而继续使用该项技术只是在浪费你们的时间罢了。技术需要直接针对来访者的问题，建立在他具有的优势力量上，得到充分的解释说明，这样他才能看到益处，这样的技术才可能被来访者接受，否则你就是在白费功夫。所有这些都只有在你们有了良好的治疗关系的大背景下才能起作用。否则它们是不会成功的。此外，使用一些熟悉的技术的确会让你感觉轻松，但是现在仍然有很多很优秀的技术不断产生，所以我们鼓励你保持对特定问题、特定人群的新治疗技术的知识更新。

## "你为什么总是绕回去谈我在中学时期所受到的欺凌？我告诉过你，我已经彻底摆脱它了。"

这个来访者说得很对：我们都想要把以前不愉快的经历抛诸脑后。对于你的坚持你需要进行解释，"我不是要用你中学时期的经历去折磨你。那个时期对你的成长来说很关键，我看到你现在的一些行为／反应或许是可以追溯到那段时期的生活的。"或者"我知道你已经摆脱了中学时期的那段经历，但是我想要知道它是否留下了一些伤疤，比如……（举出一些当前的情境）"或者"我不太确定它是否真的已经过去了，因为我看到你现在的一些行为／感受可能是那段时间遗留的产物。"当你的来访者明白你的意图时，你就有更好的机会引导他在这个艰难的方向上进行探索了。

### 琳　达

在治疗的最初几次，28 岁的坦尼娅跟我说她不再和前一个治疗师一起工作有两个原因。第一，那个治疗师一直念错她的名字。第二，他坚持认为她的很多问题源于她体验到的内疚，因为她是唯一没有被她的继父性侵犯的女儿。她解释说，叫错名字意味着治疗师不了解她，而且不专心（我在心里重复她的名字直到我念对为止）。但是第二个抱怨更难处理。内疚的这个假设是有价值的，但明显很不受欢迎。要对虐待保持沉默是很难的，因为坦尼娅明显有症状，而我不想看到她受苦。

所以在接下来的几个月里，我们研究了一些无关紧要的材料，而我用一句陈词滥调来安慰自己说我在顺应临床工作："条条大道通罗马"。确实是这样的，我们在几个月以后开始靠近罗马的郊区了，那时她开始感到悲伤。她哀悼她姐姐的苦难，而且为她们失去的童年感到愤怒，最后为她是幸存者而内疚并哭泣。坦尼娅在经历曲折之后找到了路，但这对她而言是有意义的。时机是一切，诠释只有在被听进去的时候才是有用的。

经验丰富的治疗师知道怎么去倾听，从而他们可以弄清楚什么技术会有帮助，不管这些技术最后是行为计划、诠释，还是其他几百种可能之一。然而，实施和之后的坚持可能是很难的。你的固执坚持可能会导致来访者学习一些新的自我保护方式，包括撒谎、攻击、回避，或像坦尼娅那样离开之前的治疗师。总是要把自己放在和你的来访者同一边的位置——不同的角色，但是要在同一边。如果你加入了对面的阵营，那么你得到的可能是不友好，而不是合作。这不代表要无脑同意来访者所说的一切。你一直都有自由，甚至有义务这么说："我看到的不太一样。"或者"我有一个不一样的观点想要提出来。"或者更加具体地，如果一个来访者在为自己的问题（例如物质滥用）辩护，那么你可以说："即使你觉得你能控制好，我也很担心你大量饮酒的问题。"

你在从非指导性到指导性这个连续体上的哪个位置，这取决于你的理论取向。行为主义者指控来访者中心疗法这类治疗害怕对来访者施加影响，以及不愿意有效地使用他们的力量。如果这样的争辩对你有影响，那么可能值得进行一些自我探索。在这个争论的另一端，来访者中心的治疗师认为所有的独裁者都是坏的，而且他们批判那些对来访者有过多控制以及施加过多影响的治疗师。用理论的信念来指导你的工作是好的，但是要保持开放以满足来访者的需求。

### **"你会接受我烤的奶油巧克力软糖吗？可以给你带这个吗？"**

接受或者拒绝礼物的决定是一个经典的边界判断问题。稍微扭转一下，我们想要使用这个问题让你们注意到设置和保持边界落在了技术的范畴。它是如此基础的一个技术，以至治疗师很少真的把它作为技术来讨论，但是我们始终在做这些决定。

有的治疗师会拒绝所有礼物，尽管这样的治疗师非常少。大多数治疗师在接受礼物时会非常谨慎，而且会尝试理解礼物的意义。"谢谢，我很喜欢奶油巧克力软糖。送这份礼物有什么特别的原因吗？"不管你的姿态是怎么样的，理解你的来访者为什么要给你带礼物都非常有益。在我们的观点里，接受像奶油巧克力软糖这样表达心意的礼物并没有什么错。而贵重的礼物，不管是卖股票的小提示还是物品，则会带来问题。"你给我'世界系列'的套票是非常慷慨的行为，但是我有这么一个规定，那就是不能接受像这样的物质礼物。"这份礼物是怎么样的一种尝试呢？是想要让你印象深刻，想要感谢你，买你持续地投入治疗或者别的什么？在你们两个人深入讨论之前，你都不会了解。"这是很重要的礼物。我觉得理解你对此的想法是很有帮助的。"

设置和保持边界的技术是一种方法，通过折中的方式，我们确立了在治疗中有什么和没有什么。尽管对边界有很多共识，但是你需要考虑在那个时刻基于你们关系的大背景，什么对你的来访者而言是合适的。这样的原则允许你使用你的临床判断，接受或者拒绝礼物。对边界管理的误用会不顾背景地全然接受或者全然拒绝所有的礼物。

对儿童和青少年而言，这个情况会有所改变。例如，一个青少年来访者乔把他的一幅画送给了治疗师。治疗师客气地接受了，而且和乔一起讨论了这幅画的重要性。如果乔的治疗师很死板而不愿意接受这幅画，那么他们永远不能进行这样深入的讨论，乔也不会透露他的父母把他对画画的激情看作"儿童期的着迷，而且这样的着迷不会让我有所成就"。对这幅画的接受表达了对乔的兴趣的支持，而且给了乔一个机会去感受除了羞耻以外的其他情绪——在他每次被父母拒绝后，他能感受到的情绪就只有羞耻。随着治疗不断深入变化，乔和治疗师开始发现羞耻统领了乔的生活。送给治疗师这份礼物是来自乔这一方的非常勇敢和信任的举动。这个例子显示了治疗师的灵活性和理解力。而下面呈现的则是一个反例。

## 凯瑟琳·戴利（化名）

一个非常有技巧的同事告诉了我这样一个故事："在我刚离开学校的时候，我可笑地固执而又僵化。我当时遵从教授（他们那时候已经很少自己做治疗了）的所有指示，仿佛这些话是刻在石头上的箴言，而不是把这些指示作为一个宽泛的指导方针。例如，我的一个来访者在节日的时候给我带了些曲奇饼干，我絮叨不休地要知道这样的举动的意义是什么，直到最后她因为自己的体贴而感到羞愧不已。从那以后，我会对那些小东西说'谢谢'，或者问'你送这个礼物有什么原因吗？'。如果这样的行动仍然持续，就更深入地询问。不幸的是，刚开始的时候，我把一个合理的技术推得太远，使得它变成《周六夜现场》（*Saturday Night Live*）里的一个讽刺小品了。"

来访者通常想要送一些什么东西给治疗师，可能是一个笑话、奶油巧克力软糖、个人的改变或者是一个更实质性的礼物。当自己有一些有价值的东西而这些东西是别人可能想要的或者喜欢的时，每个人都会感觉更好。如果你拒绝了，这个困境就变成了要在接受来访者的同时拒绝他的礼物。重视来访者以及他提供的东西是治疗的一个关键技术。与此同时，边界对治疗也是绝对关键的，这也是为什么我们要在第九章专门回答这个领域内的更多问题。

### "我以为我们每次的治疗时间会更长一点。为什么上周那次治疗是1小时，而这周只有45分钟呢？"

你的来访者想要知道你的技术是不是每周都不一样，尽管有时可能有变化，但有时则不是。诚实地回应："那是一个错误。每次的治疗时间都是 45 分钟，我以后会更加小心地注意把握时间。"这个无害的问题例证了保持边界的其中一个原因。在这个例子里，因为你上周给了他一次更长的治疗，所以你的来访者感到这次 45 分钟的治疗就不特殊了。治疗的长度有规定的理由是，这样你们两个人都可以依赖它，并且在这个时间内感觉到安全、稳定。限制提供了安全感。对时间、空间或者行为的限制可以让你和来访者知道什么是在边界内的，什么是在边界外的，而这是非常关键的信息。你不会想去协商和讨论每一次治疗的具体时间、费用和互动，仿佛每一次都是全新的或取决于来访者是不是有趣或者绝望。所有的边界，不仅仅是时间上的，都为你和来访者提供了安全和保障。有太多时候，治疗师会以为边界只对来访者有帮助，但是实际上，边界对于保护治疗师有同等重要的作用，因为这样你就可以在这些限制的基础上自由地工作了。理解和使用边界是治疗非常关键的技术之一。

### "你为什么说那么多？""你为什么沉默了？"

言语和沉默是基本的技术。我们谈得多还是谈得少，是否询问问题，语言风格，正式和非正式的举动，对安静的容忍，对进度或者暴露的管理，都是我们要做出的技术性决定。像这样的问题实际上在让我们关注到自己说话冗长或者是沉默。"是的，我注意到了自己的沉默，但是你自己已经做得很好了，所以我不想插话进来影响你。"或者"我没有意识到（我说得那么多／太安静了）。我要好好想一想。你对此有什么看法呢？"言语或者是缺少言语应该被有意识地使用，而不只是关注到自己的状态。很多人，无论是来访者还是治疗师，都会因沉默不知所措。

沉默可能让你焦虑，所以你让治疗充斥着解释、推理、太多问题或者无关的对话。当你逮住自己的时候，只要简单地做出观察："我说得太多了"或者"这变成问答环节了，我想该轮到你说了"。这个问题看上去非常普遍，尤其是对新手治疗师来说，他们一般会过多地担心没有足够多的东西去讲，所以他们对此的反应是把时间填满。如果你听到自己开始喋喋不休了，那么只要注意到然后说："我好像在说不太切题的内容。让我们回到你的故事上吧。"或者"对了，我想要说的重点是……"

我们也认识一些治疗师，他们使用沉默来增加来访者的焦虑和退行。在适度的情况下，这来自分析性的观点，沉默的存在有其合理性，但是当这被误用的时候，它就带着控制或者惩罚的意味。说得太多也是这样，当你说得太多的时候，就会造成你的话统领了整个治疗过程而让你的来访者沉默下来的可能性。

## "好吧，我理解我的问题了。难道你没有任何办法让我摆脱它吗？"

你可能的确知道一些方法是可以让来访者摆脱这个问题的，但是你可能并不知道。如果你有技术，就使用它；如果没有，就要努力尝试找到一个有用的主意去实施。无论是前者还是后者，都要仔细地倾听来访者。技术是用来创造条件的，而这些条件是加速成长和改变的。有目的地使用技术。要清楚你使用任何技术的原因，即使是简单如倾听这样的技术。你选择了技术，而且在你的个人特性和你所选择的技术风格之间总是存在交互作用，使这为你所独有。深入学习你的技术，这样你可以轻松地、诚实地站在它们后面。有的时候，技术不是很有用，可能因为：这些技术和这个来访者不相容；或者这个来访者还没有准备好，有阻抗；或者因为这个技术没有被充分理解，或者执行得不够充分。有些活动就是不能与来访者的目标、期望或者经验相调和。

# 进一步的思考

*"如果我们可以抛弃执着的热情，我们就更不容易被食人族吃掉。"*

————卡尔·惠特克（Carl Whitaker）

在"星球大战"系列电影《帝国反击战》（*The Empire Strikes Back*）中，有这样精彩的一幕：年轻的绝地武士卢克正在接受尤达的训练，尤达是一个侏儒一样的治疗师和绝地大师。他们两个人的对比非常惹人注目。卢克是年轻的、不耐烦的，而且他的力量是不稳定的；尤达则是不老的、温和的原力大师。在一个黑暗的沼泽，卢克被一个洞吸引住了。"那里面有什么呢？"他问他的老师。尤达说道："只有你所带着的。"卢克开始把他的武器捆绑在身上。尤达说："你的武器，你不需要它们。"卢克继续捆绑好武器，然后带着武器进入了洞穴。卢克碰到了黑勋爵，而且击败了他，但是在倒下的士兵身上看到了自己的影像。尤达的评论是精彩的，尤其是作为对技术的严肃的心理解释。你可以使用你带进咨询室的任何东西，不论在情感上还是在技术上。如果你带的是武器，那么你会找到它们的用处。如果你带的是同情，你也会使用它。如果你已经把自己和一个技术捆绑在一起了，那么你会发现这个技术是必需的。

技术和方法的使用可以是有技巧的，也可能是不恰当的，它们可能被草率地使用，或者被仔细地选择，而且它们可以变成适用于所有情况的万能之选，也可能是设计者调整过的手艺。你的技术只会和你一样好。在一个模型下工作有一定的优势，而且工作起来会很有条理。但是你知道很多问题可能需要不同的方法。掌握各种各样的策略能给你带来信心。很多策略是可靠的，而且在其背后有坚实的研究支撑。了解很多策略的危险在于，你很难弄清楚如何将它们调和在一起，以及你如何在治疗里轻松自在地应用它们。治疗岂止是技术的一个集合，治疗是一门艺术。如果你可以在使用技术时不受常规的局限，那么自助书籍就能更好地起作用了。

你的技术运用得最成功的时候，就是当技术和你的信念相通且一致时，当你对它们有很好的掌握时，当你可以自由选择使用或者不使用它们时，以及当它们和来访者的需求及最佳利益相关时。这可以成为一个很大的优势。你可以保持专注，清楚地、不分心地完成工作，或者你可能会躲着来访者和你自己。

当你注意到一个技术使得治疗关系变得紧张时，你需要修复治疗关系，直到你们两个人感到轻松自在，可以继续前进。治疗的工作联盟的破裂在以下情况下经常发生，如果你：（a）误用技术；（b）没有照顾到治疗关系；（c）做了来访者不想要的某些事情；（d）没有做来访者主动想要的某些事情。修复治疗联盟使得治疗更加深入，而且能帮助来访者发展处理其他人际冲突的技术。

当一个技术不管用的时候，不要为此争辩。回避可能引发你的尴尬或者让你看起来无能的问题或者讨论，有时候是很诱人的做法。但是你要修复关系的裂痕，承认问题的存在，促使来访者表达感受，探索这个破裂的状态，接受你这一方负有的责任，或者停止某个特定的行动。对联盟起到破坏作用的处理方式包括：不响应、教条主义、忽略来访者的观点、刻板地遵从你自己的观点，或者以其他方式损害来访者的体验。你不必认同来访者的体验，但是理解它会带给你很大帮助。

专业精神，甚至专业技术，不是要你避免犯错误。你肯定会犯错，但重要的是在错误发生之后你做了什么。错误让我们对自己的脆弱和不完美变得更加敏感。尝试保持开放的心态接受检验；是行为本身为你的来访者示范了最好的态度，而且当你使用的技术发挥作用时，享受它的成果吧！

# 第 六 章

# 专 业 角 色

当你担任咨询师或治疗师的专业角色的时候，你把自己的个人方面以及一套技术和态度深深地结合在了一起。角色不是角色扮演，也不是表面肤浅的或者是装出来的。你的专业角色意味着你有具体的责任需要承担，而这受到你相信什么的极大影响。因此，你作为治疗师的角色整合到了你的身份的更深层。如果你按照这样的思路考虑，那么你的专业角色会永远发展下去。

## 查 尔 斯

我的来访者查克是一个帅气的中年政治家，他对穿着总是一丝不苟，而且他的业余网球成绩获得过全国水平的奖项。他来我这里接受治疗的时候，他的生活一团糟而他感到恐惧、愤怒以及想自我毁灭。他从来没有认识到，即使生活中有平庸或者挫折时期，他仍然是那个获得选票并且赢得网球比赛奖项的人。毫无意外地，当他还是孩子的时候，他只有在他所从事的所有活动中都成为耀眼的明星，才能获得父母的表扬。我相信他需要我成为一个无条件接受他的人，不论他处在个人的辉煌时期，还是处在低谷时期。通过这种方式，他可以体验到一种新的生活方式，不被失望所压倒，也不过分地认同成功。我知道我需要在总体上做一个好的治疗师，而且对他而言尤其如此。我需要展示出一种能力，能够不被压倒地摆脱失望，并在大踏步前进的时候从容地接受称赞。随着他开始重视自己作为一个人的价值，而不是作为公众赞美或者谴责的接受者，他对自己的感受更加均衡，而且学会了满足自己的需求而不被恐惧困扰。在过去，如果他在工作和娱乐活动中做不到最好，他就感到自己毫无价值。

　　一个研究生告诉我们："我们都读过一些文章，讲的是治疗师如何扮演不同的角色，但是知道这些并不真的有帮助。"这是极佳的观察。这个想法和哈洛（Harlow）的金属丝猴子一样；技术上很有趣，机械上很实用，但是没有任何东西可以去依靠。如果你觉得自己只是换上了某顶帽子，你就变成了一个扮演着治疗师角色的表演者。但是你渴求的恰恰是相反的——你想要感觉自己在现场，而且是真实的而非虚假的。当你刚开始涉足这个领域时，你已经觉得自己像个冒牌货了，更不用说想象自己会把那顶教练帽扔到地上，转而抓起友善的同伴帽；可一碰到新情况又不得不换上老式的教师帽来应对。你会因此变得很烦恼且古怪无常。

　　正如你可以从查尔斯的例子中看到的，当你处于专业角色中时，你始终需要做自己，而且你始终是可以被认出来的，但是这取决于你对来访者需求的评估，你需要强调某些特定的方面，而且为了满足正在和你一起工作的这个来访者的需求，你可以使用某一套技巧。

　　来访者对你的专业角色的提问并不特别复杂。他们想知道可以期待什么以及你是谁。事实上，你的回应要比问题更加吸引人的兴趣。正像你将要尝试回应来访者的问题和他们潜在的顾虑一样，我们会在下面的回答中尝试照顾到在咨询室里的所有问题，尤其是你会提出的问题，这些问题涉及作为治疗师的角色，以及这如何适合你的专业身份。特别地，我们尝试处理发展性的顾虑，例如："我可以是我自己吗？""有多大部分的我是在咨询室里的？""当我的专业角色和我的个人身份有冲突的时候会发生什么？""我需要成为太阳马戏团里的柔体杂技演员，以便和不同的来访者工作吗？"

# 问　　题

下面这些问题会在回应部分得到解答。

"治疗对每个人而言都是一样的吗？"

"你对你的所有来访者都做相同的事情吗？"

"对我而言，你应该就像一名医生那样吗？"

"我应该叫你什么呢？"

"你会和我说话，对吧？"

"你是一个咨询师，所以你必须对我很和善，是这样吗？"

"我告诉我的朋友，你对我而言就像一个教练，这可以吗？"

"我们为什么不讨论一下你呢？"

"我们有 4 周的时间见不到对方，这段时间我要怎么一个人度过呢？"

# 回　　应

## "治疗对每个人而言都是一样的吗？"

这个问题让人回想起衣服上面没人喜欢的均码标签。相反，请把治疗想成高级定制服装。"治疗对每个人而言都是一样的吗？"这个问题太重要了，以至不能狡猾地只用"当然不是，每段关系都是独特的"这样的话就回答了。虽然每段关系都是独特的，但是这个回应没有照顾到来访者的顾虑和担忧。这就像在问，婚姻对每个人而言都是一样的吗？性对每个人而言都是一样的吗？在你对这些问题的回应中，请提醒来访者："我们一起创作治疗""我们会一起谈你的问题，然后发展一些方式去理解你的生活"或者"你关于生活方式的决定会和别人不一样。我们的解决方案需要对你而言是适合的和对的。"来访者想知道能从你那里得到什么，这是非常可以理解的，也是健康的。然而，因为你们的确是在一起创作治疗，所以对你们两个人来说，每份努力都是独特的。

经验丰富的治疗师会对每个来访者自动做出部分评估，以考虑来访者在哪里有缺陷，什么样的治疗性的角色是适合处理这些缺陷的。此外，随着你识别出了来访者的有用的东西和资源，你的态度和技巧可用来支持它们以及推动它们的发展。

当你考虑怎么回应提出这个或者类似问题的来访者时，问一下你自己，他需要什么来更加诚实地理解自己。当你有了这个答案以后，你会知道怎么样更好地关联到他身上。你也会感到你使用的语言和你要采用的风格更加有效且让你觉得轻松。明白了你在和这个来访者的关系中扮演的角色，你可以诚实地回答："治疗不可能对每个人都是一样的。我们必须弄清楚什么能够帮到你，然后根据这些发现去工作。"

就像来访者向你展示他的方式不同于他向其他人展示的，你对每个人的回应也是不一样的。你会对某些来访者展现你的幽默感，对某些来访者更加开放或者更加警觉，在某些来访者面前可能保持安静或者给予一些指示，或者特别不喜欢某一次治疗而期待下一次治疗快点到来。常见的顾虑担忧——"我可以是我自己吗？"和"在咨询室里有多少我自己的影子？"——会随着你接受了以下观点而减少：尽管来访者会引出你的不同面，而且会引出你的不同情绪，但你只能做你自己；任何其他方式都不会奏效。

你关于做自己、在角色里以某一种方式行动，或者展示你的某些方面的问题，不仅适用于你和来访者的互动。下面这个例子是一个新手治疗师对在咨询室里要说什么和不要说什么的挣扎。

## 琳　达

在一次磋商中，我听到一个心理健康专业的研究生抱怨说："我在我的新工作中完全是不真实的。我不告诉我的同事或者老板我真正在想什么。我会在员工会议上说出我的一些临床的想法，但是当他们不同意的时候，我就不去管它了。"然后她继续叹息道："我无法相信自己是一个多么不真实的骗子。"我知道她对自己的工作全情投入，非常努力，很有激情，但是那些高昂的情绪使得她滑向极端。"我对你的行为有另一种看法，"我说，"你在以专业角色的方式行动。这不是不真实的。你知道你是如何感受的，但是你所在的机构不是发泄原始情绪和想法的地方。"

### "你对你的所有来访者都做相同的事情吗？"

这个问题暗示来访者担心自己不是独特的。没有人想觉得自己像流水线上可替换的零部件。在你思考如何回答这个问题的时候，把这些隐含的担忧记在心里。当一个来访者想要知道他是否可以和别人互换时，这通常暗示了他生活的其他方面，例如他对成为特别或者纯正的人的理解。我们建议你把这样的假设存起来，为以后的工作所用，但是你在回应中可以对关系进行反应，例如："我不知道其他治疗师会怎么做，但是我知道我做的是不一样的，而这取决于我和你一起做的工作，以及每次治疗之间的变化。"或者"对于每个人，我都会有某种程度的变化，在和你的治疗中也是一样。和妈妈在一起的时候的你，会不同于和好朋友或者老板在一起时的你。"你可以加上一句，"从根本上说，我是同一个人，但很幸运的是，我会因这里正在发生的事情，思考不同的事情，感受不同的东西。"因为你没有对着来访者念教科书或者是我们这本书，所以这个答案更接近于描述你的角色，而且你或许可以强化共情的联结。

成为一个治疗师就像是成为一个奇怪的俱乐部的终身会员。你的觉察和分析性技巧会很快被唤醒，有时甚至太频繁了。你可能已经注意到你在面对生活中不同的人时会以不同的方式感受和行动。有的人会引发你的一种反应，而其他人则会带出别的回应。你可能在一个兄弟姐妹面前感觉到放松和自在，而在另一个面前是谨慎的。一个朋友会引起一些竞争，另一个朋友则让你感觉安全，还有一个朋友则可能是你全心信赖的人。来访者也会对你有类似的影响，引起你的同情、悲伤、愤怒、恼火、兴奋、无助、努力，与他们一起工作的渴望，或者是放弃的想法。你感受到这些情绪，但它们不能完全决定你最终的临床决定。例如，你可能决定保持沉默，让事情展开，虽然你感到急切地想要大声说出来，或者拯救这个来访者。你可能需要面质一个行为，尽管你更想忽略它。你可能想要分享一些建议，尽管来访者在没有你的指引的情况下自己想明白会更好。理解每一种拉力，然后你才能够以有益于来访者的方式做决定和采取行动，这些就是你的专业角色中专业且偶尔让人感到挫败的部分。

> ### 琳　达
>
> 　　在我获得了博士学位之后，我在一个社区心理健康中心工作。在我最早的来访者中，有一个年龄明显大些，大概是我父亲的年纪。因为他有偏执型精神分裂症，所以在我们的工作中自然会有许多困难，但是对我而言最困难的地方则是询问他的个人问题。在我的脑子里，我不停地听到我父亲的声音在斥责我表现得很无礼。"你是个大嘴巴"是我父亲用过的原话，我被迫一遍又一遍地提醒自己，我不在社交场合，我在一个专业的情境里，而理解这个男人的个人生活对我们的工作至关重要。

## "对我而言，你应该就像一名医生那样吗？"

　　这个问题是一个再好不过的例子，用来说明存在于所有治疗中的权威关系的性质，不管你的哲学理念到底是什么。来访者到你这里来寻求帮助，而不是反过来。来访者向你透露了他的问题，而不是反过来。你提供的服务是收取了费用的。你有不同程度的权威性，这是你的培训和经验给予你的，而且你也接受了。你的来访者，尤其是如果他对治疗不熟悉，想要以一种熟悉的方式看待你，而医生是常让人联想到助人概念的专业人士。来访者对咨询师有一个内在的画像，常常以这样的人物为原型。当你组织语言去回应的时候要记住这一点，因为你想要建立一段协同合作的关系而不是一种医生和病人之间的关系。"不是的，不太一样。我们要一起工作；你告诉我什么困扰你，然后我们一起讨论这个问题，并且希望想到一些办法来改善这个情况。"或者"不是的，我们的工作更像是团队合作。在这里，我们有不同的分工，但是我们会讨论并且一起制订计划。"不要虚假地谦虚，你不会想要破坏信誉的。因为你有知识、经验和技术技巧，所以你是一类医学专业人士，但是你依赖于来访者更加充分地参与到这个过程中，而不是仅仅连着 2 周每天吞下 2 片药。

## 查 尔 斯

梅格在我这里接受过几次治疗，最近一次是最长的，大约 2 年。她总是很好地利用治疗来抚平生活的坎坷。有一次她叹息道："为什么我不能彻底摆脱治疗呢？"因为知道她是一个药剂师，我回答说："对某些人来说，治疗就像是抗生素；对别的人而言，治疗则像胰岛素。"我们都知道，我在她身边扮演的角色是她在成长过程中所缺失的那种始终如一、随叫随到、健康向上的陪伴。她不需要抗生素——她没有那样的不适。

十几岁的青少年会问，"医疗仪器在哪里呢？""你为什么不穿白大褂？"，同时期望被动地参加到这个过程中。一些成人也会认为他们只需要被问一些问题然后得到一些诊断或者标签，之后被告知要做些什么。这是很诱人的，但是如果你要成为一个犯罪现场调查员，你就远离正途了。在作为专业的心理健康实务工作人员的角色里，你要有感受性、同理心、体贴、好奇、克制、自省、敏感、开放性和更多其他东西。这些特质当中的大多数在你进入这个领域之前就已经具备了。培训则让你磨炼这些品质，并学会有目的地加以使用。

困难的时刻发生在你感觉到仿佛你的个人自我和专业自我在相互碰撞而不是在合作时。如果你必须面质一个来访者，你可能需要体验到自己比平时更加强硬。如果一个来访者哭泣了或者暴露了一个个人的悲剧，你会试图安慰他，告诉他一切会好起来的，尽管这是一个错误，因为你并不知道结果会怎么样。如果来访者是粗暴无礼的、有攻击性的或者举止做作的，你可能想说"走开"，却不得不强迫自己坐下来观察、解读或者面质，那么你也会感到在被自己的角色约束着。这一切都在意料之中。角色是有边界的，而这些边界偶尔会束缚你，但它们其实给了你完成工作的自由，这是来访者需要你做的工作。

当你在一个医疗环境下工作，或者和一个同时在接受相当多的医疗护理的来访者工作时，你和来访者的关系很容易偏离我们所鼓励的这种协同合作的关系。但是，一如既往地，治疗的需求会决定你的回应。

### "我应该叫你什么呢？"

"你觉得怎么舒服就怎么叫，琳达／查尔斯也可以。"有的来访者可能一直都会管我们叫医生，而且可能会一直这样称呼我们。他们可能更加保守；他们可能喜欢这个头衔，或者他们可能来自注意礼仪的文化。其他人有对我们用绰号的，例如 W 博士或者其他称呼，例如，一个十几岁的青少年会称琳达为"我的女士"。我们生活在一个非常不拘礼节的社会，直接称呼名字是非常常见的；但是如果你不喜欢这样，就以你希望被称呼的方式介绍你自己。"叫我史密斯先生／小姐／博士就可以。"如果你这么做，那么你就设定了一个从某种程度上说比较正式的基调，但重要的是你能感觉舒服自在。

来访者通常会用你要求的那种方式来称呼你，你对他们而言代表着希望和技巧。而你可能需要一些时间去习惯你的专业角色，而且必须处理某一天突然冒出来的你的某部分内在角色，从自信的治疗师到副驾驶，再到冒充专家的骗子。当你努力扮演某种想象出来的专业角色时，你是很难倾听来访者的。因为你自己的声音毕竟太大了，而且太具有批判性了。当你过分努力想要去讨好，去表现得聪明，去做到有帮助或者有用的时候，你是在给自己设套，因为如果你没能展现所有这些品质，你就会更让自己失望而不是让别人失望。

一如既往地，你的工作是要去倾听和理解故事。即便你并没有什么特别拿得出手的东西能提供，倾听也是一份礼物，而且会很受欢迎。让人感到惊讶的是，在太多时候，通过在一个安全的屋子里大声报告他们的想法，来访者自己把碎片拼凑在了一起，然后就可以想到解决的方案。不要着急给来访者用一些理论，仿佛他们需要一层新油漆一样。先对他们有所了解，让理论的理解就位。当一切发生的时候，你会充分地参与其中。

### "你会和我说话，对吧？"

这个答案很简单："是的，当然了。"你可能想要问："你想要我在我们的对话中很主动吗？"这个问题说明，你的专业角色可能会以一种最轻微的方式引起某种不适感。你的来访者可能需要更多的言语保证，而这可能不是你习惯提供的。你已经学会了一些技术，例如沉默或者跟随来访者的思路，这些都是重要的，但是你总是想要对坐在对面的这个真真切切的人做出响应。有的人不想要你说很多，尤其是在刚开始的几次治疗中，但他们也不会问出你是否会说话这个问题。

你的临床判断和你从每位来访者那里得到的反馈会引导你选择行为。可能在一些治疗中，对沉默、安慰、面质或者解释的需要会大于你在个人情境中会做的，但治疗不是友谊。如果你被训练要做到中立、恬淡或者是空白的，而这会让你感觉到那个真实的、有趣的自己消失在治疗师的角色背后了，那么这种角色间的挣扎也会发生。

非传统的设置可能需要你这一方更高水平的活动，但总是要服务于来访者的需求。有的治疗师更容易动感情，有的更富有教育性，有的则是更加明显的人际互动型的。有的治疗师喜欢带路和预测他们的来访者；其他则可能倾向于跟随来访者的思路并突出来访者的一些陈述。有的会给来访者布置家庭作业，其他的可能会强化来访者自己给自己布置家庭作业。哪些更好呢？在此刻，对这位来访者的正确的回应应该是一个足够好的组合。好的治疗师满足来访者的需求，而这可能和来访者想要的不完全一样。想要的和需要的之间的差异是，来访者可能想要你以特定的方式行动，从而嵌进他们的生活图式，但这不是他们需要的。例如，当他们需要你做到宽容和接纳而不管他们的行为如何时，他们又可能想要你是一个严厉的监工，逼迫他完成任务。不要完全屈从于他们的要求，而要记住他们的需要。你会感到你的角色在转变和适应，从而给来访者提供一个纠正性的情绪体验。

## "你是一个咨询师，所以你必须对我很和善，是这样吗？"

"总的来说，我是挺和善的。但这不代表我在伪装。你这个问题来自哪儿呢？"如果没有得到直接的回答，那么你可以在稍后的治疗中仔细听一些暗示，这些暗示可能是一个虚伪的权威人物的故事。然后，你会有更多的信息可以去追踪这个问题的意义。

这个问题或者其他的，例如"你听上去就跟我母亲一样。为什么每个人都想告诉我要做什么呢？"，都是一些移情性评论。所有的关系都有移情的成分，也就是说，把旧的模式、期望和行为带到现在。在前面这个例子里，你的来访者表露了期望，不管是预期的虚伪还是专横。

在治疗中重复过去的模式是很正常的，尽管你会对此有不同的反应，而且这些反应取决于来访者对你的看法。当一个来访者说"你是全世界最好的治疗师"时，肯定比另一个来访者说"谢谢你今天让我感觉这么糟糕！"时，让人感觉更好。来访者常常尝试把你放到他们熟悉的某个角色里。共情地回答，尤其是遇到困难的时候。"当治疗暂时让你感觉糟糕而不是更好的时候，这的确很不容易。"当这些模式被注意到、被检查和被挑战的时候，来访者可能会对你有一些新的体验，这会启发他发现其他可行的新颖可能性。

### "我告诉我的朋友，你对我而言就像一个教练，这可以吗？"

"当然可以。这是你看待我的方式，或者你想这样向别人描述我们的工作吗？"这个问题和回应可以使你们两个人进入一段重要的讨论，也就是来访者对治疗和治疗关系的看法。不同的来访者可能会用不同的方式描述你，例如教练、朋友、老师或者向导，这都取决于他们的觉知。对不同的来访者，你可能也会以不同的方式描述你的角色，例如，导师、倡导者、向导或者同伴。

<br>

## 查 尔 斯

就艾比所能记得的，她的母亲一直都是她的密友；但是对她来我这里治疗的问题而言，母亲不是她可以去询问意见的人。在艾比30岁出头的时候，她听说她的肠易激综合征可能关联到她早年被叔叔性骚扰的经历。她需要一个母亲的形象来引导她度过对童年的回顾，并敏感地释放对叔叔的暴怒。这是我为她承担的角色。当我们开始总结我们在一起完成的非常成功的工作时，艾比不由自主地大笑着说道："你是我的戴紫色帽子的女人。"她问我知不知道这首诗，我是知道的。然后她脸唰地一下红了，怯懦地问道："我想我刚刚把你说成女人了，没关系吧？"她对我的这种观感让我非常感动，同时也让我感到非常荣幸，我在治疗中都快要哭出来了，而现在每当我想起来她给我的荣誉时，我仍然感动得想哭。

<br>

### "我们为什么不讨论一下你呢？"

你明白你们两个人为什么没有在讨论你。这背后的原理你已经听过许多遍了，估计都数不过来了。但你的来访者并没有听过那些讲座，而且对很多人来说，在治疗过程中，完全不分享信息看起来是很怪异的。来访者经常会对此做出评论。

这个问题也可能有些变式，比如"你在找亲密伴侣吗？""男人们都在寻找什么（对一个男性咨询师）""男人会改变吗？"或者"如果你是我的女朋友，你会说/做什么？"所有这些问题的共同点都在于，来访者在无意中都在尝试改变你的角色。在最初的那个问题中，你被邀请成为一个平等的讨论参与者；在其他的问题中，你被分配的角色是什么都懂的专家，而且来访者想要知道你的观点、建议或者行为。来访者不再想让你继续当治疗师了（仿佛这还不够有挑战性），现在想让你成为无数话题的发言人。去解释是讨人喜欢的和诱人的做法，但是这对来访者而言并不是特别有用。一些温和的表露可能是有帮助的，例如："我但愿我知道"或者"我也对此很好奇"。你甚至可以说一些你所知道的事实，然后通过问这样的问题而把焦点转回来访者身上："你的想法是什么呢？"

有的时候，你会想要回答："好主意，让我们来谈谈我吧！我有很多可以说的有趣的事。"或者"我理想中的伴侣是成熟的，比如在雨中漫步、煮最好喝的咖啡，还拥有一座私人小岛。"但是你不会说这些。这可不是你的治疗时段。

## "我们有4周的时间见不到对方，这段时间我要怎么一个人度过呢？"

这样的问题会让你感觉到不舒服和不安。对来访者而言，你变得很重要；你是值得信任的，而且他们学会了依靠你。你需要成为可靠的人以作为回报。然而，生活不会因为治疗而停下来。一些生活事件会让你不得不较长时间缺席治疗，有的来访者会担忧你，也担忧自己的应对能力。你的回应需要做到共情地点明来访者的担忧，即便你只想处理自己对要长时间分离的感受（积极的或者消极的）。"我明白你对我们规律地见面的依赖，而且我理解你预期这次的分离会很难受。"在他的预期被说明之后，你们两个人可以转入对他的优势力量的讨论；你们可以识别一些可用的资源和想出一个计划、目标或者是语句，让来访者可以在情感上依靠这些，直到你们两个人可以继续做治疗。

# 进一步的思考

"如果我们可以放弃对我们作为助人者这一角色的依恋，那么我们的来访者也可以放弃对于自己作为病人这一角色的依恋，然后我们就可以作为灵魂伙伴在这段神奇的旅途上相遇。我们可以履行角色的职责，不需要因为过分认同这些角色而被牵绊。"

——拉姆·达斯（Ram Dass）

你的专业角色只是你的身份的一个方面，但是它意味着在你工作的时候，你要突出人格中的某些要素，而弱化其他的。刚开始的时候，这可能是让人尴尬的，就像穿着别人的衣服，但是这终会变得轻松自在，而且会安全地渗透进你的身份。培训不仅仅是获得信息的过程，它还会改造你。

走过你房门口的来访者把你看作一个专业人士，而不会知道你对你的角色是有所怀疑的。不管你是睡眠不足、有其他的义务、度过了糟糕的一天、经历了分手、有你自己的不安全感、头痛或者还是有其他惹人烦心的事情，你都已经同意要成为专业人士了。你的专业角色可能是让你不舒服的或舒服的，可能是让你骄傲的或让你挫败的，也可能是无限可能性或约束的源头。很多因素会导致你进入这个专业。有的因素是你知道的，有的则是未知的。例如，你可能是一个很好的聆听者，你可能对他人的故事感兴趣，你可能想要帮助别人。你有着对这份工作有用的优势，所以去研究并磨炼它们吧。

# 第 七 章

# 金 钱

金钱有的时候被称作心理治疗的最后一个禁忌，因为来访者似乎更愿意谈论其他话题，甚至是性，而不去谈论金钱。但是来访者为治疗付费，金钱是一个存在于你们两个人之间的话题，不仅仅只出现在治疗以外的来访者的生活中。金钱的话题往往有重要意义，即使来访者常常没有意识到自己的态度。这些观点是强硬的，而且在儿童期就形成了，所以当你有机会时，花时间检验来访者对金钱的行为、态度和情绪绝对会物有所值。

## 琳 达

很多年前，在一个勇敢而且充满敌意的时刻，我向我的治疗师建议我会按照每次治疗的有用程度来支付每次的费用。如果这次治疗帮到了我，那么我会愿意付全额，不然我会就此打折扣付费。很有趣的是，我的治疗师跳过了所有有希望问出额外意义的评论，只是大笑。回过头看，我们可能在无意中串通好了去回避隐藏在我的建议下面的严肃性。在那些日子里，进入治疗意味着我必须放弃很多其他的事情，因为我没有足够的钱去兼顾所有事情。

甚至在治疗当中，在这个来访者可以自由地讨论那么多个人隐忧的地方，金钱仍然是一个很奇怪的话题。谈论金钱是非常隐私的。当然，来访者会抱怨他们没有足够的钱，夸耀他们赚了很多钱，为赔钱或者花钱而后悔，担心会把钱花光，计划挣更多的钱，说他们的伴侣在管理金钱上的无能，或者因为他们有资金问题而要求你降低费用，但是我们很少去探索金钱在他们生活中的意义或者在治疗关系中的意义。我们怀疑大多数治疗师鼓励来访者讨论金钱的那份热情远远不如他们了解来访者与朋友、与家庭或者与工作关系的那份热情。我们对进入这些对话的不情愿带来了回避任何话题都会导致的结果：我们了解得太少。在检查下面的这些问题和形成回答的过程中，我们尝试更多地了解来访者和治疗师对谈论金钱的普遍不情愿。

当来访者询问和金钱有关的问题时，你得到了一个机会通过理解任何附加的象征意义去回应以及深化治疗的进程。金钱的意义可能因来访者的不同而不同，比如与安全感、储蓄甚至是囤积有关，或者与对权力和获取的感觉有关。

金钱可能是困惑、无知、无能或者冲突的源头。一些来访者提这个话题是因为他们不想处理因为这个话题引起的感受。当金钱的话题被提到的时候，如果一个来访者开始离题，变得防御，或者表现出敌意，那么你需要更加敏感。其他来访者会因为现实的金钱问题而变得沉默。他们缺乏基本的个人理财技巧，而且不知道怎么做预算，平衡收支，或者查看信用报告。应注意不要使他们感到羞耻以及进一步感到自己没有价值。

金钱的价值和意义是人们很早就学会了的。同样地，谈不谈论它的方式也是如此。当来访者靠近这个话题时，可以寻找他们在儿童期形成的想法，以及他们从父母或者先前经历中学到的教训。你可以问："你的父母是什么时候教你关于金钱的知识的？""在你儿时的家庭里，你接收到的关于金钱的信息有哪些？""你从第一份工作中学到了什么？""你对金钱的恐惧是什么？"或者"你满意自己处理财务问题的方式吗？"

# 问　题
## （和治疗有关）

下面的问题会在回应部分得到回答。

"你按浮动费率制收费吗？"

"我们可以协商费用吗？""可以给我打折吗？""你会降低我的费用吗？"

"为什么心理治疗那么贵呢？"

"你觉得我在这里花的钱值得吗？"

"你在这儿只是为了钱吗？"

"我错过的那次治疗你收费了吗？"

"你赚多少钱呢？"

"上学要花很多钱吗？"

"难道这不像付钱给妓女吗？说到底，有多少人需要付钱来让别人听自己说话呢？"

"我能用我的一套新轮胎来支付你提供的服务吗？"

# 回　应
## （和治疗有关）

如果你是一个学生，来访者可能会假定你是没有报酬的，以及你是为了实习才工作的，所以他们明白支付更少的费用甚至是得到免费的治疗是和你获得经验进行交换的。如果你为一个机构或者医院工作，你领的是薪水，来访者可以把你从他们付的费中分离出来，他们忘记了他们的费用是支付给你的。在私人执业中，这些费用就是你的薪水，而且你和金钱、费用设定、议价以及收款的关系都是直接的。在看待下面各式各样的回应时请记住有这些设置上的差异。

### "你按浮动费率制收费吗？"

如果有人在电话里询问"你按浮动费率制收费吗？"，你可能想要回答："我的费用是_____元，但是我确实按浮动费率制收费，我们可以在你来的时候谈谈。"浮动费率制不同于为特殊人群提供的固定折扣。琳达对全日制学生的收费标准远低于她的正常费用，但她不愿意给在职人士同样的折扣，虽然当一个来访者确有经济困难时，琳达会降低费用。相反，浮动费率制会根据来访者的收入来调整要收取的费用，所以根据一个财政公式，要收取的费用总额会上涨或下降。"是的，这个机构会根据你的支付能力浮动计算费用。"这样的回答可能是合适的。有的时候，费用问题的变式会是："第一次会谈收费吗？"听上去，来访者似乎想要一次免费试用的机会。我们会回答："是的，所有会谈都会收费。"

如果你正在接受培训或者自己也担心经济问题，那么你可能会更加强烈地认同来访者经济紧张或者缺乏安全感的情况。你可能对正在挣扎着让收支平衡的来访者有更强的共情，而且理解他们对要付费给机构的不情愿。同时伴随着自己是否值得这个价格的内疚，设定价格和收取费用可能变得很困难。

## 查 尔 斯

在我还是研究生的时候，一个实习课的老师在课堂上问我们："如果你现在是私人执业，对于 1 小时的心理治疗，你会收取来访者多少钱？"有的学生说了一个具体的金额。其他人，那些在诊所实习的，报了在诊所收取的费用。我在某种程度上回避了这个问题："这个行业最常见的价位。"最后，我们当中最深思熟虑的、最有经验同时也最有才华的学生之一以几乎耳语的音量说道："大概 2 美分。"为我们所做的、所提供的和所值得的工作标定一个价格，可能是一件非常复杂的事情。

**"我们可以协商费用吗？""可以给我打折吗？""你会降低我的费用吗？"**

如果你在一个机构工作，那么那里会有一个专门的工作人员负责协商和收取费用，通常是在初始访谈之后。费用的设定取决于来访者的支付能力。把费用和治疗完全分离不是一个好主意。即便你自己不负责收款，你也需要知道来访者是否付费了，而且你必须感觉轻松自在地和他们谈论费用、逾期付费、空头支票以及其他任何金钱问题。

当你自己设定费用的时候千万要小心，因为你的焦虑可能导致你为了赶紧熬过去而做出草率的决定。和其他话题类似，来访者会看到你对金钱和费用的感受的线索，所以他们会从你的言语、身体反应和你对话题的回避中形成一些印象。你不想要发送这样的信息："我不想要谈论金钱。"因为这可能是来访者最终要处理的一个重要问题。

私人执业的治疗师通常会有设定好的费用标准，有时可以通过议价进行下调，有时则不行。你可能会这样回答："我的标准收费是每人_____元。这是一个合理的价格，而且我不会议价和下调太多。"如果新的来访者不能支付你的服务，那么你可以帮助他们找到他们可以支付得起费用的机构。你可以决定使用什么标准来设定费用以及怎样上调或者下降，但是要提前想清楚。如果你决定下调费用，那么既要考虑来访者的收入以及支付的能力，也要考虑如果你降低了费用，你是否会感到怨恨。你可能需要问来访者赚多少钱，以此来决定你最后的回答。我们两个人分别会说的是："我明白你刚刚丢了工作，我会很乐意暂时多降低我的费用，从而使我们可以继续一起工作。当你找到工作之后，费用会恢复到之前的水平。"或者"现在停下治疗对你来说不是一个好时候，所以我很乐意在你重新振作起来之前的这段时间内暂时降低我的费用。"

当你在一家有浮动费率制的诊所工作的时候，协商费用是同等重要的。一个来访者的费用，不管是 2 美元还是全额，都代表了他对你们的工作的投资。

这会加强他对治疗过程和出席的承诺。可能最重要的是，费用反映了你的专业服务和一定金钱的等价交换，而这样的交换会加强你的专业性和自尊。

### "为什么心理治疗那么贵呢？"

这个问题会使你变得防御。你这里不卖摸得着的东西；这让解释费用的环节变得尴尬，尤其是在你没有经验的时候。我们很容易忘记来访者是在为你的时间、受训和专业性以及咨询室的冷气或暖气付费。同样地，心理治疗的获益很难测量，所以来访者可能是在表达对进展的模糊性和对结果的不确定性的担忧。如果来访者显示出真诚的好奇，那么首先请回答："我的费用和跟我一样接受培训的治疗师的费用相匹配。"有的来访者需要得到一些信息，所以你可以说："你是在为我的时间、受训和专业性付费。"或者"良好的心理健康状况可以降低甚至避免一些医学状况。在你计划未来时，我们的工作就显得非常的实际和经济了。"你可以随后询问："你在担心钱的问题吗？"

来访者可能不是担心钱的问题，但是仍然想要节省每一美元。金钱和付费可能与强迫和吝啬之类的人格特质发生冲突。为得到帮助而付费，不管是汽车修理还是医学治疗，很多来访者都是不愿意的。这是在他们的治疗中很重要的信息，而且如果真的是这样，那么你还会听到其他和独立、自我依靠以及需求有关的评论。

如果一个来访者问这个问题是有意贬损治疗，那么可以尝试回想来访者的人格，并考虑在这之前的谈话，从而把这个问题放在合适的背景下去理解。如果之前的讨论是关于他的保险覆盖内容或者他不稳固的工作情况的，那么这种情况就不同于一边写支票一边说下面这样的话的来访者："我猜你在不久之后就能够离开诊室，去度过一个很棒的假期了。"一如既往地，背景信息会帮助我们弄清楚一些意义。

### "你觉得我在这里花的钱值得吗？"

这个问题就像是"我会好起来吗？"的另一个版本，而进行类似的处理也是值得的，至少对于新手而言是这样。从注意并指出来访者具体的获益开始，例如，"我已经看到了你在管教孩子的方式上有了一些变化""你看起来比我第一次见你的时候更能控制脾气了""你对你年迈母亲的态度里似乎有了更多同情"，然后加上"在我看来，这真的是一个进步，你觉得呢？"。在你眼里，如果这真的是一个关于成本－收益的问题，那么你可以提供一些数据然后说："研究表明，那些关注照料自己心理问题的人会使用更少的医学服务，所以他们其实节省了开支。"你选择的任何回答的后面可能都需要跟上这样传统的问话：你觉得你的钱花得值吗？不论讨论走向哪个方向，要和来访者揭露的内容保持协调，例如他会提出他所认为对他更有效果的技术、话题、没有被表达的目标或者风格。

有些时候，"你觉得我在这里花的钱值得吗？"这个问题标志着开始从治疗中退却。为了处理潜在的顾虑，你可以询问："你是不是觉得我们的工作不如我们本可以做到的那么有效？"或者"你是不是在说你想要终止我们的工作呢？"当你和一对夫妇工作的时候情况会有所不同。任何涉及钱的问题都需要放在桌面上讨论，因为这可能和治疗设置无关，而更多表明金钱成了冲突的来源。当一对夫妇中的一方说治疗"太贵了""我们什么都没得到，而且这很昂贵"或者"我们可以在外面吃饭和交谈"，可能是在表明他对如何花钱有不一样的观点。如果是和一对夫妇进行治疗，那么你可以尝试说："你们两个都是这么觉得的吗？"一旦这个话题说开了，那么你会看到，这到底是他们两个人之间的冲突，还是他们与你之间的冲突。

你偶尔也会好奇来访者是否在进步。在提出你的看法之前，你可以问："你对自己的进步的评估是什么？"不管原因是什么，还可以促进一些真诚的探索，而且可以让你们重回正轨。你可能已经知道要走的方向了，例如，你可能指出

"比起我们已经谈到的，在你身上有更多的事情正在发生，例如……（说出一个问题）"。或者"尽管我们谈到了你在生活中可以采取的一些具体行动，但是你似乎不愿意在咨询室以外实行。这是怎么回事呢？"

### "你在这儿只是为了钱吗？"

你很容易就会把这个问题看成针对你的，但是这个问题更多是和来访者有关的，而不是和你有关的。这是一个非常不寻常的问题，而且应该把它作为一个具有攻击性的问题来对待。像"这是你的感觉吗？"或者"是什么让你有这样的想法呢？"的回应可能会得到的回复是："我刚才是在开玩笑"。继续去问："不管你是不是在开玩笑，这的确是一个问题。在这里发生的什么事情会让你这样问呢？"不论这次对话是否在一个有用的方向上进行，这个评论都有重要性，体现了来访者考虑金钱、工作、状态或者自我价值的方式，例如，如果你不收费，那么你是否真的有兴趣倾听他的故事。来访者也可能好奇他是否真的能够得到照顾，或者治疗是否仅为严格的现款购物的交易或单纯的商业活动而已。

### "我错过的那次治疗你收费了吗？"

大多数机构和私人执业的治疗师都有政策，在口头上的或者是书面上的，说明："没有提前至少 24 小时取消治疗的来访者仍需要为这次治疗支付全额或部分费用。"有的咨询室会遵循这样的规定，有的则会忽略它。大多数忽略这个政策的咨询室或者治疗师可能是出于好意，但这确实传递了这么一个信息：政策是可以协商的，而且让人质疑出席的重要性。考虑清楚你相信的政策，在治疗早期解释清楚，并且在执行上保持一贯性，这样的做法更可取。否则，你可能会在无意中给来访者传递了"规定无关紧要"的信息。

### "你赚多少钱呢？"

不要一下子跳到结论上去。可以回应："你为什么这么问呢？"驱动来访者这么去问的可能是嫉妒、兴趣、好奇、敌意或者攻击。你问了才会知道。她可能想要去弄清楚你的生活方式，看她是否可以和你有共鸣，或者你在接待多少来访者。当你知道了"通过这个信息你希望了解什么"之后，你可以回答："我只和我的会计共享这样的信息。"

## "上学要花很多钱吗？"

如果这个问题来自一个想要成为治疗师的高中学生，或者来自一个在为孩子的教育经费进行估算的成年来访者，或者它意味着全然不同的东西，它就大不一样了。你可以回应："我不介意讨论学校，但我有一个问题想先问你。你为什么会关心学校的费用呢？"然后你就能够去评估是否要提供具体信息了。"是的，现在上学是非常昂贵的。"或者把这个问题看作来访者所担忧的个人问题之一。

## "难道这不像付钱给妓女吗？说到底，有多少人需要付钱来让别人听自己说话呢？"

对来访者而言，聚焦到付费上会在某种程度上削弱治疗的亲密感，因为这提醒了你们双方：你所提供的帮助是收取费用的。当你们讨论金钱的时候，关于亲密关系和关心个人联结的忧虑就浮出了水面。

这个问题可以让人感觉到敌意，偶尔也的确是这样的；但是通常来说，这个问题来自那些对接受治疗感到羞耻的来访者。他们的需求和脆弱让他们感觉不舒服。可以简单地反映出他们的顾虑："这让你感觉像是一段花钱买来的友谊。"你也可以更直接地发表意见："看来你觉得到我这里来获得帮助是一件羞耻的事。"根据来访者和你的关系，你可能会以此作为一个很好的话题开始讨论羞耻和依赖，例如："我知道这段关系和别的关系很不一样，但是你的问题让我想要知道，一般来说，你是否对寻求帮助 / 有需求 / 依赖他人感到不舒服。"记住要珍惜你的时间和付出，但是也要记住你不是在销售你的爱和关注。来访者为你提供的时间、专业性、专注和咨询室环境。你的爱和关心是不可出售的，尽管它们是这份工作的副产品。

## "我能用我的一套新轮胎来支付你提供的服务吗？"

以物易物是一个很需要技巧去应对的事情，而且这涉及严肃的边界问题。以物易物在农村地区要比在城市地区更为常见。如果你想要来访者继续留在治疗中，那么你可能会想回答"可以"；但是在你回答之前，好好想想这种类型的交换，如果你不想在之后为你所做的决定后悔。很多机构有明确的规定，所以你可能没有选择的余地。如果你正在做一个决定，那么请考虑以下几点：当来访者提供的东西没有一个固定的价格时，以物易物不是一个好主意。例如，一幅画就不同于一张球赛门票，因为画的价格是因情感依恋和经济解释而变化的，而门票则有具体的价格。

当用于以物易物的东西是服务而不是物品的时候，为它设定一个固定的价格的难度也随之提高。虽然你可能同意粉刷一个房间的价格是多少，但你可能会对粉刷的结果不太满意，那么此时你会怎么做？时间的交易也可能导致双方中的任何一方产生怨恨。你是否会把1小时治疗工作和1小时耙树叶的工作进行交易？另一方面，如果你把1小时治疗和6小时耙树叶的工作进行交易，那么从来访者的劳动价值的角度来看，这说明了什么呢？

让来访者在你家或者你的咨询室工作从来都不是一个好主意；这突破了太多的边界。因此，对这个问题的答案可能是："这是一个有趣的想法。或者你也查一下这些新轮胎的价格是多少，我会研究一下我想要为新轮胎支付多少钱，也许我们可以达成公平的交易。"或者"我不愿意以物易物。让我们看看是否可以想到其他主意吧。"在这些情境下，要记住去参考你的职业伦理规定和所在地区的法律规定。

# 问　题
## （和治疗无关）

不是所有和金钱有关的问题都与你有关，或者与治疗的费用有关。下面我们将呈现几个和金钱有关的其他问题，你的回应可以帮助来访者把这些问题转向更为重要的话题。因为人们在很小的时候就学到了金钱的价值和意义，所以要从来访者的母亲、父亲、经验和文化中寻找意义。你可以问："你的父母是怎么处理金钱的呢？"或者"让我们来谈谈金钱和它的意义吧！"

下面的问题会在回应部分得到回答。

"我要如何与父母／孩子／配偶谈论金钱呢？"

"我该如何要求涨薪水呢？"

# 回　应
## （和治疗无关）

### "我要如何与父母／孩子／配偶谈论金钱呢？"

"这是一个很好的问题，因为这样可以帮我们了解你对金钱的感觉和态度。"在之后的讨论中，你会了解到金钱在来访者的生活中的意义，以及他开口与家人讨论棘手问题的能力。和其他话题一样，你可以帮助他从沉默或者困惑走向清晰和明朗。

### "我该如何要求涨薪水呢？"

我们会更广义地看待这个问题，然后想知道来访者是否存在缺乏信心、被动或者害怕权威方面的问题，但是他首先需要得到一个回应："这很重要，我们可以进行头脑风暴，看看有哪些可以询问的方式。但是，在我们这么做之前，我很好奇和你的不情愿有关的问题。"在已经聚焦到工作相关的顾虑之后，你可以使用这些信息回归来访者一般的生活方式。"我认为这对你生活的其他方面也有提示作用"是一种更为宽泛的谈论自我价值、对他人的考虑、所有物和授权的方式。

在考虑所有这些问题的过程中，不要忘记金钱是真实的。不要跳过这个现实，只想着立即寻找其他含义。

## 进一步的思考

*"我对金钱并不太在乎，因为金钱不能购买我的爱。"*

*——披头士（The Beatles）*

从表面看来，和金钱有关的讨论应该是简单的。费用是一种交易手段，你用自己的知识和时间来挣钱。在现实中，这也不是一个简单的话题，金钱对你和来访者都有心理意义。对治疗师来说，设定费用、感到有收费的权利，以及为你的服务开账单，这都是充满情绪的责任，即使这越来越多地由第三方进行控制。不要让来访者欠你很多钱。要及时处理这种情况并且提出来，因为他们也会考虑这个状况。既要务实，也要考虑心理层面，来访者也会因为你的坦率而松一口气。

在前面的回应中，我们了解了来访者和金钱的关系，那么你的态度又是怎样的呢？想想你自己对待金钱的态度和价值观是一个很有用的练习。在这个社会中，金钱是支柱，每个人都要和它打交道，不管是出于喜爱、讨厌、需要、怨恨、地位、渴求还是这些的集合。以你从你父母那里学习到的经验作为开始，即他们对待花钱、存钱和珍视的态度，然后从那些和你以不同方式看待金钱的人身上学习经验。你可能会有一些感受是和金钱及骄傲、权力、抱负、独立、自由、安全感或者冲突有关的。这些态度会潜入治疗。理解来访者和金钱的关系，同时理解你自己和金钱的关系，都会有启发作用。

# 第八章

# 保 密 性

保密性是治疗关系的基石。我们每天都听到秘密、痛苦、尴尬、之前没有说过的故事、迷茫和忏悔。如果来访者不信任我们有保守其秘密的能力，治疗可能就是没有价值和用处的。保密性使得来访者信任我们，并感觉到他们的生活是被安全地保护着的。

## 琳 达

我完全搞砸了一次互动。我曾经给一个名叫安妮·格林的研究生治疗过几个月的时间，但完全不知道她为什么会来治疗，不知道她到底是一个怎样的人以及怎样做才能帮到她。这是一种奇怪的感觉。安妮非常有礼貌且能进入并保持谈话的状态，但显露的信息很少。在校园里，我有一天碰到了她的教授，没有提到我是怎么知道安妮的，很明显也没有想太多，我询问道："我知道你们班上的安妮，她是怎么样一个人呢？"他回答说："很聪明，看起来很和善。"谈话就结束了。

在下一次治疗时，安妮走进来，坐下，然后宣布："在退出治疗之前，我想要说，你的行为是很不道德的。我问了我所有的朋友，他们也都同意我的看法。你向塔特教授问起我。你破坏了保密原则。我要退出。"我吃惊地坐在那儿，感觉她的指责是合理的。很快我问自己："为什么我会跟塔特教授问起安妮呢？"突然间，尽管有点晚了，但答案变得清晰，我回答她："我是错的，尽管我的行为并非不道德，因为他完全不知道我是怎么认得你的，但是这无关紧要。我错了，我想要更多地了解你。在我们开始治疗这么久以来，我仍然感觉自己并不了解你。"安妮静静地坐了一会儿。房间里愤怒的情绪消失了，只剩下我们两个人，疑惑着。"我想这就是为什么我到这里来。"安妮说道："我觉得我也不了解我自己。"这是一个突破。她继续留在治疗中，而且我们的工作得到了改善。我希望我能够更有建设性地利用我的困惑。我并不推荐大家干一些蠢事来推动治疗，但这同时也是一个提醒，提醒我们大错误可以带来一个大教训。

来访者可以和任何人聊八卦，而且可以把他们的心事倒出来给他们选择的任何人，但是他们很少可以指望他们的故事被保密、不被分享、不被说出去。想一想，当你把你干的事情告诉你的朋友或者家庭成员时，你会编辑、塑造、调整故事以符合你的目的，不管这是为了避免尴尬、看起来好一点、让听者放心、引发共情，还是希望有另一个具体的反应或者后果。在治疗中，尽管来访者可能捏造事实甚至说谎，但这样做并没有真正的目的。我们不会重复他们的故事，我们不会在咨询室外见他们，我们不会把这些信息作为武器去惩罚或者羞辱他们，而且我们只会在这些材料可以用在促进他们心理健康的时候才使用它们。和生活中的很多领域不同，在咨询室里，来访者的缺点不会在辩论中被甩出来，不会被用作操纵的目的，或者在审判中被宣布出来。在你提供保密性的同时你也提供了安全感。

理论或者临床判断指导着对其他话题的回应。但和其他话题不同，和保密性有关的问题是清楚的而且是非常直接的，所以你的回答也要直接。处理保密性是复杂的；回答相关的问题则没那么复杂。你的很多回答可以受法律或者伦理指导，而且不全然基于你的临床判断。美国每个州都有指导保密性的心理健康法律。例如，在伊利诺伊州，伊利诺伊州心理健康和发展残疾保密性法令（Illinois Mental Health and Developmental Disabilities Confidentiality Act）列出了详细的处理心理健康信息和记录的方法。它定义了具有保密性的沟通；提供了获取和暴露心理健康信息的方向；创造了特权；提供了在违反规定后，公民和罪犯得到的惩罚。法令规定的基础可以在这样的总体陈述中找到："所有记录和沟通都应该是秘密的，除了法令中所提到的情况外，任何信息都不应该被泄露。"你所在地区也有类似的法律，你可以从当地政府的网站上找到。

　　了解法律很重要，但我们在这里讨论的是如何回应这个问题使得治疗得以深化。我们的工作是保证保密性，即便我们的来访者有时看起来对这个关键的治疗成分漠不关心。

## 琳　达

　　偶尔有朋友或者家人会在开始谈话前加上这么一句："你不可以告诉别人"。而我会回应说："你忘了，我是一个专业的保守秘密的人。"你在咨询室学到的教训会渗透进你的生活中的其他方面，而你会意识到慎重在今天这个世界是多么宝贵和稀罕。

# 问　题

下面的问题会在回应部分得到回答。

"我说的所有事情你都会保密吗？"

"你会跟任何人说起我们在这儿所说的话吗？"

"我知道你不能和别人谈论我们的治疗，但是我可以吗？"

"有别的什么人知道我的事吗？你和谁谈过我？"

"你在我的电话里留言了吗？"

"我想我看见了我的一个朋友离开你的咨询室——乔也来这里了吗？"

"你会记笔记吗？我可以看这些笔记吗？"

"如果我的父母打电话来，你会告诉他们什么呢？""我的妈妈想要打电话给你，你会和她谈吗？"

"如果我带丈夫/母亲/姐姐到这里来，你会告诉他们我们谈了些什么吗？"

"你的其他任何来访者谈到我了吗？"

"我想让我的朋友来这里见你。如果他谈起我，该怎么办？"

"如果我告诉你一些事情，你是否必须打电话给警察/儿童监护机构/我的父母？"

# 回　应

## "我说的所有事情你都会保密吗？"

保密性对来访者来说可能像一份礼物，但那是你的责任和义务，不是你的选择。保密性是专业行为的标准，这强制你除了特定的情境外不能和任何人讨论这些信息，而这是在你所处领域的伦理规定和当地法律中明确说明的。

每个人在研究生院都上过伦理课，理解并活在你的学科的伦理规定中是至关重要的。在回应来访者的时候，很重要的是实事求是地回答，反思实务工作，并推进治疗的工作。你可以说："这里会为你保密。这意味着我不能和任何人讨论我们的工作，除非你允许我这么做。虽然这么说，但是有一些强制性例外，包括涉及未成年人，对自己或者他人造成伤害的威胁，和对具体犯罪行为的揭露。"在一些情况下你并不被强制要求报告信息，但是你有权决定是否采取措施。

对所有主要的心理健康服务提供者的职业都有具体的伦理规定。心理学、社会工作和咨询的保密性规定是类似的，你可以在许多网站上找到这些信息。

## "你会跟任何人说起我们在这儿所说的话吗？"

没有来访者的同意，美国所有州都规定有一些行为和想法是你可以报告、你必须报告和你不能报告的。当地法律会准确地告诉你在每个类目下包括什么。但是，从临床上来看，在这个问题里，来访者可能是在询问和法律以及伦理相关的内容，或者可能是在表达对信任和保密性的担忧。先具体地回答，然后可以探讨他们的不安。"在某些特定的情境下，我会被要求提供一些信息。例如，如果你有自杀或者谋杀的风险，那么我需要保护你或者其他人。我并没有说我预期这会发生，只是因为你问到了打破保密原则的情况。你是否在担心些什么呢？"

来访者常会问你是否会把笔记交给他们的保险公司。"如果你对保险公司或者其他某些人放弃了你的权利，那么我不得不对他们进行回应。"如果来访者不是有自杀或谋杀风险，也没有虐待儿童或老年人，那么进一步的询问是有用的。"我很乐意告诉你相关的法律以及我的政策，但你是不是在担心什么特别的事情呢？"或者"我想要知道你是不是担心我们这里的保密性。你是不是在决定可以在多大程度上信任我呢？"或者你可以更加直接地问："你有什么秘密在心里吗？"如果你想要了解得更广泛，你可以考虑问来访者："你过去是否有什么不好的经历，比如对方没有帮你保守秘密呢？"

保密性既是一个伦理的概念，也是一个法律的概念，而且在法庭上是公认的。保密性的具体限定条件存在争议，但是每个人似乎都同意来访者有绝对的权利去了解它的局限性。最好能在早期就讨论这一点，但是你可能已经忽略了它，或者你的来访者可能已经忘记了。无论在什么时候谈到这个话题，都应坦诚且充分地和来访者进行讨论。

当来访者对你撒谎或者是歪曲了某件事情时，他们这么做是因为他们想要保护自己，而不是保护其他人。你的治疗遵循保密原则，所以常见的想要保护别人感受的借口在这里并不适用。当谎言和歪曲在之后被揭露，当保护色被褪下，你可能会发现你在面对来访者的羞耻或者尴尬。你可以问："你是觉得羞耻吗？"学会在治疗中做到坦诚，也为来访者在生活中的其他方面做到坦诚打下了基础。这是隐私和保密性非常重要的治疗性副产物。

## 查 尔 斯

在我给玛丽贝思做过很多次治疗之后，她开始哭泣并且拿手帕遮挡着她的脸。我说："我看不见你。"她回答说："是的，这是我需要的。"然后在这样的保护下，她可以谈论早年被性侵犯的经历。虽然我之前已经努力让玛丽贝思对保密性放心，而且她也信任我，但她还是需要再多一层隐私保护。对我来说她要怎样才能说其实无关紧要；重要的事实是，多了一点点物理上的隐私保护使得她可以说出她30年以来从未说出的话。在这次治疗后的一两周里，她和姐姐谈到了那次侵犯，并且知道她的父母一直都是相信她的，而且他们还和那个侵犯她的亲戚断绝了关系。玛丽贝思对此一直不知情。这样的信息改变了她对她生活中那段糟糕时期的看法。她不能改变被侵犯这件事情，但是知道她的父母一直都相信她并且为她采取了行动，这对她而言有重要意义。

### "我知道你不能和别人谈论我们的治疗，但是我可以吗？"

"是的，我受到保密原则的限制，但是你没有。你可以和任何人谈论我们的治疗，但是治疗是很难描述的，而且你可能会发现自己因此感到挫败。"一个相关的回答是："在治疗中，你有特权，也就是说，在没有你的同意的情况下，我是不能和任何人讨论我们的工作的，当然我们已经说过的特殊情况除外。但是，是的，你可以和别人谈论我们的治疗。"更为有趣的是，你可能会接着问："你喜欢和朋友或者家里人谈论我们的工作吗？"

我们不想约束你，但是来访者会谈论你和治疗。他们可能会描述一些新的认识或者部分对话，如果你不小心听到了，那么他们描述这些事情的方式会使得你无法认出这样的事情在你们两人之间发生过。这是可能出现的情况。要注意你都说过什么，因为这可能会被重复而且被歪曲。

### "有别的什么人知道我的事吗？你和谁谈过我？"

"没有人知道你来这里，除非你告诉他们。"或者如果情况不是这样的，"还有其他人也在保密关系的范围内，例如我可能寻求顾问或者督导的帮助。我有时确实会询问同事的意见，这是在我感觉有必要听听别的观点的情况下发生的。在所有这些磋商的过程中，我会/不会透露你的名字。"或者"如果这样，那么我的督导会/不会知道你的名字。"

在机构里可能会有很多不同的政策规定，你可以简单地解释说："在这个机构里，我们会和其他人进行磋商，但是所有事情都停留在这个房间里。"或者"我有一个督导，我对她的意见非常重视，我可能会就出现的各种问题咨询她的看法。"或者"我们非常看重合作，所以我们会在具体的案例会议上分享一些信息。但是所有信息都停留在这个服务机构内部。"或者"在这个服务机构里，治疗师之间是没有保密原则约束的。我们是以团队的形式工作的。"在非传统的设置中，团队的方式是非常常见的，所以你可能需要多次澄清保密性的问题。

如果你接受定期的督导，你需要告知来访者这个信息。有的时候，你会为这个事实感到很抱歉，因为你感到自己应该更加有经验才对。但是在我们的经验里，当来访者知道有一个更为有资历的治疗师在提供指导时，他们会感到高兴的。

如果来访者是被法院强制要求前来治疗的，那么你会和其他人谈论治疗情况，可能是律师，也可能是法官。你的来访者需要知道这一点以及其他影响保密性的限定条件。

还有其他一些考虑可能是有用的。在"还有谁知道我？"这个问题上，来访者可能希望你确实谈论过他，或者他是有趣的，值得你花时间去谈论。这种情况经常反映了青少年的自我中心，这种自我中心掩饰着他们想要是特别的，或者想象你只想着他这一个来访者的愿望。任何这些考虑可能都会在这个问题中存在，如果你认为来访者是被这些愿望驱动的，你可以问："你想要我谈论你吗？"

## "你在我的电话里留言了吗？"

这可能是有用的，当来访者第一次给你留电话号码的时候，要去问这是不是一个私人号码，以及你是否可以在上面留信息。电话机、办公室的语音邮件、各种其他共享的消息，包括电子邮件，这些都不如我们以为的那样私密。最好让你留的信息简单且不暴露过多内容。在办公室的机器和家里的电话上留信息的时候，不要使用正式的头衔或者是机构的名称，以避免其他的人听到。对这个具体问题只需要最简单的回答"是"或者"不是"，但是这并没有涉及来访者的顾虑，所以可以问："是的，我留了／没有，我没有留信息。那个号码有什么问题吗？"进行澄清也可能是有用的："是的，你留了那个号码给我。我只说了我的名字，没有别的信息。你想要我怎么和你联系呢？"

## "我想我看见了我的一个朋友离开你的咨询室——乔也来这里了吗？"

不管是乔或者简还是其他人进来，这都无关紧要。我们微笑然后说，"你知道我不会谈论谁是来访者。"不需要任何详细的阐述。这个回应不仅回答了问题，它也提供了让来访者放心的保证，即如果任何人问起你这个来访者，你的回答都会是一样的。对于类似的问题"我认得你的其他来访者吗？"，也可以回答："每个到这里来的人都受到保密原则的保护。这意味着我不会透露他们是否来过，谁来过，或者他们说了什么；对你也是一样的。"这个回答一般会让来访者松一口气而且放心。毕竟，如果你没有到处说其他来访者的情况，那么你也不会透露这个来访者的秘密。

### "你会记笔记吗，我可以看这些笔记吗？"

你记笔记吗？在机构中工作和私人执业的大多数人都会记点笔记。有的人会基于一个大纲做详细的记录，其他人只是简单记录一些粗略的提醒字眼。从法律和伦理的角度来看，及时更新记录是一个很好的主意。来访者确实有权利看他们的记录，但是我们并不鼓励他们这么做。"是的（或者不是的），我会（不会）记笔记。我喜欢让自己对我们一起工作的某些特定的方面感觉清晰。"如果确实有需要，你可以继续说："你的确有权利看你的记录，但是我并没有对你保留什么秘密。我很乐意和你谈论任何想法。你想要知道什么呢？"

如果来访者是未成年人或者有一个法定监护人，那么有很多非常具体的法律是关于你必须透露哪些内容的。保密性对成年人、特定年龄以下的儿童或青少年而言并非完全一样。和父母以及和儿童讨论法律与临床差异及提示是明智的，要让父母放心。你可以说："如果我看到值得担忧的地方，我会立即和你联系。我明白你会有所担心。"如果这种情况出现了，那么你或许可以加上，"尽管法律上说你有权阅读我对你孩子所做的任何记录，但是我可以告诉你，当你的孩子保有保密性的权利时，即所说的话可以得到保密时，那么整个治疗会进行得更好。"或者"你的孩子是一个青少年，我想要尊重他对于有一个自由的谈话空间的渴求。"

### "如果我的父母打电话来，你会告诉他们什么呢？""我的妈妈想要打电话给你，你会和她谈吗？"

如果你在治疗儿童，那么你已经知道父母有很多的权力。他们把来访者带到你这里来，也可以把他们拉走，或者让他们的儿子或女儿中断治疗。即使这不是事实，总要带有尊重地对待父母。他们中的大多数人是好意的，而且非常担心他们交到你手上的儿童或者青少年。对这些问题的回答和随后的讨论可以对治疗非常有帮助，而且可以向年轻人示范礼貌和边界。因此，对于未到法定年龄的儿童，我们可以说："如果你的父母打电话来，我当然会和他们谈。他们关心这里的情况是好事。但是我会告诉你这件事，而且我会一直都很小心地把握和你的父母或者其他任何人分享的内容。"如果你怀疑来访者之所以这么问，是因为其父母很可能要联系你，那么你可以回到这个来访者的生活的具体方面："我们谈过很多事；让我们回顾一下，然后决定哪些可以分享，哪些仍然要保密吧。"你可能想要问："你的父母为什么会打电话来呢？"或者"你想要我说什么呢？让我们比较一下你的想法以及我认为的会对他们有用的内容吧。"

在这个问题上，来访者的年龄会有很大的影响。儿童或者小一点的青少年并不预期保密性；他们认为成人总是在讨论他们，但是年长一些的青少年会在个人化、对他们的心身的所有权方面有增多的需求，因此他们会更加重视自己的隐私。

你也会从其父母想要给你打电话的青年人那里听到这个问题。保密性在这些情况下是很清楚的，而且你们也有机会讨论"你的母亲为什么会打电话来呢？"或者"你想要让你的家里人参与治疗吗？"。你会从中了解很多家庭动力方面的信息。

你可能和有法定监护人的各个年龄段的重度残疾人士一起工作。要确保你知道这些人的权利。你的工作是让来访者了解沟通情况，并且保持你们之间的信任关系。

## "如果我带丈夫 / 母亲 / 姐姐到这里来，你会告诉他们我们谈了些什么吗？"

要想的第一件事情是，为什么你的来访者想要带其他人进入治疗。通常，这是一个好主意。不同理论取向对有用性和使用的技术有不同的具体看法。作为隐私或者保密问题，我们假定你们已经进行了一定的讨论，而且同意让其他人也加入治疗。"在你带人来之前，我们两人会先讨论我们想要和不想要谈论的内容。我们也会讨论你想要我给他们传达什么内容，以及我认为要告诉他们的重要内容。"

**"你的其他任何来访者谈到我了吗？"**

"这是一个很有趣的问题，这是从哪儿冒出来的呢？"我们可能会想要知道反过来是否成立，即这个来访者对其他来访者感到好奇并想要谈论他们。探讨来访者对他的意象的担忧和顾虑。对你或者其他人谈论他的担忧可能意味着很多事情，包括一些偏执，或者觉得自己值得别人讨论的重要感。

**"我想让我的朋友来这里见你。如果他谈起我，该怎么办？"**

见来访者非常亲密的朋友从来不是一个好主意，更不要说家庭成员了。如果在你看来这是一个合理的推荐，那么你们之间需要做一些讨论。"你对我接待你的朋友会有什么感觉，你对此会感觉舒服吗？即使她从不谈起你。"即使来访者认为没有问题，你还是要考虑潜在的问题。例如，这两个来访者是否都会因为这样而在选择分享材料方面受到限制？他们是否会，甚至是无意地，在相互竞争以赢得你的好感呢？你可能说："你想要把朋友交到我手上，这让我感到受宠若惊。"然后你可以以这样的话结束你的回应："让她打电话来吧。"或者"有很多非常好的治疗师是我们可以推荐给你的朋友的，这样可以避免带来混乱。"

**"如果我告诉你一些事情，你是否必须打电话给警察/儿童监护机构/我的父母？"**

另外，对于什么样的信息必须告知警察局、父母/监护人和相关机构，法律上都有明确的规定。在一些情况下，你可以做出选择，但在其他情况下则不行。这取决于你的治疗实务的范围，要熟悉关于儿童虐待和忽视，以及关于残疾人和老年人虐待的相关法律。清楚地说明："如果你处于危险中，那么我会需要采取措施来保护你。"之后反映对来访者的观察，"似乎有一些情况是你现在需要告诉我的。"然后确保有后续的行动。

# 进一步的思考

*"每个人都和月亮一样，有黑暗的一面，这一面他从来没有展现给任何人看过。"*

——马克·吐温（Mark Twain）

在进入这个领域的时候，你已经同意要成为一个秘密保守人了。你会了解到人们生活中黑暗的一面，而必须对这些信息保密。打破保密性就是打破信任，而这不是可以轻易修复的。我们似乎生活在一个对保密性几乎不赋予价值而在揭露八卦方面赋予极大价值的社会中。信息，不管是真的假的，都以从未有过的极大的速率传播着。这种自由而轻松地获得共享知识、捕风捉影或者幻想的情况，使得我们的工作显得更加特别。几年前，我们的一个朋友读了她的治疗师写的一篇文章，认出了文章中描写的来访者是她自己，之后对治疗失去了信任，最终终止了治疗，甚至都没有向她的治疗师解释原因。

隐藏在分享中的虚荣，对治疗师来说才是真正的危险。我们很容易就会在无意中向朋友透露"我知道这种事"。在咨询室中的闲谈也可能透露很多信息，即便你的愿望是想要教会或者示范一种解决方案。例如，"我有一个来访者，他在运动的时候受伤了，但是成了一名教练。"这样的话可能透露了太多信息，或者让你的来访者好奇你是否也对其他人谈起过他。要小心。即使你坚信你在这种平常的对话中是利他的或者是富有教育性的，你也可能泄露得太多了。当你困惑的时候，向同事请教。从事临床工作讽刺的一面是，尽管你整天都在和人们见面和谈话，但是你的工作常常是孤独的。

## 琳    达

当我的大女儿上中学的时候，她常常要我告诉她我的来访者的情况，或者是我在工作中碰到的不寻常的事情。她是年轻而且好奇的，我想我的故事肯定会比六年级小孩的八卦或者电视节目有意思。她曾在朋友家做客，听到过在其他领域工作的家长说起工作中好玩的事。每当我解释我不能谈论我的工作时，我都觉得自己好像十分古怪，而不是正直。我想要成为一个说有趣故事的妈妈，但事实上，我是一个受到保密性限制的妈妈。

## 第九章

# 边　界

　　边界的工作存在于你所做的每个决定以及你所做的每次治疗。正如你的皮肤一样，边界保证治疗关系所需要的东西能进入治疗，而把需要排除在外的东西阻挡在外。和皮肤一样，直到出问题之前，你都不会刻意想到它。然而，边界的设置和什么样的行为构成了跨越边界，都是需要进行讨论的。我们在这里用整整一章讨论边界是因为，当错误真的发生的时候，一般是在边界这里出现了问题。

### 琳　达

　　我给 28 岁的比尔进行治疗。至少我觉得那是他的名字。他每周付费而且总是支付现金。他来治疗是因为他被迈阿密的公司解雇了，现在回家来感到非常丢脸。他想要约到早上最早的时间来治疗，这样他就不会碰到任何人了。治疗几周之后，比尔坦白说他给了我一个假名字。他不会告诉我他的真实名字，但是他又太诚实，以致不能继续原来的猜谜活动。有一天早上，他忽然想到他和别人走在路上的时候有可能会碰到我。"你会和我说话吗？"他问道。"你想要我这么做吗？"我大声问道。"我考虑过。"他说，"你可以和我打招呼然后就这样。如果我和一个朋友在一起，那么我会说你是我姐姐的朋友。""好的。"我回答，然后继续问：

"这为什么会那么恐怖呢？""没有人知道我来这里。没有人知道我在做心理治疗。""好的。"我让他放心，然后我把讨论引向了他的羞耻。羞耻是把他带到这里来的问题，也是羞耻制造了他对别人知道他在做治疗的恐惧。咨询室的时间和空间的边界使得这样的对话可以发生。清晰的边界也让他可以想象在无意间发生跨越边界的地方看到我的情况，而这也开启了我们随后的讨论。在这些问题和回答之后的讨论让我们可以用另一种方式深化对折磨他的羞耻的理解。

治疗的边界把适宜的、专业的和伦理的行为，与那些无害的但违反了专业承诺的行为划分清楚。清晰的和适宜的边界使得来访者可以透露重要的经历，谈论他们的感受，因为他们相信自己是安全的，并且会被恰当地对待。

通过有意设计，治疗会搁置典型的社交互动，这样你就可以创造出一个设置来暂时隔离你的来访者。他们之所以允许自己暴露，一个原因是他们可以决定把什么样的信息留在这个房间里，什么样的信息跟着他们自己走。但是请不要以为边界全然是为了来访者设计的。你也需要边界来给予你安全感以及专注于工作的能力。此外，当你对你设立的边界感到舒服自在的时候，对于某些来访者的行为，例如，用过分亲密的自我表露压迫你，以不受欢迎的肢体接触让你厌恶，做出身体伤害的威胁，或者带来不合宜的礼物，你都能更好地去进行专业的回应。这可能意味着你要向来访者清楚地揭示边界的性质。你会和很多这样的人一起工作，即他们一辈子都处于糟糕的、反复被破坏边界的情境中。你清楚地向他们传达了在这里做的工作的重要性，并且帮助来访者感到有联结感、安全感和放心，同时他们也能体验和发展出自己健康的边界。

正如你可能在其他章节注意到的，你收到的很多问题迫使你去考虑边界管理的一些方面，而且回答也会被引到那个方向，尽管不是非常明确。最直接触碰到边界问题的其他章节包括第八章、第十章、第二十章以及第二十一章。

下面的问题会有规律地出现，而且少有导致严重的边界破坏的情况。如果你发现自己总是处于这些情况中，那么请针对你的边界问题进行深入地请教与磋商，并且在你自己的治疗中审视这个话题。

## 问　题

下面的问题会在回应部分得到回答。

"我知道你在那个我想要加入的互助小组。这对你而言会是一个问题吗？"

"我把你的名字给了一个想找治疗师的朋友。你会见她吗？"

"你怎么可以同意见我的室友 / 同事 / 发型师呢？"

"你怎么可以让我在你的咨询等候室碰到某某人呢？"

"我能替你粉刷车库 / 修葺草坪来作为下面三次的治疗费用吗？"

"我遇见你的儿子 / 朋友，他说你喝太多酒 / 惩罚他 / 和你的孩子有争执 / 脾气暴躁 / 离婚了。真的吗？"

"很抱歉我迟到了。我们能有额外的时间吗？"

"这可能会有点怪异，但是在我告诉你这段痛苦经历的时候，你能握住我的手吗？"

"你想要我今天早上做的纸杯蛋糕吗？"

"我知道你昨天过生日。我能给你这张贺卡吗？"

"为什么你不像其他人那样给我送一张慰问卡呢？"

"你会让我的朋友成为你的来访者吗？"

"这部电影说了很多和我有关的事。我能借给你看吗？"

"你有 3 美元可以借给我吗？这样我可以坐公共汽车回家。"

"我能借你书架上的那本书吗？"

我们也会讨论治疗师带来的边界问题。

"你说在我的时间里安排了别人，这是什么意思呢？"

*"你怎么可以把我锁在外面?"*

*"你怎么可以没在我们约谈的时间出现?"*

# 回　应

边界的某些部分是容易处理的。你保证为来访者遵守保密原则,你不和来访者发生性关系,你不和他们做生意,也不从他们那里获取股票的内幕,以及,正如琳达向她的一个学生解释的那样,不把他们和你的朋友凑在一起,即便治疗接近尾声。然而,边界不是法律。它们是指导原则,是出于对来访者的照顾和对实务工作负责任,但它们不是绝对的。

不是所有的跨越边界都是违反规定的。跨越边界指的是从严格的专业角色或者从传统的治疗方式上偏离,但可能并不是对来访者的剥削(例如,轻微的自我表露,交换小礼物或者贺卡,非性意味的触碰,在咨询室以外意外的碰面,家庭访问)。当治疗师越过了正直的线或者误用权力去剥削或者伤害来访者时,边界的破坏就发生了。理想的状况是,你对边界的警觉成为第二本能,而你给它们的考虑要和你做出临床干预的决定时的考虑一样多。当你面对关于边界的复杂的伦理、临床或者法律考虑时,请向合适的专家请教。

我们把这一章里面的此类问题聚成了五大类:双重关系、时间、触碰、送礼和收礼,以及物质交换。双重关系是第一类问题的主题。会有这么一些时候,你不可避免地会和来访者有双重关系。你们可能有孩子在同一个学校,或者都被邀请去参加同一个聚会。这虽然尴尬但并不是违反伦理的。有时,你可以改变这种情况;有时候则不能,但是你们总是可以一起讨论。

"我知道你在那个我想要加入的互助小组。这对你而言会是一个问题吗?""我把你的名字给了一个想找治疗师的朋友。你会见她吗?""你怎么可以同意见我的室友/同事/发型师呢?""你怎么可以让我在你的咨询等候室碰到某某人呢？""我能替你粉刷车库／修葺草坪来作为下面三次的治疗费用吗？""我遇见你的儿子／朋友，他说你喝太多酒／惩罚他／和你的孩子有争执／脾气暴躁／离婚了。真的吗？"

### "我知道你在那个我想要加入的互助小组。这对你而言会是一个问题吗？"

当来访者提前询问你的时候，你是幸运的，因为你们可以讨论这个话题和其中复杂的因素，这样你们就可以一起决定以一种舒服的方式行动。事实上，有很多可学的东西是可以加强你们的工作联盟并且增进来访者对自己的理解的。如果只有一个学校，所有人的孩子都会去那个学校，那么你们会碰到对方。在小型社区，如果你是同性恋者，那么你可能必须参加当地仅有的一个互助小组。

我们建议最初这样回应："我很高兴你提起这个话题。让我们看看这对我们两个人而言会变成什么样子吧！"第二句话提醒你，作为治疗师，你在讨论中也很重要。记住来访者的最佳利益不意味着简单地同意每一个请求，或者忽视你自己的利益。你对适宜边界的主张可能是她可以上过的最好的一课。"我们可以都入组，现在让我们讨论一下当我们碰到对方的时候要怎么处理吧。"或者"我认为多一重接触对我们都没有好处，因为这可能会同时损害我们目前的工作以及在那个组里的体验。"一如既往地，对任何一种行动的提示都需要有所讨论。

### "我把你的名字给了一个想找治疗师的朋友。你会见她吗？"

"你想要我见她吗？或者你想要我帮她找别的治疗师吗？"来访者通常对这个问题都会踌躇一阵子，但是他们需要想清楚，自己是否愿意分享自己的治疗师。我们发现很多来访者会有小小的"啊哈"的时刻，然后他们意识到看起来很简单的请求实际非常复杂。他们常常回答："哦，可能我不想要你见她。你愿意帮她找别人吗？"

### "你怎么可以同意见我的室友/同事/发型师呢?"

这个问题涉及一种稍稍扭曲了的双重关系的边界管理。如果你被问到了,那意味着你已经同意去见这个室友/同事/发型师了。你可能知道也可能不知道他们之间的社会关系。当你有意地接待那些和其他来访者有紧密联系的来访者的时候,要注意自己对接待更多来访者的需求,或者想要帮助所有人而不是转介的渴望。对这个问题的一个合适的回应可以是:"你知道我不能和你谈论别的来访者,但是我很有兴趣听听你在这一点上的感觉。"在讨论之后,你能更好地保护每个人的权利。

### "你怎么可以让我在你的咨询等候室碰到某某人呢?"

之前那个问题描述的是你可以有些控制的情境。但在这个问题里,你可能和来访者所经历的事情之间并没有太大关系。对大多数来访者而言,你的咨询等候室是你提供保护的环境的延伸,所以他们被知觉到的侵入吓到了。探讨这个顾虑,即便这意味着你会面对一些敌意。"我绝对不是故意设计让你有这样的体验的。但是我可以看出你感到很不高兴。你能告诉我碰到某某人怎么影响到你了吗?"当情绪得到回顾以后,更多理性的考虑可以得到处理;而且如果需要,调整的方案也可以得到讨论。你的咨询室是一个安全的地方,但不是完美的地方。

### "我能替你粉刷车库/修葺草坪来作为下面三次的治疗费用吗?"

我们把这个问题划入双重关系的部分,这是因为和来访者进行服务交换带来了第二层商业关系,使得你们之间有了双重关系。在第七章中,我们详细地讨论了用具有确定金额的物品交换治疗服务的情况,以及用含有复杂的主观因素的服务来交换治疗服务的情况。这里想要指出,双重关系会有损害治疗的可能。如果粉刷或者修葺草坪达不到规格标准,那该怎么办呢?你需要温和而坚定地拒绝这个要求:"虽然你的服务可以解决一个问题,因为它可以让你支付治疗，但是它也会带来其他因素，搞糟我们的治疗关系。让我们看看有什么其他方法可以帮助我们继续治疗工作吧。"

### "我遇见你的儿子 / 朋友，他说你喝太多酒 / 惩罚他 / 和你的孩子有争执 / 脾气暴躁 / 离婚了。真的吗？"

和双重关系有关的最后一个问题也是最为复杂的。这个问题和它的其他变式提醒我们，其实我们对个人世界的掌控是非常有限的。虽然这会给你的工作带来挑战，但是你的工作并没有因此改变。聚焦在来访者身上，不要把这认为是针对你的，不要变得防御，晚些再处理你对孩子 / 朋友 / 以前的朋友的愤怒。现在是观察的时候，和你的来访者一起探讨："哇，多么有趣的一个说法。当然你对我的生活有了一些了解，不管是真的还是假的。我很好奇的是，这样的信息对你或者对我们一起开展的工作有什么样的意义。"不管你决定是否处理这个信息的实质内容，来访者的反应都是治疗工作的一部分。

### "很抱歉我迟到了。我们能有额外的时间吗？"

第二类边界问题考察了治疗的时间维度。你是治疗的计时者。你的会谈约定要求你必须有明确的开始和结束时间。这会帮助你建立工作的结构，而且能够把治疗和其他关系极大地区分开。时间为你和来访者提供了一种容器，这样他们可以依赖于规定时间的治疗以及你的可用性。虽然这么说，但是时间的边界并不是神圣不可逾越的，实际上是可以有小调整的。例如，如果来访者早到了 5 分钟而且你们都已经准备好了，那么做调整是合理的。一般来说，时间的可靠性对你们而言都是一份礼物。

在清晰的时间边界下，你很清楚你什么时候有意或者无意地偏离了这些边界。不管你的来访者是想要得到额外的东西（"我们能有额外的时间吗？"），还是想要知道你是否重视他（"我有太多要谈的，我们今天能稍微延长点时间吗？"），都要小心地处理，因为你可能无法每次都同意这样的要求。清楚、明白是有帮助的。"是的，今天可以，我们确实有额外的 10 分钟可以用。"或者"很抱歉，我今天没有额外的时间了。"或者"让我们看看如何可以利用好今天的时间吧。"如果来访者需要更多的时间，可以讨论多增加一次治疗。如果要求额外的时间成为治疗的常规部分，那么你需要认真思考是什么因素造成了这样的情况。

你有时可能需要更为灵活地处理时间问题，例如，当来访者在某次艰难的谈话以后需要重整自己时，当你允许他继续讲一个想法或者故事时，或者因为你的缘故导致治疗开始得有些晚了时。在上面任何一个情境下，延长治疗时间都可能有利于治疗联盟的发展而且是合乎情理的。你也可能需要传达对将来的限制，例如："你准备好离开了吗？你需要花点时间调整自己吗？"或者"是的，在结束前，我确实有额外的 10 分钟时间。"或者"在我们结束前，先把想法说完吧。"不要给了时间之后又为自己的决定而怨恨来访者。如果你必须晚些才能开始治疗，或者在治疗中需要接听一个紧急电话，那么确保你询问过来访者他是否可以多待几分钟把时间补回来，而不是假定他愿意且可以这么做。

## "这可能会有点怪异，但是在我告诉你这段痛苦经历的时候，你能握住我的手吗？"

第三类边界问题是触碰。治疗中的触碰问题一直以来都是一个被争论不休的话题。我们想要你能轻松地区分轻轻触碰来访者的手臂以表共情的这种情况和那些可能变成调情的触碰。简单如举手击掌和握手等触碰都是常见的，代表的是一般情况的触碰。更主要的担心是，一些无性含义的触碰可能被知觉为是有性含义的，或者可能导致性的触碰和对来访者的剥削。例如，一个举手击掌变成了牵手，变成了抚摩后背，变成了边界的突破。

在如何对触碰的请求进行回应的问题上，我们主要的焦点是考虑什么程度的触碰是合宜的。考虑来访者的人格、历史（尤其是任何与性相关的不适宜情况）、年龄、文化、性别以及和你的关系；你对触碰的看法；来访者的问题和功能水平，以及你的舒适水平。这些因素都是重要的，而且可以指导你做出回应。例如，在考虑年龄这个因素的时候，如果是和儿童工作，那么触碰一般是由他们发起的，不是由你。为了理解触碰的含义，其他变量也是同等重要的。

　　当然，在首次见面或者是之后某次重要的治疗中，拒绝去握来访者已经伸出来的手可能是很奇怪的。然而，琳达曾经治疗过一个来访者，这个来访者坚持要在每次治疗后握手，这样他可以用那触碰和随后的幻想来自慰。他的坚持变成了一种模式，这使得人们可以对它进行研究。通常，不恰当的触碰请求即使不会立刻变得明显，也会随着时间的推移而显露出来。

　　尽管如此，触碰会变得复杂。对有些来访者而言，偶尔的拥抱看起来会很自然而且可能随后也不会有太多问题。然而，如果你感觉不舒服或者有一些顾虑，觉得身体接触会在随后变得麻烦，那么你可以考虑这样说："我真的可以看出来你觉得情感都耗尽了。但是，拥抱通常不是我们做的治疗的一部分。"用好你的判断，但是当涉及触碰的话题时，我们建议你采用较为保守的做法，直到你了解来访者；不管是对儿童还是对成人都是如此。对于一个你已经与之建立关系的来访者，你知道你们的关系建立在对边界的尊重的历史上，而且你也了解他和其他人的关系历史，所以这时候你可能有更大的行动范围。

　　在之前的那个问题上，来访者是在非常具体地告诉你她希望在向你倾诉一段痛苦的经历时得到一些安慰。尽管这个来访者在要求比前面那个来访者的例子更为亲密的接触，但是考虑到你们已有的治疗关系，这可能是有道理的，而且你或许可以非常自然地伸出手并握着她的手。

　　除了个人背景，触碰还有文化意义。有的来访者和治疗师很少细想轻拍背部、简短的拥抱或者很随意的触碰。对其他的来访者和治疗师，任何形式的触碰都跨越了距离的、正式的、尊重或者是与性相关的边界。你们的关系的要素和其他要素一样，因每个来访者的不同而有不同的发展，这需要你仔细地体察个人化的意义。

### "你想要我今天早上做的纸杯蛋糕吗？"

送礼和收礼是第四类问题。"你想要我今天早上做的纸杯蛋糕吗？""我知道你昨天过生日。我能给你这张贺卡吗？""为什么你不像其他人那样给我送一张慰问卡呢？""你会让我的朋友成为你的来访者吗？"

这些都是我们用来说明送礼和收礼的顾虑的问题。在一个从我们的同事里抽取的非随机样本中，我们没有发现任何一个人有收下了过分的、不合宜的礼物。有几个人说到他们必须要有礼貌地拒绝一些过分热情的礼物，但是没有人收到过让人不安的礼物。因此，你可以放轻松，考虑一下如何理解礼物背后的意义，以及如何带着尊重和治疗性来处理这样的交流。

礼物可能会是纸杯蛋糕、自制果酱、从花园里摘的苹果、一首诗或者一本书。治疗中有很多分享，尽管通常不是物质上的。你付出了时间、关注、情绪、专业性和仔细的专业的治疗计划。来访者分享他们的时间、努力、信任和能量。支付的方式一般是金钱；或者是在培训的诊所里，来访者会给正在接受培训的治疗师所需要的机会去学习和提高他们的技巧。

因为礼物代表对你的标准程序的偏离，所以你需要考虑它们是不是过分的或者有破坏性的。过分昂贵的礼物改变了你们的关系而且会对治疗过程带来影响。我们为什么收取固定费用，而不是收取佣金，也不从来访者的治疗成功中抽取一定比例的分成，这都是有很好的理由的。

大多数时候，你可以简单地说："这是多么体贴的一份心意，谢谢。"因为送礼不是治疗的常规部分，你也许可以问："这是什么特别的时刻吗？"或者"你送我这些纸杯蛋糕有什么特别的原因吗？"在我们的经验里，节假日礼物常常会在来访者没有多想的情况下被他们带过来，尤其是儿童来访者。你在孩子的生活里是和老师以及其他助人者一起被记在礼物名单上的。学生治疗师也可能得到礼物，因为来访者知道你并没有收费。有的礼物表示"我也了解你"，它们能够体现出你的品位，例如某本书或者某个艺术家的明信片、一种特别的巧克力，或者是和网球有关的文章。其他礼物是关于来访者的，他们在和你分享他们生活中的一些方面，例如家乡的相册。还有其他礼物包含着要你更好地了解他们的要求（例如，一本有关抑郁的书或者描述特定文化的电影）。在后一种情况下，一定要问清楚礼物的意思。

## 查 尔 斯

　　在我们的培训诊所里有一位男性治疗师在接待巴布，而巴布对他发展了一种情欲的移情。巴布想要和她的治疗师发展咨询室以外的关系而且她总是这样告诉他。在督导的指导下，治疗师花费了大量治疗时间提醒她，他的边界在哪儿，以及他只想要和她发展符合伦理的咨询室内的单纯关系。在他们离结束治疗还剩两次会谈的时候，巴布带了一份礼物给治疗师。她画了一棵树，还写了一首诗，这首诗描述了这棵树因为所接受的终生有益的照料而成长且变得茂盛。他不知道要怎么对这份礼物进行反应，毕竟他在治疗的大部分时间里都感觉被侵扰了。但这是一份恰当的离别纪念，也是对她的成长的认可。他不太确定应该做什么，他说他会先暂时保管这份礼物并且会好好思考一下这份礼物，到下一次治疗时，他们会对此进行讨论。在督导的时候，他斟酌着什么对来访者以及对他自己是最有益的。于是在最后一次治疗中，他向来访者表达了感谢。他告诉她，他很乐意收下这份礼物并且计划把它挂在诊所的墙上。

　　这个例子更少和礼物有关，更多和边界有关。这个治疗师感觉到被礼物侵扰到了，而且把这解释为是来访者想要渗透进他个人生活的渴望。边界一直都是一个问题，而且在这对来访者和治疗师之间是一个常规的话题。如果这是别的来访者送出的礼物，那么这份表达成长的手工制品会被高度珍视和评价。因为这段治疗关系所具有的性质，所以这份礼物的含义不那么明确，经过咨询督导后才得出了令人满意的回应。

## "我知道你昨天过生日。我能给你这张贺卡吗？"

来访者的姿态可以传达这样的信息：在咨询室以外你被记挂着。如果你拒绝了她的努力，那么你会让她感到尴尬，而且会抹杀了在这张贺卡或者小礼物背后的关心。你将需要一个非常充分的理由去拒绝这样的礼物。同样地，对自然而然的礼物进行过分的探索和讨论，会让来访者觉得她对你而言只是问题的集合，而不是一个完整的个体。在这种情况下，你可能会说："你知道我的生日！我现在可以打开它吗？"如果有什么东西需要处理，你会识别出来的。如果贺卡里有挑逗的、过分的、充满敌意的或者是令人迷惑的内容——这种情况很少发生——你可以这样说："这是一个让人困惑的 / 奇怪的生日祝福。我们需要理解你尝试传达的信息。"

### 琳 达

在我接受分析的过程中，我给我的分析师，一个男性，带去了一张母亲节的贺卡。贺卡上是一个宽容的母亲看着她一身脏污的孩子在厨房里扔意大利面条，想要创作一幅杰克逊·波洛克（Jackson Pollack）\*风格的意大利面画。贺卡里面写着"母亲节快乐"。这是意图明确的。我想要感谢他一直作为支持鼓励我的"母亲"存在着。他大笑起来，而且非常喜欢它，但是他注意到了一些我完全遗漏的东西。他问道："你是那个孩子吗？"我只关注到他是那个母亲；但没错，我当然是那个孩子，笨拙地努力着要变得有创造性和自由。被这样措手不及地逮住是让人尴尬的，但是他的问题是非常有用的，而且是切题的解读，这样的解读引发了我的思考。

---

\*美国著名的抽象表现主义画家。——译者注

### "为什么你不像其他人那样给我送一张慰问卡呢？"

这个问题示范了之前那个问题的翻转。你的来访者对没有给出的礼物感到生气而不是感激。如果你有送贺卡这样的习惯，那么这个来访者是有道理的，但是我们认识的治疗师中没有一个人把这作为一个平常的习惯。你可能需要解释你的想法，并引导她探索她对这个问题的体验。"送慰问卡不是我平常的习惯。我知道我会见你，而且我们能在这里讨论你的丧失。与此同时，我可以看出你对这一点有强烈的感受。我们可以更多地谈谈你的这些感受吗？"

### "你会让我的朋友成为你的来访者吗？"

最后一类要讨论的礼物是推荐。来访者把你的专业性告诉他们的朋友和家人，让这成为给你的礼物。他们把这些人推荐给你是因为他们信任你，而这个被推荐来的人是一份给你的礼物。我们在双重关系的问题里讨论过推荐，而且在第八章里也有所涉及，但是你可以看到推荐还可以有其他的含义。

如果你还没有看到这个潜在的来访者，那么你可以和现在的来访者讨论，以确保你不会危及对他的治疗。如果你已经见过新来访者了，保密性会阻止你去做出任何评论，而且你可以指出你所受到的约束。

如果你现有的来访者告诉你，她把你推荐给了别人，那么指出这样做对保密性和客观性的潜在威胁是非常重要的。在仔细思考了这个决定之后，来访者通常确实会介意分享他们的治疗师，而且一旦你已经确立了新的来访者关系，你就不会想要中止它。如果一个室友或者朋友通过其他渠道被意外地派到你这里来，而你在晚些时候发现了，那么你必须和任何知道这个困境的人进行讨论。当你治疗的来访者之间有某种关系或者是亲密朋友时，要意识到他们可能会在这种情境下隐藏特定的信息，可能会通过游说来得到你的支持，说对方的坏话，和对方展开竞争，给你很多信息，或者是想把你哄骗进一个奇怪的联盟里。在这些情况中，你通常会感到你和其中一个或另一个来访者的治疗工作受到了损害。我们建议在做出任何决定之前先寻求一些理解，而且可以和你的来访者进行探讨，询问像这样的问题："你能预见到这可能会使得我们的关系变得复杂吗？"或者"我见她是否可能让你在考虑要告诉我事情的时候变得小心谨慎呢？"在一般情况下，我们不接受那些和现有来访者有亲密关系的新来访者。为了避免这些冲突，当出现一些经介绍而来的人时，我们会问清楚他们是怎么找到我们的。

### "这部电影说了很多和我有关的事。我能借给你看吗？"

第五类问题描述的是物品交换。"这部电影说了很多和我有关的事。我能借给你看吗？""你有 3 美元可以借给我吗？这样我可以坐公共汽车回家。""我能借你书架上的那本书吗？"

这类问题是不同的，因为这是借而不是礼物。你的来访者有一些私人的有意义的内容想要去分享。看电影意味着要空出几小时的时间，但是你会了解很多。不管你是否有意观看这部电影，你的反应都很重要。"你好细心啊，还给我带了这个来！你能告诉我，你觉得这部电影反映了你的什么方面吗？"如果你无意接受它，那么你可能可以说："让我们谈谈这部电影吧，因为我这周没有时间仔细去看，但是我想要了解这部电影的重要性。"

如果你计划去看，你也许可以在你看完以后再来探讨这部电影的意义。比起某些治疗师为了理解他们的来访者而去阅读书籍和文章，一部电影可能是更加让人享受的。如果你要拒绝来访者的请求，一定要带着尊重拒绝。他参与到了你们的工作中，而且他努力要向你传达他的世界。

### "你有3美元可以借给我吗？这样我可以坐公共汽车回家。"

这是一个很少见的问题，而且通常是一次性的紧急请求，类似的还有"我能借两个 25 美分来支付我的停车秒表费吗？"尽管如此，在你伸手进口袋拿出 3 美元的公共汽车费之前，应先考虑来访者当前的顾虑、年龄、社会经济状况、治疗的设置、治疗的焦点以及机构的政策。如果这成了一个常规的情况，或者如果你开始觉得被骗了，那么请求就会改变，相应地，你的回应也会改变。

### "我能借你书架上的那本书吗？"

借书是一个常见的请求，而且我们认识的大多数治疗师都会答应这样的请求，除非他们有理由相信来访者不会还书，或者认为来访者的请求变得过分了。我们总是会询问："你希望从这本书里面得到什么呢？"抛开善意不谈，你的书可能不会被归还，所以如果这本书对你来说很重要，那么可以对来访者解释清楚，然后建议来访者到图书馆借阅。

# 边 界 失 误

"你说你在我的时间里安排了别人，这是什么意思呢？"

"你怎么可以把我锁在外面？"

"你怎么可以没在我们约谈的时间出现？"

这些问题让我们知道没有人是全知全能的。你会犯错，而且当你真的犯错时，错误一般都发生在边界疏忽上。当你的错误侵扰到来访者的时候，你给工作联盟造成了一些暂时的裂痕，这时你需要不带防御地处理它。清楚地承担责任。通过这样做，你证实了来访者对现实的看法，而且让他获得了无须感到羞耻的情感上的回应："我很抱歉。是的，我确实有错，而且我知道这给你带来了问题。"你会和很多人一起工作，而这些人可能从来没有在责备他人之后得到一个道歉；你也会和这样的人一起工作，这些人从来都无法确定自己的权利，因为他们从来都没有过；你也会和这样的人一起工作，这些人从来都不信任自己的现实，因为别人曾经践踏过他们的经验。示范犯错和修复错误是治愈过程中很重要的一步。

# 进一步的思考

*"这是一个滑坡，卡瑞。没有了边界，你无法知道可能会发生什么。"*

*——米兰达（Miranda），《欲望都市》（Sex and the City）*

边界的概念类似于做好预算。预算提醒你，你所拥有的资源的极限是多少；但是人们常常会忽略，在这些限定条件内，他们是可以随意去支配的。在边界外，你知道哪里是你不能去的，以及什么是你不能做的；而在这些清晰的界线内，你可以自由地行动。边界不是仅仅为了保护来访者的，他们也指导并保护着你，让你可以保持高效。这样的安全感允许来访者变得脆弱，而糟糕的边界带来的是试探性的和浮于表面的治疗。治疗对你们双方而言都是困难的工作；为了实现治疗目标，你们需要得到稳固的边界保护。当治疗师犯下伦理错误的时候，一般都是在边界的问题上。

和其他所有话题——技术、理论等——相比，边界的话题是如此基础，所以关乎你作为一个人本身。你从婴儿时期开始就有一些和边界有关的日常经验，如此多的信念和行动已经根深蒂固。在研究生院，你阅读伦理的书，但是真正了解跨越、保持和突破边界是在你的实务工作、督导以及反思当中。如果某些边界问题，例如来访者迟到、没有付费、过分的挑逗或者其他的付诸行动非常频繁地发生，那么你需要审视自己，而不仅仅是完全聚焦在来访者身上。你可能在不知不觉中参与了这些跨越边界或违规的行为。你过去的某些东西可能正在发挥作用，你可以通过和督导或者治疗师讨论，把它弄清楚。最后，不要只把边界问题想成可怕的错误去回避。相反，提醒自己，边界画出了一个受到保护的时间、空间、地点和行为的领地。和其他受保护的空间一样，这块领地是可以鼓励成长的。

# 第 十 章

# 私 人 问 题

所有出现在本书中的问题都是私人的，但是在这一章里，我们处理的问题是那些感觉起来尤其私密的。在对我们的调查做出回应的研究生中，有95%的人都表达了他们对被问到私人问题的畏惧。我们希望你在治疗中感到舒服自在，并且对你的来访者保持坦率。因此，我们提供了一些回应让你准备去更好地应对来访者的提问，不论这种提问是常见的个人问题，还是罕见而又可怕的侵扰性问题。

## 梅丽莎·佩兰（Melissa Perrin），心理学博士

"戴夫是一个刚离婚的来访者。在他最近的约会生活中他感到很挫败和失落，这让他感觉到在性和情感上都无法和他人发生联结。我对此做出回应，提出了他的问题是联结。因此他盯着我没有佩戴任何珠宝的左手问道：'你是单身，对吧？你怎么满足这些需求呢？'我停顿了下，然后说道：'谈论感觉多么孤独真的让你很不舒服。这样的需求是人类的核心需求，我们应该头脑风暴一下，看看怎么样满足它而又不过早地进入一段关系。'"

我们让梅丽莎把这次治疗和她数年前刚开始工作时所做的进行对比。

"数年前，我会专门为了这个来访者而在左手戴上一枚镶有宝石的

戒指；我会非常生气地涨红脸而且感到很无助；我会摸索着走；我会停下治疗，开始详谈我们关系的边界，谈论我们是否可以约会或者有触碰（这样就在无意中和他的回避串通起来了，增加了他被疏离的感觉，以及证明了女人都是高不可攀和无情的）；或者我会转变谈话的主题。

"随着我变得更加成熟和适应，我会有意地笑笑然后说个笑话，例如：'我的导师会跟我说，不管我是回答你的问题还是以任何方式追根究底，都会让我们分心。我只是不想让他们失望！'（我承认我现在还在用这样的方式回应某些问题。）

"今天我理解到，即使他想要分散我们的注意力，或者把我拉进他的痛苦中，又或者迅猛地把讨论倾斜到理性层面，我也必须愿意让来访者感到不舒服。我们之间的约定是，我帮助引导他走过痛苦的经历。如果我直接地回应或者跟他一样被那些朦胧的材料抓住，我就破坏了我这边的约定。我们两个人都必须对他的愤怒、痛苦、孤独和疏离感到可以接受，从而让他学会管理这些感受和他的行为。"

私人问题看起来会引发高水平的焦虑，因为每个人都会在被询问这个或者那个问题时感到脆弱和受伤害，这可能与你的年龄、经验、性行为、信仰、关系、毒品或者创伤有关。对私人问题的回应需要的不仅仅是事实信息；它们要求你进行自我表露。可以预见的是，随着你的不舒服水平上升，你变得对是否要回答以及要表露多少感到不确定，尤其是如果问题威胁着让你们专业关系的边界变得需要被重新定义。正如你在后面的回应中可以看到的那样，你的临床判断决定着大多数回答。

因此，除了要提供实际的回答以外，我们会强调和审视那些促使你进行自我表露或者不进行自我表露的原因。在回应当中，我们提供的回答通常带有这两个目标：（1）保持你们谈话的焦点在来访者的身上；（2）在你们两个人之间保持适度水平的——不多也不少的——自由。表露在治疗中可以是强有力的工具，而且这样的工具也是被所有理论流派所接受的。不一样的是，如何称呼它，用到什么程度，以及如何证明使用它具有正当性。

# 问　题

下面的问题会在回应部分得到回答。

"你是咨询师、治疗师、社会工作者还是心理学家呢？"

"你住在哪里呢？""你住在附近吗？""你要去哪里度假呢？""你在假期中／婚礼上／探亲时过得开心吗？""你来自哪里？""你在哪里长大？"

"你有什么消遣活动？"

"你在谈恋爱吗？""你有过糟糕的分手／离婚经历吗？"

"你有孩子吗？有几个？都多大了？"

"你和父母吵架吗？""上学难吗？""你的家庭是怎么样的？""你在学校怎么样？你的学习成绩好吗？""你是怎么和孩子／伴侣／父母／督导相处的？"

"你为什么离婚？""你和前夫相处得好吗？""你和前男友／前女友保持联系吗？""你喝酒／抽烟／吸毒吗？"

"你知道失去孩子／父母／未出生的孩子／同胞／伴侣／有成瘾问题／受心理疾病折磨是怎样的吗？"

"你在匿名戒酒者协会吗？你是否尝试过止痛药／大麻／合成迷幻药呢？我的匿名戒酒者协会组织者回答了我的问题，你为什么不回答呢？"

"你有过婚外情吗？""你被强奸／猥亵／虐待过吗？""你的父母中有人是酗酒的／虐待的／不在的／疯的吗？""你觉得我性感吗？"

你也会被问到和治疗关系有关的私人问题。

"如果我不是你的来访者，我们会是朋友吗？"

"我是你最喜欢的来访者吗？"

"你喜欢我吗？你喜欢和我一起工作吗？"

"你觉得我是一个好人吗？"

"你觉得我在治疗中努力吗？"

在阅读的过程中，请记住这一章有这么一个隐含的副标题："这和你无关"。尽管你很容易忘记这一点，但是这句话能帮助你回应私人问题。当来访者询问你生活当中最为隐私的方面时，很难想象你的性取向、药物使用情况、失败或者丧失会和除你以外的任何人有关。请相信我们，要成为一个成功的心理治疗师，你绝不能忘记这份工作始终是与来访者有关的。当然这不会贬低你的辛勤付出、你的心理上的健康或者治疗关系的重要性。像念咒语那样反复默念"这和你无关"，提醒我们所有人，在这个最为隐私的过程中有着非个人化的成分。

# 回　应

对于每个回应，你的决定都是基于很多因素的，包括你对来访者的个人史和人格的了解、理论、治疗联盟、问题的背景和时机，你准备要表露的内容、表露过程中潜在的有效性或者伤害，以及你进行自我表露的动机。在你开口回答之前，要在短短几秒内思考这么多的内容几乎是不可能的；但是经过练习，这些因素会变成你的第二天性。与此同时，我们希望通过展示自我表露中有积极和消极影响的回应示例来增强你的信心。

## *"你是咨询师、治疗师、社会工作者还是心理学家呢？"*

私人问题存在一个连续体，从温和的到侵入性的。我们把这些问题进行了归类，建立的依据就是这些问题询问的究竟是与治疗相关的内容，还是强调了你的私人生活。每一串问题在内容上都可能是不相同的，但是都需要我们依据不同的暴露水平比较各自的回答，并且为你提供了在回答之前需要考虑哪些方面的好例子。例如，第一个问题，"你是咨询师、治疗师、社会工作者还是心理学家呢？"类似的问题还有："你们治疗师之间的差异是什么呢？""你在学校里学习的是什么？""你的学位是什么专业的？"这些都属于私人问题，但是它们和目前开展的工作有关。你的回答要符合知情同意的规定。来访者有权知道这些问题的答案，同时有权要求得到专业信息或者是信用确认。在这里几乎不需要做出临床的判断。很多这类问题在第一章"治疗前期"和第八章"保密性"里面都谈到了。我们之所以再次提出这个问题，主要是为了和后面落在这个连续体的另一端的问题进行对比。

大多数私人问题会落在总是得到回答和从不得到回答（或者极少得到回答和只在不寻常的场合下才被回答）这两个极端之间。在后面的一串问题里，我们提供了一些基本原则来帮助你想清楚如何回答、回答多少以及在什么水平上去进行回答。

**"你住在哪里呢？""你住在附近吗？""你要去哪里度假呢？""你在假期中／婚礼上／探亲时过得开心吗？""你来自哪里？""你在哪里长大？"**

这组问题是温和的。为什么不回答呢？琳达会用事实信息来回应："我住在南埃文斯顿"或者"我在新泽西长大"。然后她会询问："你为什么问这个呢？"然后她可能会得到这样的回应："我觉得我听出了东海岸的口音。我曾经在新泽西度过假。"这小小的共同点可能会是迈向信任和理解的一小步。这也可能深化治疗，并且肯定不会阻碍治疗的进程，除非来访者对在新泽西长大的治疗师有绝对的厌恶。

回答中可包含简单的事实，"南埃文斯顿"而不是详细的内容："在公寓大厦的二层，那幢前面有下沉走廊的大楼"，或者抱怨"我仍然想念海洋，美国中西部是如此的乏味"。在做自我表露的决定中，即使只是小事，也要考虑清楚你计划表露的信息类型以及这是否在临床上合适和负责任。正如你随后会看到的那样，其他回答可以完成双重任务并且可以在提供事实信息的同时提供策略、洞察、支持或者挑战。当你对一些和度假或者探亲有关的小问题进行回应时，请使用常识，并且避开任何不合宜的内容，包括像这样的玩笑话："我讨厌拜访家里人，但我大多数时候都是醉倒的，所以也无所谓了"。除了让来访者不知所措外，你还提供了一些来访者并不需要听到的信息，你成功做到了听上去让人很不愉快；如果这么说还不够，那么可以说你这样做是不恰当的。

这一章隐含了一个副标题，"这和你无关"。这也和你的假期、金钱或者缺钱、你的父母、你糟糕的关系或者你的头痛无关。以能最好地服务于来访者的方式回答。经验丰富的治疗师通常都有一个心理上的图腾，那就是"现在什么最符合来访者的最佳利益？"。也许你的来访者可以耐着性子听你说妈妈的感冒、你讨厌的姐姐或者你的进食障碍，但你在没有任何临床理由的情况下详细谈论你自己的生活，治疗的焦点等于转到了你的身上，而这是和你们治疗的目标相违背的。

我们只能想到出于两个理由你可以完全不回答这些小问题。如果你和一个侵入性强的来访者工作，"我住在城里"或者"我是本地人"就是足够的表露了。还有，如果你的来访者有潜在的危险性，那么你要示范严格的边界，并且不分享任何私人信息。

## 琳　达

当你回答的时候，注意之后发生了什么。在治疗一个非常聪明、拥有自我意识和形象意识，同时也很具有批判性的研究生的过程中，我几乎没有以任何明显的方式表露过和我自己有关的信息。这看起来很自然。她并不感兴趣而且我看不到有表露的必要。然后，在她被论文的委员会程序弄得很挫败之后，我有意分享了一个和我研究生阶段有关的小故事。她惊骇地看着我，而我完全不知道为什么。之后她承认自己对于想到我

曾经也要和委员会成员有这样的争辩而感到很不安。她想要保护我的形
象，也想保护她自己的形象。这个结果是好的。在谈论了以后，她变得
更加坦诚，而且更少自我防御。

这组和地址、家庭、假期有关的温和的问题可能出于来访者想要更多地了
解你，以及把你和他们的活动进行比较的愿望。一般说来，不管你的专业是什
么，这对治疗都不会产生重大影响，即使你的来访者可能是一个讨厌潜水而爬
山的哲学家。尽管这样，但请问一问你自己，这个问题是否告诉了我任何关于
来访者的有帮助的信息？（例如，她是不是在担心假期，对学校不太确定，感
觉自己的社交生活有缺陷，或者对一次家访感到痛苦呢？）如果这个问题里包
含和你的来访者生活有关的方面，那么可以简短地回答并且把焦点转移到来访
者身上。

### "你有什么消遣活动？"

你可以有效地回答："我在学越野滑雪。这提醒了我，我们从没有谈论过你
的活动和社交生活。"除了分享简单的事实以外，对这种类型问题的回应可以推
动来访者反思。

下一串的问题是常常被问到的，它们涉及了关系问题——你自己的关系
问题。

### "你在谈恋爱吗？""你有过糟糕的分手／离婚经历吗？"

其他类似的问话还有："你有男朋友／女朋友吗？"或者"你结婚了吗？"
或者"你的丈夫／妻子的名字是什么？"摆在你面前的是要不要回答的抉择。不
论怎么样，这些问题都值得我们更为细致地审视，因为我们可以用它们说明一
些有用的指导方针，而这些指导方针是你在做出决定的时候需要记在心里的。

考虑你的来访者具体的人格、个人史和发出这样提问背后可能的动机。记

下问题的背景以及这个背景如何与你们正在进行的讨论相契合。如果你决定回答，那么要有进行自我表露的合适的理由，而且这样的理由要和存在的边界以及你们的治疗目标具有一致相容性。此外，要记住，你没有必要以让自己不舒服的方式回答这些问题。

你对这些关系问题的回答可以是泛泛的，只涉及表层信息，你也可以走得更深，这都取决于你认为什么是有帮助的。当来访者询问和你的关系有关的问题时，他们可能在寻找共性，这可能反映了他们想要理解和分享共同点的愿望。

## 查 尔 斯

36 岁的克拉丽莎在我这里参加治疗，她到访是因为她想要厘清自己在一段她几乎看不到未来的婚姻里的想法和感受。在治疗的过程中，我们谈论她的整个生活，包括她对自己的 1 型糖尿病状况的处理，以及这给她带来的限制。在一次治疗中，她问道："你怎么知道这么多和糖尿病有关的东西？"我心想："多么合理的一个问题。"她没有想到这是一个私人问题。就她所知，我的知识可能来自我在职业生涯中接受的轮岗培训。简单地考虑了我想要自我表露的水平，而且相信这不会成为和她工作的模式——这是我们一起工作几个月以来她第一次要我表露私人信息——我很坦诚地进行了具体的回答。"我有一个 1 岁的继女，她在 4 岁时第一次被诊断出有 1 型糖尿病。"她说："原来如此，我猜你因此很了解。"然后她继续谈到了自己的问题。刚开始的时候，克拉丽莎完全没想到我对糖尿病的了解源于家里的情况，我可以进行不那么涉及隐私的表露，但是基于我们的关系、她的人格以及治疗的情况，我选择了告诉她继女的情况。

### "你有孩子吗？有几个？都多大了？"

来访者可能想要知道你的生活中出现的或者没有出现的重要关系，因为她好奇你在咨询室以外是怎么过日子的，和她的生活相比是怎么样的，以及还有谁得到了你的关注和时间。你无法预测你的回答会带来的影响。它们有可能会引发很广范围的情感反应，例如嫉妒、愤怒、羡慕、骄傲、亲密或者满意，这都取决于来访者独特的个人情况。因此，要好好考虑来访者的独特性以及考虑治疗联盟的力量，从而在一个合适的水平上进行自我表露。过分亲密的表露，如"我从来没有想过要孩子"，可能会因透露出过多信息而吓到来访者，或者让来访者承担太多。与这相对的过分疏离的回答，例如忽略这个问题，可能会导致来访者感觉你是冷酷的、拒绝的或者是无法接近的。恰当水平的亲密是落在这两个极端之间的，而且能够做到理解来访者的经验，显示你的共情和人性的一面，有益于来访者，并且遵从伦理的边界。

来访者可能会被这样的希望所驱动，即你会理解婚姻的复杂性、父母教养的难度以及心碎或丧失。而且即使来访者有类似的动机，你的回应也可能是不同的。例如，如果在"你离婚了吗？"这个问题之后，来访者所表露的内容是不同的，那么这个问题就变得很不一样了。比如，如果这个问题背后跟着的信息是你的来访者正在经历婚姻不幸的挫折，并因为"我所有的朋友都婚姻美满，只有我是个失败者"而感到深深的内疚，那么这个问题和一个青少年说"我父母离婚毁了我的生活"是完全不同的。这两位来访者都想要知道你和婚姻、分手有关的经验。一个泛泛的回答可能是："是的，婚姻可以是很困难的，而且所有的分手都是悲伤的。"但是要回到他们独特的情境中，"你能跟我说说你的情况吗？"这样一来，你支持了来访者的体验，没有表露过多细节，还把焦点放到了来访者身上。

在咨询室里，来访者不是唯一有动机的人。治疗师也会受驱动进行表露，因为他们想要让来访者知道他们的理解源自曾经历过的、具有可比性的事件。

有的时候，有类似的经历可以为来访者提供一种被理解的感受，例如："太好了，如果你也有配偶或孩子，那么你可能会理解我想要逃开并且在别的地方重新开始新生活的时刻。"另一方面，你的婚姻或者孩子可能会引发恐惧："哦，你可能有完美的婚姻和孩子，你永远不会理解我的糟糕处境。"

稳固的联结不是通过和来访者有类似的或者相同的经历铸造出来的。联结是通过理解、共情和努力的工作来创造和加强的。要把这一点记在心里，当你的表露突出了你和来访者之间的差异时，你的回应是"不，我还没有结婚"或者"不，我没有孩子"。这些都可以让你产生不必要的恐惧，觉得你和来访者之间有间隙。不要让这些差异占据你的心神。找到那些坦诚的以及能够传达理解的话。"尽管我没有结过婚，但是我了解关系，而且我从你那里知道……"或者"我没有养育过孩子，但是我可以理解你那种强有力的体验……"如果来访者因为你和她之间的差异而犹豫了，那么你可以对她的顾虑进行共情，而且你可以提示："我们之间有不同的经历，所以我绝对不会把我处理情况的方式强加在你身上，这是一个好处。"同时，如果来访者在寻找一个理由来回避治疗，那么什么理由都可以成为理由。

最后，关系问题也会带来有价值的难题。我们从不是白板，我们总是在表露自己，但是我们不想让自己的价值观表现得太强烈，而使得来访者在表露他们的情况时受到抑制。例如，当一个来访者问起你的孩子或者伴侣时，他可能是在试探，想知道他是否可以说他不想要婚姻，不想要孩子，不想要信仰，不想要异性恋，或者任何其他传统的价值观。要小心，你对这些关系的热情可能会限制来访者。

询问你的婚姻状态可能反映了来访者对于被理解的渴望，但是他们也可能隐藏着恐惧，害怕你强烈支持离婚或者强烈反对暴力，所以如果你回答了，那么你可能需要加上："我离过婚，但是那不代表我不尊重婚姻。"或者反过来，"我结婚了，但是这不代表我无法理解离婚的需要。"要做到没有自己的价值观是不可能的，只要做到对别人的价值观保持敏感就可以了。

当一个儿童来访者问问题的时候，治疗师的自我表露有不同的含义。儿童，尤其是幼小的儿童，往往会比成人更加具体地进行概念化和沟通。因此，抽象的或者是非个人的回答可能会让他们感到困惑和挫败，从而妨碍工作联盟的建立和发展。儿童询问你的关于学校和父母的问题，很可能只是真诚地想要得到信息，而不是想要从治疗过程上转移注意力或者对治疗有所阻抗。这些问题往往是儿童来访者当前正在挣扎的问题，所以他们想要在这些话题上获得信息的请求往往是和他们当前的问题相容的，而且是和治疗过程相关的。一个11岁的女孩问道："你成绩好吗？"一个适当的回答可能是："大多数科目还不错，但是数学对我而言比较难。在学校里有没有什么科目对你而言也比较难呢？"这个回答使用了非常简单的、具体的语言去讨论学业困难，这向女孩表明了谈论学业困难是可以的，然后把焦点转回到儿童对自己经历的探讨上。

对儿童而言，治疗的焦点更多是创造一个新的具有治疗性的关系，这样的关系可以提供修正性的情感体验。因此，自我表露的好处包括：通过创造联结而让儿童参与到治疗中来；示范对情感的识别和探索；示范现实的而非完美的自我标准，从而提升儿童的自尊。例如，在11岁来访者的例子中，治疗师进行自我表露说她大多数科目的成绩都比较好，但是数学对他来说有点难。通过这么做，治疗师示范并正常化了一个符合现实的自我意象。我们希望鼓励儿童接受自己的不完美和缺点。

## 查 尔 斯

我进行过最多的自我表露是在和玛丽的治疗中。玛丽是一个40岁的独生女，父母双亡。她现在作为单亲妈妈在努力抚养她十几岁的儿子。她在自己的世界里感觉很孤独，而糟糕的教养方式带给她的羞耻感又使她将自己封闭起来，继而感到更加孤独。无论在何时，每当我进行自我表露时，我的目标都是帮助玛丽看到她的痛苦挣扎是严酷的，但并非异常的或羞耻的；而且我想让她相信，如果她和能理解且支持她的人进行分享，而不是把自己困在家里，她会感觉好些。在治疗的过程中，玛丽阅读了与教养相关的书，而且询问了我的家庭是如何养育青少年的。我们一起为她寻找到了一些解决方案，帮助她正常化她的经历，以及增强了她向外界求助的能力。

*"你和父母吵架吗？""上学难吗？""你的家庭是怎么样的？""你在学校怎么样？""你的学习成绩好吗？""你是怎么和孩子/伴侣/父母/督导相处的？"*

这些问题在连续体上处于更远的一端，因为他们是私人的，而且比前面的提问更加具体。这些问题问到你在特定情境下是如何处理问题的，或者你如何解决特定的问题。同样地，这些问题提供了一些线索去指导治疗。坦诚但泛泛地回答这些问题看起来是合理的，例如，"我过去是一个粗野的青少年""上学还是挺难的，但是我真的很喜欢临床的课程""我喜欢我的家里人，他们是温暖的/有趣的/有点狂热""我的成绩没有让我很骄傲""关于孩子/伴侣/父母/督导，你指的是哪方面呢？"这些都是简短的、初步的回答，之后你就可以把焦点转到来访者身上。"你和你的父母一直在争吵吗？""你在考虑去上学吗？""你喜欢你的家庭吗？"说到底，来访者的生活才是需要被理解的。

如果讨论转移到一个具体的焦点上，那么你可能会决定示范一种处理特定问题的方法。你的回应可以引导来访者发现一个之前没有检查过的想法。"我觉得我粗野的青少年时期使得我没有体验高中时期任何好的部分。"或者"我的第一个老板，我和她处得很糟糕，直到一个老前辈建议我关注她的专业方面而忽略其他方面。"自我表露可以被很具体地使用，以示范解决办法或者在处理问题上的合作。你也可以把自我表露作为一个建议有效方法的途径，例如，"在我离职之前，我会确保我的简历是已经准备好了的。"显而易见，你可以不进行自我表露而给出一些建议，但是插入你自己的经历会使这成为一个共有的困境。

在对表露自己的解决方案变得过分热情之前，你需要考虑这样一种可能性，即来访者可能已经收到了大量建议和推荐。事实上，来自朋友的、同事的和家人的建议通常是非常丰富的。把表露控制在最低限度，因为在你的来访者被其他人的好意给淹没之后，他不想把你的好解决方案和他们糟糕的方案相比较，从而感到自己不成熟。他们比任何时候都需要你来帮助他们整理思绪和感受，从而做出一个决定。

### "你为什么离婚？""你和前男友／前女友保持联系吗？""你喝酒／抽烟／吸毒吗？"

这类问题很罕见，而且属于让人更加不舒服的问题类型，因为它们给你的专业关系的边界施加了压力，为恰当水平的自我表露带来了问题，并把你放在了聚光灯下。你不需要对这些问题做任何回答，在本章的最后，我们提供了很多方法向来访者说明你受到的约束和限制。

这些问题让我们觉得来访者在从你这里寻找一些东西，可能是批准、理解或者别的什么。在没有了解清楚这个咨询室里正在发生什么状况的前提下，我们不会直接回答这些问题。相反，我们会反思在这次治疗中带来这些问题的内容，然后尝试把问题关联到之前讨论的材料上。这样，如果你决定直接回答，那么你应该已经考虑过影响讨论的人际间的和个人的背景因素。

在这种情况下，你可以说："我需要了解这个问题是从哪里冒出来的。"在来访者解释了自己与其配偶、前女友、毒品或者香烟之间的挣扎之后，你们两个人就可以继续治疗了，而此时这个关于你的生活的问题已经变得无实际意义了。如果来访者又回到这个问题上，那么再决定你是否愿意提供一个简短的回答，比如，"我很久以前离婚了"或者"和前男友／前女友的相处要比和伴侣的相处困难"，或者"我从来没有吸过毒，但是我可以看出来它为什么折磨你"。如果你决定不回答，那么这也是可以的。你可以说："我不想要因为谈论我的生活而使我们的讨论变得复杂，但是我确实理解你现在处在一个困难的境地中。"

即使你决定不回答，你仍然可以利用你的生活经历来理解来访者。当你有一些和来访者描述的类似的反应或者经历时，你会记得那些感受或者事件，而且你或许可以因为你的过去而更好地理解他人。你可能发现概念化他们的问题或者考虑一个诊断会变得更加容易。对于很多治疗师而言，不管是否进行自我表露，能够运用你的经历、理解和感受都被认为是一个值得珍视的工具。

## 琳　达

不必直接作答，我们仍然会利用自己的经验。我们会进入内心去定位相同的或者类似的经历，从而尝试了解来访者的感受。我和很多经历过丧失的来访者一起工作。当简的母亲因为中风而去世的时候，我想起几年前我父母去世——一个漫长而痛苦的过程，亲人在半夜意外地没有预兆地去世。我这么做是为了想象简可能感受到的情绪。在她告诉我之前，我是无法知道的，但是我可以用自己的生活经历想象她的经历中的某些方面。我没有分享这些信息，但是我回想起当我失去双亲的时候，自己所体验到的孤独和世界末日般的感受。回想这些记忆和感受可能会影响我寻找的材料，例如死亡是不是被预见的，以及和死者生前的关系怎么样。通常地，哀悼的普遍要素是共同的，但它就像色彩轮一样——三个基础色可以创造出无穷的色调来。危险的地方在于，我会只理解自己而不是简，把我的反应覆盖在她的反应之上，或者不听她描述她的母亲和她的丧失。

伴随这些问题以及其他私人问题，有很多关于自我表露的重要问题是需要处理的。如果你进行自我表露，那么毫无疑问，来访者会短暂地得到安慰，想着你也和你的前男友有太多次的复合，烧了他的衣服，或者以其他奇怪的方式进行反应。他们可能会因为你有过三个前妻或者有信用卡债务而发笑。他们可能会感觉放松，知道他们不是唯一朝孩子尖叫或者对伴侣有欺骗不忠行为的人。但是，来访者最终不是要找和他一样不受控制的密友；他们要找的是治疗师，即可以倾听而不是批判的人，可以帮助他们寻找到更好的生活管理方式的人。把治疗变成闲聊的可能性总是存在的。

当你的经验仍然不成熟或者不管用的时候，你会更加容易有进行自我表露的冲动。下面的问题提供了一个机会去考察这样的困境。

### "你知道失去孩子／父母／未出生的孩子／同胞／伴侣／有成瘾问题／受心理疾病折磨是怎样的吗？"

这些都是很私密的问题。答案可能仍然是你的秘密或者之前只向很少几个亲密的朋友、家人或者你自己的治疗师提起过。对这些问题的回应可能意味着进行深层的自我表露，而且你会感觉自己很容易受伤。我们对直接回答这类问题是非常谨慎的，而且很少这么做。对于这些私密的提问，你可能会有不少反应。你可能以厌恶来反应，你可能停下来，你可能生气，或者你可能有非常少被讨论到的一类反应——热心回答。直到目前为止，我们所谈论的多是对回答这些问题的不情愿或者恐慌，但这不是你对私人问题的唯一可能的反应。有的时候，你感到有强烈的愿望要去告诉来访者你自己的经历，这在每个治疗师身上都可能或多或少发生过。检查这样的冲动，但是不要付诸行动。你可能想要联结，"是的，我也经历过，你不是孤单的"；可能想要表现你的理解；可能想要炫耀，拯救，和自己的无助感进行抗争，克服你自己的孤独感，证明一个快乐的结果，或者分担他们的痛苦。你永远都不会习惯看到人们处于痛苦中，尤其是当你可以紧密地关联到他们的经历时。但是当你感到有强烈的愿望想要表露你的生活时，要非常警觉以及谨慎。和同事、治疗师、督导或者顾问讨论你的反应，而不是和你的来访者讨论。

这是自我表露妨碍治疗的一种方式。让我们想象你以直接的、坦诚的回应去回答一个沉重的私人问题："是的，我在 7 岁的时候被我们家的一个朋友猥亵过""是的，我的母亲死于酗酒"，或者"不，我强烈反对毒品 / 堕胎 / 和前男友保持联系"。你的目标可能传达了理解并展现你的个人知识，但这是来访者应该听到的吗？因为他们现在可能需要担心你的心理健康，所以你可能引发了他们的焦虑。他们现在要背上额外的情感包袱，而这是你的包袱。这对他们有任何好处吗？这深化了治疗吗？他们现在必须要担心你吗？你已经让他们知道你也经历过，可单是这样的信息并不能推动治疗；否则，有过悲痛经历的所有人都可以拿到执照并成功地提供心理治疗。请坦诚地回答："那是关于我的问题，而我们想要去了解你。"

## "你在匿名戒酒者协会吗？你是否尝试过止痛药 / 大麻 / 合成迷幻药呢？我的匿名戒酒者协会组织者回答了我的问题，你为什么不回答呢？"

这些问题之所以被纳入，是因为它们非常常见，而且更为重要的是，它们引进了其他治疗模式。你治疗的有些来访者已经参加过或者同时在参加一个 12 步法项目了。在这些项目里，组织者和成员的关系是不同于治疗师和来访者的关系的。这可以是让人感觉混乱的。在匿名戒酒者协会等匿名互助组织里，每个人都分享自己的经历，而这是治疗的一部分。

我们让同事阿比·普鲁詹（Abbey Prujan），一个有资格认证的治疗成瘾的专家评论这个问题。她回答，这是一个需要耐着性子对待的非常让人不舒服的话题，但是在她的经验里，很少有来访者会直接询问。对于那些确实这么问的人，她把它看作一个与弱点相关的问题，一个信任问题，典型地来自羞耻。如果治疗师被认为是有缺陷的，那么来访者会对自己感觉更好。

### 阿比·普鲁詹，文学硕士

当被面质的时候，我会回答："在治疗中，你会谈你自己，但是我不会谈我自己。不管我有没有体验过这种物质或者那种物质，这都不是你今天来这里见我的原因，你的经历才是我们的焦点。"对于那些真的咬着问题不放的人，我会重复说："这不是一个我会回答的问题。"为了做到一致，我不仅仅只是不愿意告诉来访者这个方面的问题，我有时候会列出其他我不会回答的问题："我也不会谈论我的性生活，我是怎么被抚养的，或者我是怎么支付账单的"。

如果他们曾经在匿名戒酒者协会待过，那么大多数来访者知道心理治疗是不同于该协会的。组织者不是治疗师，而且他们只有资格在这个项目以及如何保持清醒的问题上发言。与匿名戒酒者协会里和组织者有关的一个说法是"不谈浪漫，不谈财务"，这句话意味着，组织者要待在来访者的生活之外，而且除了和保持清醒相关的话题以外，不就其他任何方面给出建议。这并不总是被用到，但这是一个很好的指导方针。组织者应该只谈他们自己，而这和治疗非常不同，因为治疗师几乎不谈论自己。组织者只处理他们的项目，建议如何处理一些情境而不是去喝酒或者使用药物，并且指导他的成员走过 12 步。治疗师应该处理来访者的项目，而且要远离这样的 12 步，除非他们知道自己在说什么。有的时候，来访者真的只是想要知道"你知道我在说什么吗？"或者"我们会说同一种语言吗？"。

你回答什么、怎么回答或者怎么不回答，以及在回答或者不回答的时候如何表现自己，这些都会被来访者观察到。不仅仅是有物质滥用问题的来访者，你的很多来访者可能多年来都受到糟糕边界的困扰。在治疗中，他们在重新学习在哪里画线。当你平静地、和蔼地说"不"的时候，你通常给了他们勇气去建立自己的边界。本书第九章致力于讨论边界这个重要话题。

"抄近路"常常是自我表露带来的一个问题。每个人都喜欢捷径。在捷径上，你节省了路程。在对话里，你节省了话语。一个对私人问题的直接回答是一条有问题的"近路"，因为它常常除去了来访者的解释。治疗中到处都是解释、谈话，以及把想法、感受和理解组织成一个独特的个人故事。痊愈发生在我们工作的同时，而不是发生在我们跨过想象出来的终点线之后，仿佛心理健康是某种外部授予的奖励。如果你回答"是的，我的离婚是史上最耗时的、最糟糕的"，你就是在告诉来访者你理解离婚可以变成什么，你在暗示你们在某些重要的方面是类似的，以及你可能解放来访者说一些话；但是危险的地方在于，你可能也在告诉来访者她没有必要完整地讲述自己的故事。

当一个来访者知道你已经经历过离婚时，这可以提供一些虚假的安慰。来访者会做出一些假设，而事实上你和糟糕关系、药物或者虐待有关的经历可能和她的只是在名义上类似，而现实是很不一样的。你们两个人可能会错过治疗过程中的一些重要要素，那就是来访者对自己的理解的找寻。特别是，如果你的离婚／物质使用史／受到的虐待和她的经历类似，这会减少你的倾听，因为你在无意中会用自己的生活填补那些空白，而不是在来访者的生活中寻找答案。

最后一组问题可能刚开始会惊到你，但是一旦你喘上气来，它们可能是最容易回答的。

**"你有过婚外情吗？"**
**"你被强奸／猥亵／虐待过吗？"**
**"你的父母中有人是酗酒的／虐待的／不在的／疯的吗？"**
**"你觉得我性感吗？"**

这些回答都具有可比性。我们提供了几个可能的回答，所有回应方式都是下面这个回答的变式。

"不，我们是不会就此进行讨论的！"

"我不会详细说，但是我肯定理解爱／丧失／哀悼／虐待／成瘾。"

"这个问题让我回答起来感觉很不舒服。"

"我的一些经历和你的类似，而其他的则不同；但无论是哪种情况，我都在努力理解你的生活，而不是我自己的。"

"这是一个把我们的注意力转到我的生活 / 经历的错误。"

"我总是跳过来访者询问的这类问题。"

"你是不是担心我不能理解你的物质使用 / 受到的猥亵 / 家庭呢？"

"我不太确定为什么我是否有相同的经历是要紧的。我们在这里的工作只和我们理解你的能力有关。"

"你是不是在担心能否被理解呢？"

"你是不是在担心会被评判呢？"

"这个治疗是关于你的。"

"抱歉，但是我不会透露和这个话题相关的信息。"

我们把这些回应列在这里，这样你就可以依靠它们，并且通过知道说什么来减轻焦虑。在我们看来，在通常情况下，这些问题是不必回答的。它们突破了太多的边界，把焦点从来访者身上转移到了你身上，而且在这些领域的自我表露可能会增加来访者不必要的负担。

## 和治疗关系有关的问题

你也会被问到和治疗关系有关的私人问题。

"如果我不是你的来访者，我们会是朋友吗？"

"我是你最喜欢的来访者吗？"

"你喜欢我吗？你喜欢和我一起工作吗？"

"你觉得我是一个好人吗？"

"你觉得我在治疗中努力吗？"

来访者可以好奇，询问和你有不同关系的可能性。你也可以喜欢某个来访者，不喜欢其他的来访者；并且知道有一些人如果在别的情境下可能成为你的朋友。坦诚地回答这些问题，但是可能不必说出你的每一个想法，要诚实，然后询问："是什么引起了这个问题呢？"

### "如果我不是你的来访者，我们会是朋友吗？"

"可能吧，但是事情会有不同的发展。我们是幸运的，因为我们很好地建立了这段关系。"

### "我是你最喜欢的来访者吗？"

只有我们中意、喜爱的来访者才敢问出这样的问题。只要笑一下然后承认他的特别就可以了。"你是我最开放的／努力工作的／有创造性的来访者（说出任何一个真实的评论），我觉得你很棒。"

### "你喜欢我吗？你喜欢和我一起工作吗？"

诚实地回答："我觉得和你工作很难，你常生气，而且你看起来会紧咬着不放。"或者"是的，我喜欢和你一起工作。你已经知道这一点了，不是吗？"

### "你觉得我是一个好人吗？"

"你在担心什么吗？"在你有了答案之后，如果有必要，你可以继续说："我听到你问这个问题的时候很惊讶。我以为你对自己感觉挺良好的。"或者"我知道你是一个好人，和我们其他人一样是不完美的，可能……（说真实的话），但你是好人。"或者"是的，我觉得你是。"或者提一些具体的品质。

### "你觉得我在治疗中努力吗？"

再一次，说真话。"有的时候你非常努力。但是最近，你似乎有点分心。"或者"在我们讨论……的时候，你是努力的；但讨论……的时候则不然。"或者"是的，你非常努力。"

治疗是独特的，同时也是非常真实的关系。即使在精神分析的圈子里，治疗的趋势也是倾向于明智地自我表露。在对以上问题的建议性回应中，我们并不是在说"任何都可以"或者"如果感觉对就去做";而是在说,有的时候在治疗中是可以有自我表露的一席之地的,尤其是对于你们已经共有的经历,即你们的治疗互动。有时要保留那些注定是隐私的信息。你这一方表露太多的隐秘会造成极端的效果,这对来访者而言是非治疗性的,对你而言则是过多的束缚。太多的自我表露则可能使心理治疗偏离应有的轨道,再也无法回头。

## 进一步的思考

*"不要害怕迈大步,如果这一步是需要的。你不能用两小步去跨过一个深坑。"*

——戴维·劳合·乔治(*David Lloyd George*)

私人问题是最让人尴尬的,因为它把我们的生活带到了咨询室里,并且以我们宁愿在咨询室外采用的方式发生。这些问题带出了一个主题,即你的私人生活和经历在工作中的位置。因为对来访者问题的个人表露可以是他们记忆最深刻的经历之一,所以使用能够说明来访者对表露的体验的方式进行有节制的和有目的的自我表露,会使表露成为治疗性技术,而不是一次闲谈。

当我们听到一个治疗师一直被不同的来访者问到私人问题时,我们想要知道她是否设定了一个社交对话的基调。和其他所有在治疗中发生的事情一样,你也是发展的参与者。

你的生活总是在那儿指导你,并偶尔绊倒你。你对自己了解得越好,对私人问题的回应就越容易。再次,我们将举例说明个人治疗。想想你在下面两种情况下的回应的差别:一种情况是,来访者询问的情感问题是你之前在治疗中考虑过的,也修通过了的;另一种情况是,来访者的问题让你措手不及。你可能会选择直接回答,也可能不会;但是你会识别出(记住不是过度识别)核心的问题,并且推动治疗的前进。

# 第十一章

# 性 行 为

我们生活在这样一个文化当中，这个文化已经把性行为从两个人之间的隐私行为日益转变成一项非常成功的商业事业。结果就是，大多数人都被简单化、完美化、经过润色的讨论、大众文章、电影和电视节目轰炸着。与此同时，我们参与到不严肃的、轻松自在的、坦诚的对话中。你的咨询室是少数几个能够合理地、非评判性地讨论性行为的地方之一。但是如果你在讨论与性相关的话题时感觉不舒服，那么来访者会顺从你，并回避他们生活中的这个重要部分。如果你可以保持轻松，就可以处理与性相关的问题。下面这个片段是一个新手治疗师做出的一个巧妙回答，她冒了一点险并且在回答的时候给了一点解释。

## 戴安娜（化名），咨询专业二年级学生

一个和我年龄相仿（20多岁将近30岁）的男性来访者说："我的女朋友担心你可能会爱上我。"我问他："你知道为什么她会有这些担心吗？""我告诉她，我觉得你很有性吸引力。"我花了好一会儿才喘上气，我说道："我们知道这是一段亲密的但专业的关系。她没有在这里看到这一点。我很好奇的是，你是不是尝试想让你的女朋友嫉妒呢？"

来访者不再那么担心是否发生性行为，他们现在更加担心的是自己是否和电视上、电影里、录像里或者网络上的人的性行为做得一样好。因为这是现实生活，没有脚本、替身、导演、赢过奖项的编剧，所以他们不会真的做得一样好。作为临床治疗师，这是一个奇怪的二分现象，阅读专业的文章时，里面描写的是治疗师在和来访者开启与性相关的话题的不舒服以及来访者对谈论性的不情愿；然后随手捡起一本杂志、打开电视或者去电影院，你都会被性行为的场景所淹没。

在这一章里，我们尝试至少触碰这一系列问题，并且涉及讨论性行为相关的潜在的顾虑。我们想要包括两类问题：第一类是来访者询问的关于他们的性行为的问题；第二类则和前面的例子类似，这类问题会把你拉进与性相关的话题里。在思考这些问题和你可能的回应的过程中，我们敦促你考虑在问题下面很多层没有被说出来的顾虑，例如，"我是被渴望的吗？""我是正常的吗？""我有什么毛病？""我怎么知道我想要什么或者期待什么？"以及"我怎么管理好自己呢？"这些和其他的担忧会深深地影响你的回答。一如既往地，你和这些话题、来访者以及你自己的性行为的关系都会对你和来访者的工作产生强烈的而且常常是无意识的影响。

# 问　　题
### （和治疗师无关）

下面的问题会在回应部分得到回答。

"我们一定要讨论性吗？"

"为什么性那么重要？"

"为什么性那么困难？"

"我仍然还是处子之身／每个月有不同的爱人，这是不是很怪异呢？你觉得我是个怪胎吗？"

"我想要更多/更少/不同的性活动，这是正常的吗？"

"我们什么时候要谈性呢？"

"当我的伴侣说'不'的时候，我生气了，这是不是很小气呢？"

"如果我告诉你我在性方面喜欢/想到/做了什么，你会不会觉得我疯了？"

"为什么对方不像我那样喜欢性呢？""我怎么样可以改变对方？""我的女朋友太保守了，难道你不认为她存在很大的问题吗？""我怎么才能让他更加大胆呢？"

"我感觉好点了，但是可能有其他的事可以讨论。你觉得呢？"

# 回　应
## （和治疗师无关）

我们的临床经验显示，不管你的来访者是同性恋者还是异性恋者，是年轻的还是年长的，是男性还是女性，都会提出差不多的问题。不管这些问题是什么，你的回答最好能传达出你的态度、风格和语言，而这些可以鼓励你们在适当的情况下轻松自在地讨论。来访者可以从你那里得到一些线索；如果你是不安的，那么他们会转换话题，掺一点虚假信息，或者透露更少的信息。你可能发现，为了有效地回应，你必须首先修通自己和性行为有关的情况，最好是在你自己的治疗中修通，而不是无意识地在来访者这里修通。能轻松对待与性相关的话题以及讨论偶尔带有的刺激性本质，都对引发富有成效的对话大有益处。

### "我们一定要讨论性吗？"

很多来访者会抵触讨论性，即使这个问题在把他们带进咨询室的问题清单上排名很高。在你把他的焦虑正常化以及把你的咨询室变得安全的同时，尝试理解来访者的不情愿是很重要的。"我有这么一个印象，如果我们从不谈论任何和性有关的话题，你会更加开心。"你可以加上，"无论你有没有性行为，你喜不喜欢它，这都是生活的一个方面。"或者"你不愿意谈的原因是什么呢？"如果来访者的沉默寡言看起来是由文化或者教养带来的，那么可以这么说以让他安心："我知道这是让人尴尬的，那也是我们会保密的原因。"如果来访者对讨论感到厌烦或者想要转到其他事情上，那么可以转换路线，但是要记住性这个话题被回避了，正如你要记住酗酒或者家庭问题被回避了一样。你总是可以在以后重新回到这个话题上，做出不经意的评论："我们结束了早前／上周关于……的讨论了吗？"

性可能是一个很尴尬的话题。如果人们谈论性，一般是和朋友，而且在这些对话里，一般都会有一个次要目的，例如要得到确证、夸耀或安慰。治疗则是不同的。这些对话是为了考察以及理解而进行的。如果需要，你可以说："很多人起初觉得谈论性很尴尬，但是这会变得轻松舒服。"或者教育来访者，"性在私密情况下发生，所以我们其实没有真正的角色模式可以学习。在大众媒体上有很多和性有关的信息，但在其他地方则很少见。"或者"性是很奇怪的话题。有的时候看似每个人都在讨论它；而其他时候，真正的讨论是个禁忌。"或者"性是私人化的，但是在这里，我们可以简单地理解它而不是评判它。"和其他临床治疗对话一样，当你在咨询室里创造了一个舒服的氛围时，来访者会逐渐明白，不管话题是什么，你是愿意参与到不带评价的讨论里面的，而且是在为了他们的健康而工作的。

## 查 尔 斯

朱恩是一个讨人喜欢的精力充沛的一年级教师。她和她的丈夫已经结婚好几年了，而且他们是在高中时就开始恋爱的。她形容她的婚姻是糟糕的，她担心她的未来，因为她和丈夫刚刚分居了。在几次治疗之后，朱恩说："我的丈夫曾经说过，我们的关系之所以糟糕透了，是因为我们的性生活糟糕透了，而且他认为责任在我。"在探索了更多之后，我说道："有没有可能你们的性生活糟糕透了是因为你们的关系糟糕透了？"朱恩想了一会儿，又谈了一些，之后说："你怎么知道是什么导致什么呢？"我回答："我想如果你进入一段好的关系，然后性变得更好，你就能确定了。"几个月之后，朱恩开始和另一个男人约会而且很开心。之后有一次治疗，她来到咨询室，光彩照人并且报告说，她发现和性情相投的人在一起时，性可以是让人喜爱的，也是让人愉悦的。

## "为什么性那么重要？"

如果性没有发展得顺利，那么它在咨询室中就成了一个更加重要的话题，但是不管是否已经谈到了这个话题，你想要去鼓励来访者，"性和亲密在人们的生活中都是非常重要的"。或者"人们寻求性、肢体上的接近和亲密。如果这不顺利，人们会感觉受伤。"取决于背景情况，你可能会说："性有很多含义——它可以是有趣的、亲密的、有力量的、治愈的、虐待的或者是伤人的。我不知道它在你的生活中的含义是什么。"你也可能想要询问："你觉得性是重要的吗？"来访者询问的很多和性相关的话题都有潜在的顾虑和担忧，对可取性、表现、正常或者适当性的顾虑和担忧。告诉来访者，人们在性渴望、偏好以及行为方面都有很大的差异，让来访者对此放心。人们的担心通常包括：适当性，如何去评估自己，以及和谁进行对比。

## "为什么性那么困难？"

首先，让来访者澄清他所说的"性"和"困难"是什么意思，但是这个问题暗含的潜台词是每个人都应该很容易地和任何人在任何地方有性行为，而且这种情况不会因为身体或者情感方面的反应而变得复杂。聪明人不会预期在他们刚刚接触法语的时候就能说法语，也不会预期自己能立即精通网球或者掌握新的工作的要求；但很奇怪的是，他们不知何故认为他们在和任何人的关系的开始阶段就应该感到舒服自在、见多识广并且放松。把这些想法记在心里，与此同时，你可以询问："你能对我说得更具体点吗？性的哪方面让你觉得困难呢？"然后你们可以谈谈关系，以及性行为的生理或情感方面。

性是在私密环境下发生的，所以不那么容易了解。很多来访者想要澄清自己的信念、渴望和性行为，而咨询室可能是最安全的环境。

### "我仍然还是处子之身／每个月有不同的爱人，这是不是很怪异呢？你觉得我是个怪胎吗？"

有的文化会认为更多是更好的，那么在这种文化下仍然保留处子之身对来访者而言会是很大的一件事情。另一方面，有太多（一个并不确切知道但是能感觉到的数目）性伴侣也可以带来一些不寻常的问题。不管保留处子之身是有意的还是无意的，这都会让来访者感觉和同辈的行为不一致。因此，同样地，随便的性行为也可能让来访者感到自己和别人不一致。你无法给人们下指令，但是你可以帮助来访者澄清他们的选择，并且让他们变得对自己的性选择更加舒服和自信。"不，我不认为你奇怪，但是我很想理解你的决定，你是怎么做出这样的决定的？你对这些决定的感受如何，以及这些决定是否代表了你存在的一些问题呢？"这个回应对这个连续体两端的情况都适用。

不要对滥交或者禁欲做出假设，去提问并且仔细倾听。在需要的情况下，你也可以提供一些基本信息，推荐一些书或者医生。如果问题变成"我讨厌自己仍然是处子之身。这让我感觉很怪异，我想要摆脱它。你对此有什么看法吗？"你可以回应："我认为我们都被电视和电影里的性轰炸着，以致大多数人因为认为自己没有处在想象中的性主流里而感觉自己是畸形的。"你也可以更为直接地回答："让我们来谈谈你是否真的想要发生性关系，还是你只想不再感到奇怪。"或者说出你对这个话题的感受："我不想看到你的第一次经历是不安全的或者是糟糕的。我们可以谈谈你的一些计划吗？"

## 琳　达

几年前，一个女大学生坐在我对面，她跟我描述了她上周五的经历。她完成了作业，睡了个午觉，然后稍晚出发去参加附近的一个聚会。这个聚会是住在学校外面公寓的其他大学生发起的。她喝了很多酒，直到完全醉了，并且和她认识的一个男生勾搭上了。她觉得她发生了性行为。"我非常醉，我不太确定。"我以为我了解她的痛苦，直到她问："如果我不记得，这算数吗？"她认为某些程度的随意性行为有些过失，但对于与自己作为性个体相关的其他行为和价值观，她似乎知之甚少。

### "我想要更多 / 更少 / 不同的性活动，这是正常的吗？"

这可能是提醒你的来访者以下这点的重要时刻之一，"人们在对性的渴望、需求、享受程度以及态度上都存在很大差异"。之后，你可以更加具体地讨论，并且看看来访者真正想要谈论的是什么。"你和伴侣之间的争执是什么呢？"当涉及性或者人们不太确定的其他行为时，正常与否是一个大问题。"我们谈论的目的不是要下判断，而是为了更好地理解你，并弄清楚什么对你来说是合适的。"当你进行回应的时候，请记住，谈论性和谈论酒精及药物使用的过程是类似的。你需要让来访者澄清一些信息。"我会喝一点点或者会参加聚会，跟其他所有人一样。"这样的说法可以表示偶尔饮酒和出于娱乐目的的药物使用，也可以表示很严重的饮酒或药物使用。你要精确地询问"对你而言，每周或者每个月多少是更加适宜的？"，就如同你会问"用了什么样的药物？"或者"一个晚上喝多少呢？"。

### "我们什么时候要谈性呢？"

"你是不是一直在等我提起这个话题呢？好的，那我们开始谈吧？"或者"是的，我也意识到我们已经谈了很多别的话题，但是没有谈到性"。这个来访者可能从治疗师那里接收到了线索。那些在谈论性时感到不舒服的治疗师会忽略或者回避这个话题。那些担心被看作喜好窥探隐私的或者是挑逗人的治疗师会不情愿谈论性。此外，有的治疗师会因为与性相关的讨论而兴奋，而且会寻找机会。和谈论其他所有话题一样，不要回避来访者的需求，不要让你的需求占据统治地位，而且不要变得防御。如果你在来访者提到的性行为方面没有经验或者知识，你可能会被诱使从对话中退回来，而这反过来会给来访者传达这样的信息：这个讨论是错误的、让人羞耻的、不属于治疗范围的。你可以询问，表现出兴趣，这样你会更好地理解来访者的经历。

### "当我的伴侣说'不'的时候，我生气了，这是不是很小气呢？"

"当谈到性的时候，每个人都是容易受伤害并且感觉自我暴露的。在欲望方面的差异很容易引发被拒绝的感受。这可能是让你生气的地方。""告诉我让你生气的是什么？""告诉我一个具体的场景，这样我可以知道这个情境是怎么发展的。"如果他难以回答这个问题，那么你可以用这样的问话来鼓励："是挫败、拒绝、后悔自己发起性行为或者其他别的什么让你生气的吗？"你们是在谈论想法和感受，正如你们在大多数治疗会谈中所做的那样。在愤怒背后可能是这样的疑问："我的需求是不合理的吗？"或者"我是被渴望的吗？"而这些也是需要去探讨的问题。

### "如果我告诉你我在性方面喜欢／想到／做了什么，你会不会觉得我疯了？"

"我对此感到怀疑。你为什么不告诉我呢？""我不觉得你疯了，所以我怀疑你的性行为是否会改变我的想法。"这后面通常都会跟着来访者的一些描述，可能是描述同性性行为、酒醉后性行为、随便的性行为、粗暴的性行为、不寻常的性行为或者是不太可能的吸引力。有时，你会听到暴力的故事。来访者担心会吓到你，从而得到负性的评判。你也许可以问："你是不是担心我的反应？"

继续满足来访者对讨论性的渴望，而不是去谈论你自己，可能是更为有用的方式。聚焦在来访者身上。他是不是担心他的行为是奇怪的？你的来访者可能会问："你会接受这样的我吗？""我会接受这样的自己吗？"或者"我不太确定自己在性方面是不是正常的。"所以如果你有理由相信这些问题就潜藏在你们的讨论之中，那么请把它说出来。

## "为什么对方不像我那样喜欢性呢？""我怎么样可以改变对方？""我的女朋友太保守了，难道你不认为她存在很大的问题吗？""我怎么才能让他更加大胆呢？"

在这些问题里，你被要求去确证来访者的顾虑，并且帮助他们修理所知觉到的不合适的伴侣。这些都是常见的问题，这些问题会把你拉进这样的讨论，即这个伴侣是不是在性方面无望的，或者来访者是否有权感到失望、迷茫或者愤怒。不要被性别刻板印象困住。男人和女人都可能会有这些抱怨，而且经常有，所以要习惯讨论它们。

在这些例子中，你的来访者有两个潜在的问题：(1)"难道你不认为她是错的吗？"；(2)"你能帮我替她找到光明吗？"。你可以回应"我可以看到这对你来说是很挫败的"，从而表示你的理解并且反映来访者的体验，不管这些体验是挫败、愤怒、受伤还是失望。当谈论性行为以及改变一个来访者之外的人的时候，记住下面这一点是一个好主意，即这是一个复杂的互动，而且在咨询室之外的伴侣可能会说出一个完全不同的故事版本。要去具体了解相关情境，避免做出一些主观假设。

把你拉到讨论伴侣上去的所有问题都会把治疗的焦点从来访者身上转移到一个在咨询室以外的人身上。最好能从来访者身上着手，谈论她想要的、她的渴望和感受；然后如果你们可以一起解决这个问题，你可以引进一些可能的改进关系的策略。你当然可以表示同情，说这是一个很难进行协商沟通的情况。参与修补第三方的行为是非常诱人的，但是这条路很少能成功。推荐进行夫妻治疗也许可以成为你的选择。

如果你和一对夫妻一起工作，那么要预见他们会谈论到性生活。来访者有时需要被提醒，性不是只和技巧有关。不管它是存在还是缺失，好还是坏，传统的还是大胆的，性都是关系动力中的一部分，而且性反映出了存在于他们之间的其他模式。改变需要时间，但是更多的理解和共情可以让我们更有希望看到结果。

### "我感觉好点了，但是可能有其他的事可以讨论。你觉得呢？"

来访者可能想要更多地谈论性。他们鲜少有地方可以讨论自己的行为、恐惧和渴望而不被评判，且不会在几杯酒后或争吵中重新陷入这些情绪和行为。然而，这不是一个容易被提起的话题，所以要对间接的提及或者是隐藏的陈述有所警觉。来访者通常会使用一些保持一定距离的问题来试水，比如上述的问题或者这样的评论："我的朋友……"或者"我听说……"。如果这个话题被拒绝了，那么这些距离提供了保护。你的回答需要带有邀请，比如，"当然，我想要听听你生活中的其他方面的情况。什么样的事情进入了你的脑海呢？"来访者可能需要一点帮助。如果有其他话题进入脑海，而性可能是其中之一，就把它提出来："嗯，现在你提起了，而我们几乎从没有谈到过性。"

偶尔，来访者会从第一次治疗就直接开始讨论性的话题。这是不寻常的，除非你做的是性治疗，而且这表明了和他相关的一些情况，不管这意味着未被调节的焦虑、一种人格障碍还是自尊问题。在刚开始的时候，方向是不明确的，但是随着治疗的深入，你会渐渐明了。不管在什么时候，如果来访者以一个不寻常的话题开启了治疗，你都要保证自己接收到信息，这些信息最终会帮助你理解他。

## 琳　达

布鲁斯是一个中年生意人。在和布鲁斯的第一次治疗中，他提到了他的成功、他的重要性以及他忠于妻子的事实等方面的信息。我只把最后这点记下来了，因为人们一般不会在一开始就突然做出一些不合背景状况的对忠诚的宣告。大约在 8 个月之后，当他感觉到更加舒服自在了，他说起了他早上在办公室的例行公事，包括 9 点到达办公室，而他的秘书会给他口交。他一直在讲，过了一会儿，我忽然回想起来并说道："我怎么记得你说过你忠于你妻子呢？""我从来没有碰过我的秘书。"他真诚地回答。他的问题不是性方面的，而更多的是伦理方面的，而他早上的例行公事指出了我们治疗工作的方向。

## 问　题
（和治疗师有关）

这些问题是罕见的，但又让人很不舒服。如果你有所准备，你就能照顾到来访者，所以我们把它们列在这里。

"你觉得我有性吸引力吗？""你觉得我性感吗？""如果我不是你的来访者，你会和我约会吗？"

"我上周末在同性恋酒吧看到你了。为什么我总是和像爱德华这样的男人在一起？和像你这样的男人约会需要付出什么代价呢？"

## 回　应
（和治疗师有关）

**"你觉得我有性吸引力吗？""你觉得我性感吗？""如果我不是你的来访者，你会和我约会吗？"**

不管你是同性恋者还是异性恋者，是男人还是女人，你都需要在回应前好好考虑这些问题潜在的重要性。来访者想要知道的绝不仅仅是你被唤起的水平。在具体的移情和反移情关系的背景下，你的来访者可能想要了解他是否被重视并且有价值。

如果来访者是女性，我们首先会好奇她是否在基于自己的身体特征来评价自己的价值，以及是否预期你也是这样做的。基于她过去的经验，你觉得她有性吸引力可能是被预见的反应；或者她可能知道性是她的力量，而且她有意要在你身上使用。此外，在移情和反移情的动力方面，如果你的来访者是男性，这个问题可能是挑逗的，甚至是具有攻击性的，以抹杀你的专业角色的重要性，而去提升和突出发展浪漫关系的可能性。他也许已经了解到，在强有力的性诱惑中存在一种力量。

不论你是对男性还是对女性进行回应，我们都建议你表现出对这次沟通中明显的和隐晦的方面的理解，同时也要表达你的好奇，去了解这对来访者来说意味着什么。例如，"你想要知道我是否觉得你有身体吸引力，我有这么一个印象，这个问题对你而言似乎有一些没有被说出来的重要意义。你对我可能说的话有什么期待或者预期吗？"如果你已经和这个来访者工作一段时间了，而且对于对方的动机有一定的想法，那么你可以温和地面质，例如，"你似乎觉得和一个女性发生关联的最好方式是进行性的诱惑。其实还有别的方式，例如谈话，而你可以在这里进行练习。"你无法控制来访者对你的幻想；这只是治疗过程中的一个方面，但是你可以控制你怎么呈现自己。

这些问题可能表明有情欲的移情，这意味着你的来访者对你的反应是积极的，而且包括了那些他明确知道不符合现实的性幻想。如果这是真的，你就能继续和来访者工作，而且随着治疗的发展，幻想不会带来妨碍。和前面描述的这种情欲移情相对，下面的问题显示的是情色移情的开始。

像"你知道满身是汗的性是怎么样的吗？"这样的问题，或者一个男性来访者带来了一件丝质的女性内衣并且问道："能否在你身上比对一下这件衣服，这样我可以看看我是否喜欢我的女朋友穿它？"这些都让我们想到攻击、精神病性障碍或者是严重的人格障碍。这些问题以不同的变式存在，例如会出现这样的情况，你的来访者不是直接在谈论你，但会诉诸和性伴侣相关的非常生动的描述，希望这样来刺激、挑逗、恫吓或者从你那里得到别的强烈反应。

在情色移情里，来访者困在了一个和你有关的、强烈的、不合理的着迷想法中。治疗的工作会被绕开，而来访者会专注于从你那里得到爱和性的满足。在这种情况下，你要接受强有力的规律的督导，从而评估治疗是否可以继续下去以及应该如何进行。

乔可能有比焦虑和愤怒更加严重的问题，但是珍接受了良好的督导而且很好地处理了治疗的过程，即使当时她感觉痛苦不堪。

### 珍（化名），加利福尼亚州的心理学博士在读生

乔是我的一个来访者，他没有接受过良好的教育，是一个失业的酒吧男招待。他在经济上依赖女朋友。他是一个焦虑的、愤怒的和容易受伤害的人。2周前，当谈到他对自己感觉多么糟糕的时候，他哭了起来。自从那次以后，我感觉治疗似乎停滞了。感觉更像我在酒吧里，然后有个令人厌恶的男人不肯走开。他会对我的衣服颜色、脚踝做一些暗示性的评论，甚至会对我使眼色。起初，我努力尝试把治疗引回他的担忧上，但是没有效果。我开始感到反感。最后，我的督导建议我把这当作一个管理方面的问题，而不是尝试进行治疗性工作。我开始坚持使用类似这样的句子："乔，你在这里是要谈论你的问题，不是我的外表。你不要跑题。"如果他还是不肯停下来，我会说："乔，你又一次脱轨了。如果你不能集中注意，那么我们今天必须停在这里了。"

在男性和女性治疗师如何回应性相关的问题上，可能会存在性别差异。因为这本书而接受采访的年轻女性治疗师普遍都报告，当男性来访者询问一些具

有性煽动意味的问题时，她们感觉到"失去了技能"或者"失去了价值"。她们通常感到这些问题旨在使治疗关系变得具有性含义，仿佛男人感觉到他们的女性治疗师没有比这更好的东西能提供给他们。在女性治疗师身上常见的反移情反应包括羞耻、自我怀疑和对自己以及对来访者的愤怒。有的女性治疗师承认她们惧怕必须见某几个男性来访者。一个女性治疗师承认她"把所有男性来访者都集中安排在一天"，从而一次熬过去。另一个女性治疗师说她会努力"重新安排来访者，这样在性方面具有攻击性的男性就不会是我晚上接待的最后一个来访者了。否则我害怕走进电梯"。

这些反应都表明，尽管女性治疗师很聪明且受过很好的培训，但她们仍然感觉被贬低了。随着时间的推移，她们即将学会使用自己的反应作为诊断和治疗来访者的工具。在那之前，好的督导在处理这些反应以及计划策略上都是至关重要的。新手治疗师可能会害怕和督导讨论治疗会谈中涉及的性的本质，但是她们在恰当的面质和容纳方面需要得到建议和支持。每个治疗师都想要被认真对待，尤其当你的事业刚刚起步的时候。

相反，男性似乎不会对来访者和性有关的提问感到失去了技能、羞耻、容易受伤或者愤怒。来访者在性方面被自己所吸引这样的想法更多是对他们的夸赞，而不是对他们的临床技巧的侮辱。男性和女性治疗师对性的提问做出的不同反应更多反映了一种文化现象，即男性认为他们的性特征是和专业自我相容的，而女性则认为她们的性特征是和专业自我不相容的。很多男性可能感到他们的性特征是和他们作为成功的专业人士的理想相一致的。相对地，有的女性可能感到她们的性特征是和她们成为一个正统的、受尊重的专业人士的理想不相一致的。对女人而言，向自己和世界证明下面这一点可能是重要的，即她们的专业成就与技巧和工作的努力程度有关，而无关于她们通过发生性关系使自己晋升的能力。因此，对女性治疗师而言，某些与性相关的提问会特别容易具有攻击意味。

下面的故事是另一个例子，表明了具有攻击性的与性相关的评论会带来的伤害效应。

---

### 凯利（化名），圣路易斯的
### 24岁的社会工作专业硕士在读生

今年，我一直在和一个50岁的男性来访者米奇进行治疗，我持续有着不愉快的体验。在最近一次谈话中，他说："在我的休息时间，在我去邓金甜甜圈店的路上，我看到有女人走在我前面。我心想，'她的屁股多好看啊！我希望我的治疗师也有个像她那样的屁股！'你猜最后我发现她是谁？"我知道这不是任何意义上真正的问题，而且肯定也不需要一个正经的回答，但是我认为他是在有意贬低作为专业人士的我，而且想要把我变成性玩物。我变得非常不自在，想要知道是不是我的上衣、脚后跟或者裙子有性煽动性。这伤害了我工作的自信心。

---

## "我上周末在同性恋酒吧看到你了。为什么我总是和像爱德华这样的男人在一起？和像你这样的男人约会需要付出什么代价呢？"

这是一个好机会，可以让治疗师和来访者探讨来访者对自我价值的看法，对他而言最后和像治疗师这样的人在一起意味着什么，不管这对来访者而言意味着什么。在回应这样的问题上，治疗师是同性恋者还是异性恋者是无关紧要的。你可以把讨论引到一个针对来访者的问题上，"你觉得是什么阻碍了你和喜欢的人约会呢？"

在性这个话题上，对同性恋治疗师而言，存在两个直接的治疗顾虑。第一是居住在一个较小的社区的现实，你和来访者可能会有共同的朋友，甚至认识对方以前的约会对象或者爱人。这是生活中非常让人尴尬的事实。第二是自我表露的问题。有的人认为如果治疗师不对同性恋来访者说明自己的性取向，那么这是在强化来访者的羞耻感。这属于你自己非常私人的临床判断。

# 进一步的思考

*"性是我们在黑暗中玩的唯一的游戏。"*

——利奥诺·蒂菲尔（*Leonore Tiefer*）

和性有关的讨论向我们表明，要超越文化、信仰、社交和人际间差异而开放地讨论它，要面对重重困难。很多人需要得到解释，明白为什么谈论性是重要的或者是有关系的，一些来访者可能需要得到批准去这么做。来访者会在不同水平上讨论性的话题。有的会闭口不谈，有的带有犹豫进入这个话题，还有少数的，通常是年轻的来访者，会非常开放地谈论这个话题。我们认为在多数培训中，性并没有得到与其他话题相当程度的关注。

来访者在性方面如何看待自己是他们对自我和发展的认识的一部分。大多数人会对联结或者爱产生正常的渴求。他们的伴侣可能是他们唯一可以谈论性话题的人；有的时候，连伴侣也不是可以谈论的人，所以要感激你允许他们进入这样一个非常隐私的个人空间。

正如谈论虐待可能使你感到愤怒一样，讨论性会有更大的可能和性感受交织在一起，不管是对治疗师还是对来访者，或者两者皆是。在不同的时候和不同的人一起，你可能会感到有窥视的快感、不舒服、被刺激到、提起兴趣、愉悦、亲密或者偶尔产生厌恶。这份工作有非常重要的感受成分，属于你的感受，所以当你产生身体的或者情感的反应时，不要感到沮丧或者惊讶。技巧在于，弄清楚对你们两个人而言，怎样才能轻松自在地谈论性。你想制造一种氛围，在这样的氛围下，你们两个人可以自由地谈论，但不会过分地热烈而使你们中的一个或两个感到困惑，会去思考这个对话是不是会转换成行动。

你自己的经验、生活史、安慰、问题和态度总是和你在一起的，而且会影响你如何处理这个话题。你在谈论性上的准备程度可能引导着这个话题在什么时候、如何以及是否会被提起。当然所有临床工作领域都需要你的自我反思。但是不知为何，当这个话题是性的时候，总会让人感觉它比其他话题更加危险。在性这个话题上，你可能会思考从自己的家里得到的和性有关的信息和经验是怎么样的，因为这些信息和经验影响了你的态度。

# 第十二章

# 精 神 信 仰

有一个常见的误解是，如果我们有共同的精神信仰，那么我们会有很多共同点；而如果我们的精神信仰不同，那么我们之间的差异是极其显著且危险的。很少有话题会像对精神信仰价值的讨论那样，冲击来访者的敏感核心。这份恐惧是和歧视、强烈的不舒服感或者是与感到否认信仰有压力有关的。再次重申，我们的治疗性工作的目的是为反思和有成效地探索提供一个安全的地方，而不是去强行判断对错。

## 琳 达

几年前，当我第一次和玛丽·卢谈话时，我问她对我有什么想法（我通常都会问这个问题）。她回答："我在找一个犹太治疗师，而你的名字听起来像犹太人。你是吗？"我是幸运的。她愿意对我坦诚，所以我问她："你为什么想要找一个犹太治疗师呢？"让人印象非常深刻的是，她回答说："因为我的男朋友是犹太人，我不是，我想如果你是犹太人，或许可以帮助我成为一个更好的女朋友。"长话短说，一旦她重拾信心，并且意识到讨好苛刻男人的这个人生目标注定失败后，她就抛弃了那个男朋友，然后我们就可以开始以建立她的身份认同和自尊心为目标进行工作。尽管存在最初的这个问答，但是结果其实和信仰没有关系。然而，和很多问题一样，这确实开启了一扇理解和帮助玛丽·卢的关键的大门。

　　对一些来访者而言，有一个犹太治疗师是重要的，因为他们是正统的犹太人，他们的父母是纳粹大屠杀的幸存者或者他们的问题是和作为一个犹太人有关的，所以他们觉得一个犹太治疗师要比一个非犹太治疗师更容易理解他们。另外，对特定精神信仰追随者或者无神论的治疗师的寻找，更多是和被理解、有共同点或者寻找真实的或想象出来的特定信念有关的，而更少是信仰的问题。很多来访者避开讨论信仰，因为他们不知道他们的信仰会被怎样接收。有的治疗师也不愿意去讨论，因为心理学把自己看作非信仰领域，关于信仰的对话似乎比其他话题更难界定清楚。

　　关于信仰的提问邀请我们进入关于个体差异和文化思考的重要议题当中；而这些议题如果是由我们发起讨论的，可能会引发防御性反应。因为我们生活在相互竞争的文化当中，在这种文化下谈论非常个人的信念时带有微妙的敏感性和政治正确性——想一想这样的警告："绝不在公众场合谈论信仰或政治"。这些问题提供了一个机会来证明，治疗是一个可以不被评判地、中立地谈论任何事情的地方。事实上，在我们的经验里，像后面会提到的这些问题是相对少见的，因为来访者似乎得到了不讨论信仰的这个警告。因此，当这些问题确实出现的时候，可以对它们展开工作；这可以是富有成效的，而且对你的来访者具有重要意义。

# 问　　题

下面的问题会在回应部分得到回答。

"你有什么信仰？"

"我应该为我的问题祈祷吗？"

"我应该去……（精神信仰活动场所）吗？"

"你信奉精神信仰吗？"

"与和我不同精神信仰的人约会是错的吗？"

"你和我的精神信仰指导者有什么不同？"

"因为我诅咒别人／是同性恋者／考试作弊／有婚外情／讨厌我的父亲／在结婚前发生性行为（继续不停地列举很多的罪过），我会被认为是罪人吗？"

"我要做什么来处理我对信仰的愤怒？"

"你被拯救了吗？"

"你对……（有某个信仰的人）真正的感觉是怎样的？"

"你是奉行者吗？"

"我应该把事情交到信仰的手上吗？"

"你对……（某个信仰）有什么了解呢？"

"你认为自己是有悟性的吗？"

# 回　应

精神信仰包含了个人的活动、信念和个人世界观，以及那些被一个共享的有组织的信仰所认可的群组活动。每种精神信仰都有一组信念、传统、著述、节日、仪式、历史、惯例和传说。最核心之处在于，有信仰通常意味着相信一个至高的信念，并对其有联结或者有承诺。使用这些特征，我们可以问自己，正如我们在所有的治疗中面临的那样："我的来访者在尝试告诉我什么呢？"

比起就挑选出的问题想出一个小心谨慎的回答，问题潜在的议题才是更为重要的。不存在完美的答案，只存在帮助或者妨碍治疗过程的回答。我们也知道，对很多治疗师而言，有一些现成的想法是有帮助的，因为这些能减轻你的焦虑，并让你更自由地倾听。

## "你有什么信仰？"

这个问题通常隐藏为"你庆祝某节日吗？"或者其他类似的表达。你的来访者想要知道什么呢？他真的在乎你是不是相信一个终极信念吗？去探索其他相关的议题可能更具有治疗作用。你或许可以简单地回答并且询问："我是……意味着什么呢？"我们对"你有什么信仰？"这样的直接提问的通常回答是反问一个问题："我很乐意回答，但是我也好奇，我的精神信仰在什么方面与你有关呢？"然后我们仔细倾听。我们会听到希望、恐惧、陈述和那些没有被直接问到但潜藏在其他问题下的问题。

你会发现这些问题和后面的其他问题通常都掩饰着其他未说出来的顾虑。例如，"你会和我有共享的信念和价值观吗？你会理解我的信仰吗？你会评判我吗？你对我的信仰或信念有所了解吗？你会不理会我的顾虑吗？你有可能认同我的问题吗？我能自由地谈论吗？你会嘲弄我吗？你会尝试让我改变信仰吗？对于我对自己的精神信仰的爱或者恨，你会如何反应？我能使用某些与信仰有关的简略表达方式而不需要一一解释吗？"这是一份很长的清单，尤其是当最初的问题看起来那么简单时，但是你可以明白"你有什么信仰？"这个问题其实和你无关。下面是进行富有成效的询问的一个很好的例子。

## 查　尔　斯

史蒂夫是一个处于青少年晚期的来访者，他是抑郁的。他对他的世界里的所有事、所有人都有无穷无尽的愤怒。他最喜欢的电影是《搏击俱乐部》（*Fight Club*）。我去看了这部电影，想要更好地理解他。史蒂夫喜欢自己在高中橄榄球队的后卫球员角色，尽管他常常有颈部和肩膀的疼痛问题，他以凶猛的击球著称。史蒂夫会把一些他写的关于死亡和毁灭的幻想故事带到我们的治疗中。在听完这些故事以后，我担心他有伤害自己或者他人的可能性。

在我们的第八次治疗中，毫无预兆地，史蒂夫说："你戴了一个十字架。"我的确是戴着，所以我回应道："是的，我戴着。"然后史蒂夫问：

"那对你来说意味着什么？"史蒂夫可能在我们之前的治疗中已经看到这个十字架了；但是在这之前，他从来没有问起过它。他曾经提到过他母亲，在他看来，她是天真的，而且和他的生活没有联系，她非常虔诚而且尝试让家里其他人也一起参加信仰仪式。除此以外，他从来没有真正谈论过任何和信仰有关的内容。我问："在我和你分享我的一些经历之前，你能告诉我那对你可能意味着什么吗？"我预期听到愤怒的嚷嚷。但是结果让我很惊喜。

来自史蒂夫的一个快速的回应显示他之前已经思考过这个问题了。"它告诉我，即使你在工作中听到和看到各种各样糟糕的事情，你仍然有信仰。我想这真的说明了些什么。"我仔细品味了他这番有启迪作用的话，然后回应道："它似乎真的触动到了你。"而这开启了全新的探索，探索史蒂夫渴望发展对自己、对他人、对世界的信念。在之后的工作中，我们讨论了他感受到的、存在于另一个人心里鲜活的信念（可能是准确的，也可能不是，因为我们从来没有真正讨论过我对十字架的感受），他认为这个人和他一样，也看到了很多这个世界上发生的悲伤的事情。史蒂夫的反应是一个令人惊喜的意外，它强化了我们这样的信念——我们不可能知道来访者的心将要驶向什么方向。

## "我应该为我的问题祈祷吗？"

如果你觉得你的来访者是在寻求去祈祷的许可或者是确证，那么你可能会反射性地迅速回答"当然"或者"这由你决定"。这些回答可能和大多数疗法的基本原则一致，甚至听上去是对来访者的自主性的尊重。但是在你回答之前，想一想你并不知道祈祷对来访者有什么作用。它可能是无害的、有帮助的和有助于恢复的，也可以是自我鞭挞的工具。一个备选的回答是："这是一个重要的问题。跟我说说你的祈祷，以及这对你起什么作用？"

如果你的来访者从来没有想过祈祷在他生活中的位置，而且当你询问的时候，他以空白的表情盯着你，那么加上一些话可以推动他的思考："我在问的是，这个经历对你而言是怎么样的，因为有的人觉得祈祷让他们安心，而其他人则觉得那更像是一种具有惩罚性的和令人苦恼的经历。那你呢？"你最初的目的是要让来访者思考精神信仰可能被体验为批判的或者道德审判。信仰的议题深深根植于原生家庭和文化认同之中。不论你的问题是什么样的，请带着兴趣并秉持中性的态度询问你的来访者；这些问题是微妙的。来访者的信任和你们的治疗联盟可以因为一句让你听起来太像"别人"的话而受损。因此，请尝试传达这样的信息，即聚焦于来访者的观点才是关键的。

通过这个问题和下面会有的其他问题，你有机会帮助来访者清晰明白地说出他和信仰有关的想法，比如，"我在这里是要帮助你弄清楚精神信仰如果存在于你的生活中，那么是在什么地方。"你也可以加上后面这样的话："例如，最近一次你祈祷的时候，你感觉怎么样？""过去当你为你的问题祈祷的时候，都发生了什么？"或者"再跟我说说你觉得祈祷怎么样？"。尝试问："你祈祷的时候发生了什么？如果不祈祷可能会发生什么？""祈祷在以前帮到过你吗？"或者"如果你的祈祷像你渴望的那样得到/没有得到回应，这意味着什么呢？"。从随后的讨论中，你们会知道祈祷是不是和归属、忏悔、赦免、遵从规则或者邀请惩罚有关。

### "我应该去……（精神信仰活动场所）吗？"

这个问题通常是在绝望中问出来的，因为这时候其他似乎都不管用了。你立即可以看出来，这是如何被一个我应该做什么的教训语气压垮的。"应该"来自真实的或想象出来的权威。同样地，这个问题是诱人的，而且会让你有强烈欲望和来访者一起做判断或者决定对错。这是你最不想要的局面，因为变得具有评判性会把你从治疗师的位置引开，而且让你穿上"道德法官"的长袍。但你理解你的工作——考察来访者的想法、感受和冲突。可以考虑这样的回应，

"你觉得自己可以从这样的经历中得到什么呢？"或者"你会在那儿找到安慰吗？"或者"这是你童年时候的经历吗？"或者"跟我说说那里吧！"如果这个话题还在继续，那么你可以考察"应该"这个问题两头的回答，而且去了解来访者尝试讨好谁。"你是想要讨好信仰的象征／父母／伴侣／社区吗？"然后，"如果你不去讨好他们，会发生什么呢？"你可能发现来访者会预期被排斥，感到失望，甚至被闪电击中。这是关于敬重信仰还是关于自主的问题呢？

### "你信奉精神信仰吗？"

我们不知道你的信仰对来访者而言是否以及会以什么方式成为一个问题或者一个资源。如果你尝试猜测这种笃信是一个加分项还是减分项，那么你可能错过了一些关键信息，而这些信息涉及来访者在其世界中的互动，所以我们建议这样回应："对你而言，这在哪些方面是重要的？""要我回答没有问题，但是首先，让我们谈谈你生活里的信仰吧。""我很乐意回答，但是我好奇，我信与不信会怎样呢？"或者"这对我们一起开展工作有什么影响呢？"你仍然可以直接回答，但是如果像我们建议的那样，焦点就仍然留在来访者以及信仰对他的重要性上。

指出这个问题的文化背景可能是有帮助的："我们都知道讨论信仰并不是常有之事，因为这也许是一个很敏感的话题。但是对我们来说，探索你的个人经历才是有用的。"对很多来访者而言，认真地讨论他们生活里的信仰是需要勇气的，而当你们两个人进行了这样开放的讨论后，你们会与彼此构建起亲密和信任。此外，讨论的语气也示范了非常有力的行为，而这是来访者可以用到他们的其他关系当中的。

### "与和我不同精神信仰的人约会是错的吗？"

在讨论精神信仰的过程中，总是存在这样的可能性，即你的来访者会错误地假定，你在心理上的专业性延伸到了精神信仰领域。出于这样的原因，他们可能会询问一些和精神信仰规范有关的具体问题。除非你经过专门的训练，并且和来访者达成一致认为这是你们工作的一部分，否则这些问题应该交给这个精神信仰规范领域的专家处理。你可以回答："我们可以谈谈和不同精神信仰的人约会让你有的感受和想法，但是我无法想象我们能在对错这个问题上得出任何结论。"或者"我不知道与和你有不同信仰的人约会的罪过是怎样的，但这是一个我们可以谈论的重要话题，因为你正在尝试对你的生活方式做出良好的决定。"对罪过的判断是别人的工作。

## 查 尔 斯

当我就来访者关于精神信仰的问题进行工作时，一位心理学家走过来告诉了我一个进行专业磋商的绝佳的例子。他跟我说了他治疗的一个来访者，她来访是因为哥哥的自杀给她造成了创伤。进入治疗几周以后，这个有某个信仰的女性哭着说："因为我的哥哥自杀了，我是不是真的就不会在天堂见到他了呢？"这个治疗师很恰当地回答："我想这个问题可能最好是去问你的精神信仰指导者。""我确实问过了。"她回答。"那他怎么说？""他说我应该问我的治疗师。"当我的同事告诉我这个故事的时候，我笑了。他说这也是他和来访者的反应。虽然笑让他们更加亲近，但是这个问题和那个烫手山芋般的回答证明了讨论精神信仰的微妙性。

### "你和我的精神信仰指导者有什么不同？"

你的心理学专业技能存在于多种多样的心理学理论和技术当中，而没有精神信仰规范的基础。可能这是来访者想要知道的。澄清你的资质，"我接受的培训是心理学理论以及关于人类成长和发展方面的内容。这是和精神信仰指导者的专业性非常不同的。"你的信仰并不使你成为一个精神信仰指导者，这就相当于拥有锅和盘不会使你成为大厨，吃药不会使你成为医生。你作为心理治疗师的回应是不同于精神信仰指导者的。例如，马特进来了，因为认识了杰西卡，一个很有趣的女人，他非常兴奋。但是他想知道，和她约会是不是有罪的。作为治疗师，你的工作是探讨来访者对和一个不一样的人约会所产生的顾虑、问题和冲突。"跟我说说你对和杰西卡约会的保留意见。"或者"为什么你会觉得这是有罪的？"或者"对和一个有某种精神信仰的人约会，你感觉怎么样？"我们的经验是，当来访者害怕因为他们提到的问题而被从精神信仰组织里驱逐的时候，他们会到我们这里来。如果来访者确实有一些关于精神信仰规范的具体问题，我们会建议他们向这些领域的专家请教。

**"因为我诅咒别人 / 是同性恋者 / 考试作弊 / 有婚外情 / 讨厌我的父亲 / 在结婚前发生性行为（继续不停地列举很多的罪过），我会被认为是罪人吗？"**

我们俩没有一个人曾经在一个问题里听到所有的这些假定的罪过，但是我们确实每天都听到内疚体验、负性情绪、后悔的行为、不愉快的想法或者个人责任造成的失误。你不必要是有精神信仰的，也可以理解想法、感受和行为是如何毁掉生命的。不要退回反射性的姿态——"你觉得呢？"。这些回应不仅仅重复了来访者引发的说教语气，而且听上去就像是你背下来的咨询师手册上的标准语句。这些话题很折磨人而且需要得到充分的讨论。你可以这样开始："跟我说说感染了疱疹 / 有婚外情 / 不去参加你妈妈的葬礼……然后我们可以一起来整理清楚。"

这些来访者的顾虑表明，精神信仰让某些人感到会被惩罚；他们害怕惩罚。讨论这个问题是重要的。你无法预先知道诊断可能往哪走，可能是走向内疚、恐惧、羞耻、懊悔或者是个人责任；但是你已经知晓要踏上一段情感的旅行，和你的来访者一起探讨想法、行为和感受。目的地将会是变得更加健康。

## "我要做什么来处理我对信仰的愤怒？"

来访者不仅仅讨论他们对信仰的恐惧，他们还谈到对信仰的愤怒。愤怒就是愤怒，很少让人感到舒服，而且常常是让人迷茫的。我们不知道别的更好的回答，唯有向来访者做出一个真诚的邀请，例如"让我们来谈谈愤怒吧"或者"我们一起来理清楚吧"。

让来访者愤怒或者迷茫的并不总是信仰对他们行为的看法。"要怎么告诉我的父母节日那天我不和他们去……（某个精神信仰活动场所）呢？"这样的问题更多涉及与父母的关系而不是与信仰有关。当在一种信仰中被抚养长大的人想要更自由地活在同性恋爱关系中或者在婚前有一个伴侣，同样的问题也会发生。有的时候，来访者只是简单地想要寻求一些确证，让他们相信自己不是糟糕的人。

## "你被拯救了吗？"

我们的同事梅丽莎·佩兰对这些问题给出了一个非常具有洞察力的评论。

### 梅丽莎·佩兰，心理学博士

坦白地说，当一个来访者问到这个问题的时候，我首先回答："这对你来说意味着什么？"因为这类问题常常是被编辑过的，他们想要知道治疗师是否有与他们同样的信仰。一般说来，这个问题表达了一种和拯救有关的信念，即只能通过接受信仰的教诲才可以得到拯救。如果我回答我是被拯救了的，那么他们把我看作可以安全地互动的。如果我回答我没有被拯救，那么我被知觉为一个错过了答案的人，被知觉为错过了至关重要的智慧、信息的人，因而是不同于来访者的。

你也许和提问者是平等的（如果你们都被拯救了）；或者你是一个迷失的灵魂，而且可能没有意识到"自己被魔鬼盯上了"。魔术思维和绝对化思维都在这里起作用。在听到他们的回答之后，我诚实地回应。如果真的被问及，那么这些问题常常是破坏关系的。如果来访者需要一个被拯救过的治疗师，在 99% 的情况下，他们会要求转介到一个信奉同样信仰的治疗师那里。如果他们已经进到我的咨询室而且问了这个问题，我可能做的任何避免正面回答从而维持治疗联盟的努力，都恰恰会被我这种避免正面回答的行为毁掉。我最好还是说实话，然后建立基于坦白的信任，即使要冒着失去这个来访者的风险。

## "你对……（有某个信仰的人）真正的感觉是怎么样的？"

这是一个很清楚的邀请，邀请你一同去厌恶某一群体。一种回答是做出评论："你似乎对他们有一些强烈的感受，我们从那儿开始谈谈吧！"这个问题常常诱使你想对社会公正进行说教，但是我们不认为说教是处理这个问题的好方式。当来访者支持对某种信仰的憎恨时，我们确实会去评论，然后我们会观察来访者表达的情感："你真的很讨厌这些人。为什么呢？"

## "你是奉行者吗？"

"如果你能解释奉行者包括哪些的情绪或者行为，那么我会尝试去回答。"但是，正如我们已经说过的那样，你真正的兴趣在于，奉行者是否会影响你们一起进行的工作。有的治疗师提出，人们对精神信仰的理解是和他们对父亲或母亲的意象平行的。这是一个有趣的想法。如果这是真的，那么在这两个领域都要小心。不要不尊重或者肤浅地谈论来访者的父母，或者是他们的信仰。这些讨论需要保持同等的敏感性，因为所有信念的成分中都存在着不合理和陈旧的内容。

琳达在心理学写作小组里提起了信仰的话题，这个小组由一群和她一起写作的非常有创造力的心理学家组成。一个朋友对来访者讨论信仰的反应是明白的、简单的和不会被弄错的："呃。"她畏惧这个话题而且讨厌听到偏见。另一个人则被激起兴奋情绪。她看到了交战。像前面提到的问题带出了我们对来访者的精神信仰生活的回应之下的隐藏的偏见。我们都有偏见。我们了解其中一些，却对另一些视而不见。花点时间想一想，你的偏见是什么？你的个人信念会怎么干扰到你客观地看待来访者的信仰世界的能力？

你会发现，随着时间的推移，当你进行更多的练习之后，你会更好地发展你敏感且非评判性地讨论信仰问题的能力。然而，要达到这一步确实需要进行有目的的回顾和复习，否则你会发现自己正在有意或者无意地回避这个话题，正如某些督导曾经做的那样。在你进行实务工作的这些年，你也可能发现自己会去请教有文化基础的治愈者、照料者，或者与他们进行合作。

## "我应该把事情交到信仰的手上吗？"

有一个关于两个男孩跑到学校的老故事。他们快要迟到了。他们感到疲惫并且气喘吁吁的。一个人说："我要坐在这里然后祈祷我们会准时到学校。"另一个男孩看着他的朋友，然后说："我要边跑边祈祷。"

和生活的其他资源一样，精神信仰既可以鼓励个人的行动和责任，也可以鼓动消极性。那些习惯了文化中把事情交由精神信仰决定的来访者，可能对自己的生活承担更少的责任并且变得不主动。你会听到这样的话："在信仰手上""我的奖赏将在往生后收获"或者"这肯定是上苍的安排"。这样的态度阻碍了开放的对话，因为当他已经找到了答案时，探索就变得不必要了。把自己的生活交到信仰手上可能是和治疗师的目标相违背的，治疗师的目标是使来访者能够承担个人责任，扩展对自己的认识，以及在可能的时候对这些方面实施改变。

如果来访者似乎把她生活的某些方面包办给外部了，那么你可以尝试发现在她生活的现有情境里，她对个人责任感的看法是怎样的。给予安慰，让她放心地陈述，也是有帮助的。例如，"对某些人来说，谈论信仰是重要的，因为这澄清并且聚焦了他们的担忧和顾虑。他们在改变自己的生活方面获得了绝佳的支援。对别的人而言，信仰减小了他们要为自己的生活承担的个人责任，取而代之的是有一个更强大的力量要为他们的健康负责。让我们弄清楚在你手上的是哪部分问题。"

相反地，接受个体的无力或者放弃去控制，采纳了退到旁边或者不参与的方式，在某些情况下是可以促进心理健康的。有的时候，我们除了去努力接受以外别无他法。如果有什么人能控制，到底谁能控制呢？以及能有多少控制呢？这些问题都已经超越了对信仰的讨论或提问，这些问题在来访者斟酌决定的时候都会冒出来，不管主要问题是什么。

当和无能为力有关的问题出现在信仰问题的背景下时，你可以说："你的问题涉及一个在生活中非常重要的核心议题。有些时候，我们需要接受这一点，那就是我们在有些情境下几乎是无能为力的。而在其他时候，我们确实又是有力量和责任激起生活中的变化的。当这一切发生的时候，我相信我们有责任反思自己是否想要采取行动带来这样的改变。我们现在谈论的会是什么情况呢？"

## "你对……（某个信仰）有什么了解呢？"

如果你不知道，那也没有关系。如果这对她而言是重要的，那就去当一个感兴趣的学生，询问她的信仰的要点，就如同你会询问一段关系或者工作责任一样。你只要说"不如我想要知道的那么多"或者"我想要了解更多"。如果这对他们而言是重要的，来访者会很乐意解释他们的信仰，而且他们会想要你成为同行者，一起去探索。我们被训练去倾听、讨论、探索、理解和解决问题。即使一个问题没有解决方案，讨论、检查和理解仍能起很大的作用。心理治疗是这样一个领域，在这里，真诚地参与及尝试可以和一个清楚的解决方案一样有治愈作用。当然，若换成汽车维修员或者整形外科医生，你就不能这么说了。

每个话题都是嵌在文化背景中的，但是精神信仰机构肯定是你和来访者碰到过的最强有力的势力。对很多人来说，他们的信仰"老家"是主要的社交出口和人际资源。精神信仰的联系是个人自尊的来源，而且可能是慈善工作的基础。有的来访者通过同一信仰的群体或组织找寻伴侣、工作、保姆、社会活动、汽车修理和职业教育。仪式和各种典礼、各种规范及传统绑在一起。对其他人来说，信仰提供了一个机会和不同时代的人进行交流，支持了家庭或者允许他们建立家庭。社区作为帮助来访者改善心理健康的资源所起到的作用不容忽视。

### *"你认为自己是有悟性的吗？"*

我们治疗过的一些来访者因为自己的个人创伤感觉到自己被从信仰中推出来，或者是不能遵从信仰规范。他们可能仍然认为自己是有悟性的，因为内心深处的信念在精神信仰以外持续存在着。坦诚地回答，如果你也在寻找，你可以承认："我认为我是的，尽管我不太确定悟性对于他人来说的含义。你呢？"

精神信仰的多样性在不断发展，而且很多人认为自己是有悟性的。我们已经发现了很多这样的来访者，他们不再信奉童年时期的信仰，但是他们仍然认为自己是有悟性的，在寻找着其他的替代品。悟性关注我们生命的本质和意义。悟性也和心智以及心理健康联系在一起，而这些是我们极度关心的。我们提这些内容是因为心理健康的专业人士需要触碰这两部分内容——信仰和悟性——从而对来访者有所帮助。

# 进一步的思考

*"我们只有足够多的信仰让我们去憎恨，但是没有足够多的信仰让我们爱别人。"*

—— *乔纳森·斯威夫特（Jonathan Swift）*

我们会用这样的话来引出这个话题："在治疗外，人们不去谈论……"而这是真实的。治疗是特别的，原因有很多；其中一个原因是，来访者可以谈论信念、行为和感受，而这些东西在其他的设置下通常是被压抑的。信仰几乎位居这些话题清单的首位。一般来说，人们和其他有相似想法的人谈论信仰几乎没有危险。然而，来访者不知道你的看法，所以当他们谈论他们的信仰以及这对他们的意义时，他们是在冒险。更常见的情况是他们不去冒险。

对来访者信仰的尊重尚不足以把精神信仰的话题带进咨询室。你通常必须引导人们去谈他们的信仰。要让他们知道自己的想法、感受和行为是治疗的正当话题，即使当你们的讨论不是直接聚焦在他们的信仰身份上的，这么做也可以让他们谈论自己的信仰。

如果信仰的话题是让你舒服自在的，那么它可以是一个热点话题；但是如果你不这样觉得，那么这可以是一个棘手的话题。要对你自己的信念有所觉察。你会对来访者的想法和活动有反应，所以要小心不去污染他们对话题的审视。很多讨论是没有清楚的答案的，信仰的话题就是其中之一，但是这并不代表讨论就不重要。不管来访者是有信仰的、质疑的、有悟性的或者是无神论者，信仰都引发了人们对下面这些内容的关注，即归属、被理解、被爱，以及在这个孤独的世界中寻找属于自己的有意义的位置。这些都是严肃的存在主义议题。

## 第十三章

# 偏　见

　　偏见是教导宽容的伟大老师。在治疗中去倾听来访者说出的有偏见的陈述是很困难的，但是这不是你的时间。你可能对他们感到生气，但要尝试把自己的情绪放在一边足够长的时间，从而理解来访者的观点、这个观点意味着什么以及什么样的回应会是有帮助的。要不要去直接回应一个具有偏见的评论，这总是由你自己来决定的。在这一章以及第十四章"污名"当中，我们会呈现多种多样的可能性。

### 查 尔 斯

　　在三次治疗里，55岁的塞斯揭露了两个非常重大的个人挑战。第一，他把他们全家都搬到俄亥俄州，而在那里，他们所有人都有适应上的困难。第二，他挣扎在与两个处于青少年期的女儿的苦战中，她们和他越离越远；而且在他和妻子失败的婚姻里，两个女儿"被妻子招募进入她的阵营里"。在第三次治疗快要结束的时候，塞斯说，如果他搬回凤凰城，在他建立的公司工作，他所有的问题都会消失。他不愿意这么做，因为他觉得这将意味着他的家庭会和他姐姐有广泛的接触，他的姐姐是同性恋者，"我不想要我的女儿暴露在那样的生活方式中"。他认为他的姐姐会尝试去"招募"他的女儿。

　　这是治疗路上的岔路口。我有好几个方向可以走；最有趣的会是进行一个温和的解释，指出他似乎对"另一边的招募"感到恐惧，不管敌人是他的妻子还是姐姐，以及他会在这个过程中失去他的女儿。对于去面质他的偏见，我不那么确定；这还是治疗的早期，而他并没有特别的开放。他通过问了下面这个问题替我们做出了决定："同性恋是天生那样，还是因为在成长过程中受到不好经历的影响而形成的呢？"

　　一个糟糕的想法闪过我的脑海：他会不会是他姐姐在成长过程中有的其中一个"不好的经历"或者曾经有人想要"招募"他呢？没有去追寻任何这些想法，我摸索出一个中间道路的回答。我解释存在一个性别地图，基于偏向同性恋或者异性恋的基因易感性，人们会在一个较宽的连续体上的其中一端形成他们的成人行为，而个人的发展性经历则处在中间。塞斯说了一些话，提到这"很有趣"，还说他会再好好想想。

　　在他下一次治疗之前，他取消了和我的会谈而且之后再也没有回来了。回过头来看，我应该不去讲那些和性有关的教育的部分，而是说："我不知道你是否意识到，但是我们已经好几次谈到你的女儿被招募进不同的观点里面。我想如果我们直接谈谈这点可能你会感觉更好。"

　　在这一章里，我们处理来访者的这类问题，这些问题揭露了对他人或其他群体的负面的、有偏见的看法。我们考察尝试去宽待这种不宽容，而不是赞成这种不宽容所带来的挑战。我们都会发现，当这是一个学术活动或者是一个自由演讲问题时，对偏见宽容是更加容易的。然而，当你被来访者表达带有偏见的憎恨弄得措手不及的时候，你可能有强烈的反应。

# 问　　题

　　下面的问题会在回应部分得到回答。

"自由主义者认为同性恋者有同等的权利，你和其他所有这些自由主义者一样吗？"

"我们的公司改变了所聘用的大多数女性的工作头衔，因此我们可以通过给她们付更少的钱来省钱。很聪明的管理，难道你不这么觉得吗？"

"如果和你谈我的一些偏见，你会觉得我很糟糕吗？"

在很多情况下，当来访者表达一些陈述时，这些陈述会成为鲜明的"歧视"：性别歧视、种族歧视、老年人歧视、能力歧视、阶级歧视或者其他的具有偏见性的信念，例如，"我之所以不能在那个有影响力的委员会得到一席之地，是因为他们在找更多的少数群体代表"，或者"我从不在周二购物，那是杂货店老年人双重优惠券日，而我没有时间浪费在和那个群体抢购上"。对于这里的每个评论，你必须决定是把这些信息先记在心里以待后用，探讨其反应，尝试分析任何潜在的意义或者感受，把这个评论放置在来访者当前的临床关注点背景下考虑，还是反对这样的偏见。在下面讨论的这些问题里，我们使用的例子都很直白，可能不仅仅让人一时恼怒，而且常常需要你立即做出反应，因为它们在邀请你加入这些刻薄的批评。

# 回 应

## "自由主义者认为同性恋者有同等的权利，你和其他所有这些自由主义者一样吗？"

来访者提出高度具有偏见性的议题的情况是非常罕见的。可能有这样看法的人不会被吸引来参加具有自我反思性质的咨询，或者他们找到了和自己观点一致的治疗师，但这种情况偶尔还是会发生。作为治疗师，你会发现很多对话难以去容忍：听到不近人情的言语、攻击性言辞、目睹虐待的影响，或是与来访者一同承受痛苦和悲伤。对很多治疗师来说，最难的是要努力去倾听并与有偏见的人合作。

所有的回答都需要背景，但是当形成你的回应的时候，存在的一些一般性观点值得我们去考虑。这个来访者可能是在测试你，想要知道你是否和他共享一些信念。这可能是一种希望的表达，希望你会理解或者确证一个信念，而你在其他场合下也会听到这种希望的表达。但是如果你不能确证这样的偏见会怎么样呢？你必须选择是否要保持沉默，把这些材料先存在你心里以便在其他时候使用，去解读，去挑战这个观点，去观察或者去教育。沉默让来访者思考什么是他想要的，但是这是不是太懦弱了？你可以把来访者对同性恋的憎恶这一点信息先存起来，等到来访者做好准备去检查他的偏见的时候再使用。如果你有其他的信息，那么你可以解读这个评论，例如"我记得你说过在学校被欺负时，孩子们管你叫'娘娘腔'。你对同性恋的一些反应有没有可能来自那里呢？"或者"之前你描述你和一些同性恋男性的经历是非常吓人的。你对同等权利的担忧是不是源自过去的互动呢？"而一个挑战性的回答则是："你认为只有特定的某些人是受到美国宪法保护的吗？"或者"你认为我们应该要限制权利，就因为我们不喜欢某人的性别吗？"你的愤怒在最后一个回答中传达出来了，所以你可能会把任何对话都终止了。

当你发现自己有一些强烈的反应，比如愤怒的时候，记得在督导或和一个知识渊博的同事谈话时提出来。如果你想要去观察这个问题，把它带到更高的觉察水平之上，你可以说："哇，你对同性恋者得到同等权利有非常强烈的反应。可能这值得我们深入探讨。"最后，一个希望进行教育的回答听起来会像这样："研究表明，除了有同性伴侣这一点以外，同性恋个体在其他地方都等同于异性恋个体。什么让你感到担心呢？"所有这些回应都是可能的，而且你的选择会取决于你、你和来访者的关系以及治疗本身。

**"我们的公司改变了所聘用的大多数女性的工作头衔，因此我们可以通过给她们付更少的钱来省钱。很聪明的管理，难道你不这么觉得吗？"**

想象在这样的评论后面"眨眼、眨眼、点头、点头"是很容易的。从表面上看来，这个评论似乎是对女性的偏见，但是我们认为这更少是和偏见有关，而更多是和来访者自己的狡猾有关。我们对前面那个问题的建议是做出是沉默、解读、挑战、观察还是教育的选择，但是在这个例子里情况不一样，我们会首先考虑来访者的人格和价值观。想一想你拥有的所有信息：这个来访者是不是有人格障碍；这个来访者是不是有炫耀的倾向；家庭的或者是历史的因素是不是可以解释这样的管理技术；你是不是听到了对低自尊和自我保护的表达而不是偏见。我们初始的回应会倾向于弄明白其人格和价值观，例如，"嗯，这似乎是有欺骗性的、这是符合伦理的吗？"或者"如果你是其中一个女性会怎么样呢，你会怎么应对这样的管理技术呢？"

人们如何选择和加工信息会影响他们对他人的印象。我们中的很多人只去听那些和我们已经有的看法相一致的观点。我们可能会观看支持我们已有信念的新闻节目，阅读符合我们已有立场的声明书。我们希望，因为个体已经来到治疗中了，所以他是对改变保持开放的；但情况并不总是这样的。很多人专门想要确证他已有的信念，而我们只能就此做出一些决定。

**"如果和你谈我的一些偏见，你会觉得我很糟糕吗？"**

当来访者对一个偏见坦白的时候，我们中的大多数人是感到高兴的；这显示了在关系中存在的自我觉察和信任。问题可能会出现在你的来访者做出了这个自我表露之后。治疗师常常会错误地进行这样的回应，"有一些偏见是很正常的"，然后就过去了。这种类型的回应是带有好意的努力，尝试正常化来访者的反应、偏见或者是羞耻。这样回应可能会让人得到一些安慰——"那没有关系，每个人都会对某些事情有偏见"。但这可能是一个太过于简短的回应，减少了真正的审视。来访者真正在说的是什么？这可能是正常的，但即使是这样，来访者也有权公开地与其想法和感受做斗争。当你太快地正常化来访者的评论时，这可能是由于你自己对这个话题感到焦虑，或者是由于没有理解到这个特定的偏见引发了个体极端的不舒适感，即使这在你看来微不足道。如果你对自己的偏见感到不舒服，那么你会回避这些讨论。因此，请坐稳，保持对来访者带进来的狭隘焦点的关注："这肯定是不舒服的，我们谈谈吧。"

## 进一步的思考

"偏见很少能通过辩论克服；因为它们不是建立在理智上的，所以无法用逻辑摧毁。"

——泰伦·爱德华兹（Tryon Edwards）

每个人都有偏见，而且层次可以是无穷的以及迂回的。作为治疗师，我们不会从这样的现实中豁免，但是我们承诺了要尝试对自己不可避免的偏见保持清醒。偏见可能是不可避免的，但是这并不会让它变得可接受；它可以造成真实的伤害。这样的后果可见于情感的伤害、财政的困难和丧失成长的机会。

你是人类，而且你会对来访者有强烈的、时而高度个人化的反应。当你在听来访者的咆哮时产生了激动的情绪，或者当你的偏见潜进你的意识时，去找督导、顾问或者是一个可以信赖的同事。随后的讨论会对你非常有用，而且会改善你的工作状况。

# 第十四章

# 污　名

　　污名是一种偏见，但是在这些问题和回答中，来访者处于偏见的接收端。人们被贴上污名是因为他们在躯体外表上有差异，一种对你可以看到的"常模"的偏离；或者因为他们属于一个人种、种族或者其他的少数群体；或者因为他们的私人生活中有一些东西是其他人觉得不可接受的，例如离婚、有犯罪史、成瘾问题或者心理疾病。你会遇到各种各样的人。有的来访者担心因为做心理治疗而被贴上污名，而这是本章处理的主要污名。

## 琳　达

　　来访者有很多理由保守做治疗（或者治疗的原因）的秘密。一个大学新生告诉她的父母，她想要开始治疗，因为她有睡眠问题。这是真的，但她无法睡觉是因为她在来学校的第一周曾遭到强奸。一个33岁的男人从来没有告诉他的家人他在接受心理治疗，因为他父母之间敌对－依赖的关系以及这对他造成的巨大影响正是他寻求帮助的原因。一个48岁的女性不让她的家人知道她在治疗，因为他们是战争难民，要是知道她表现出的脆弱，会感到惊恐万分。

　　对治疗中的人们的消极刻板印象通常有两个极端：一是这些人是软弱的、

沉迷的、神经质的、没骨气的，拒绝做独立且艰苦工作来改善他们的生活；二是这些人不可信、疯了，是和我们其他人不一样的。而在这中间，我们看到的是对寻求帮助的文化预期，以及对依靠家庭而非专业人士的偏好。

污名是真实存在的，而且很多人之所以不寻求帮助，是因为他们惧怕被羞辱、被社会孤立、被工作歧视。因此，个体及其家庭会在缺少所需服务的情况下勉强对付过去。

# 问　题

下面的问题会在回应部分得到回答。

"我的家人说解决问题的方式是更努力地做事。为什么我就不能独立做到呢？"

"我需要咨询，我是怎么了？"

"我为什么那么软弱、懒惰、依赖他人？"

"我的父亲嘲笑我接受治疗。他的文化／族群不相信治疗。我应该和他说什么呢？"

"对那些想要知道我为什么接受心理咨询的人，我应该跟他们说什么呢？"

"你觉得向保险公司汇报我们的心理治疗，会不会让某些人掌握信息，从而以某种方式纠缠或影响我？"

"我会不会像苏姨妈一样变成一个疯子？"

"我应该告诉男朋友我在服用抗抑郁药吗？"

"我应该去测艾滋病／性传播性疾病吗？"

"你是不是觉得我疯了？"

还有我们最喜欢的并且会首先回答的一个问题。

"难道你们治疗师不是都有点神经兮兮的吗？"

## 琳　达

　　我在走廊上被一个做教学工作的同事叫住了，她问我："琳达，你是不是在课上跟所有研究生说他们都疯了？"我说："可能吧，我不记得了。他们说什么了？"她回答说："你说所有进入这个领域的人都有点疯。"我点了点头："我很高兴他们在听，那挺准确的。"那些已经把所有事情都弄明白的人不需要用他们宝贵的生命去从事治疗工作。我们进入这个专业是因为我们在寻找答案，解决问题，修补我们的生活或者我们的家庭，甚至修补那些已经死了数十年的人的生活。当来访者问"难道你们治疗师不是都有点神经兮兮的吗？"的时候，我会大笑，因为我在某种程度上同意他所说的。

## 回　应

### "我的家人说解决问题的方式是更努力地做事。为什么我就不能独立做到呢？"

　　这个问题非常常见，在来访者的家人迫使他终止治疗的时候就会出现。绝不要进入和来访者的家人的拉锯战。他们有他们的信念和恐惧。取而代之的做法是通过这么说去正常化他的评论，即"并不仅仅是你的家人有这样的老式信念，很多人都对治疗有一些奇特的观点"。然后，你可以鼓励他："治疗是一种更加努力以及更加有效地行动的方式。"如果你想要对一般价值观和态度有所了解，你也可以问"你的家人是不是反对一切形式的帮助，比如找医生、水管工、汽车维修员呢？"一如既往地，主要的焦点还是在来访者那里。"你觉得呢？我不知道你是怎么想的——为什么独立解决这些问题就更好？""你对我们的工作怎么想，我们的工作能够帮助你思考新的观点和解决方案吗？"你不能去推销治疗。你的来访者必须自己得出咨询有价值的结论。

### "我需要咨询，我是怎么了？"

这与自我不适感、自我憎恶、知觉到的弱点、文化刻板印象等主题有关，而这个问题恰恰是解决这些未解决的主题的序幕。"跟我说说你在担心什么"或者"你有一些问题，而且觉得两个人的智慧胜过一个人；为什么会因为这个而对自己那么不高兴呢？"或者"当你需要专家的时候就去见一位专家，这似乎是明智的做法"。这样的回应都可以是检查来访者的顾虑和担忧的方式。

### "我为什么那么软弱、懒惰、依赖他人？"

你可能想要找到这些假设源于何处，但是这样去说也可以安慰来访者："治疗是非常艰难的工作，这不是软弱或者懒惰的人能做的"或者"懒惰的人不会来治疗"。然后，你可能想要检查来访者的自我意象和来自他人的消极评判。

### "我的父亲嘲笑我接受治疗。他的文化/族群不相信治疗。我应该和他说什么呢？"

有的来访者的家庭、父母或者伴侣不支持她接受治疗。而这个提问再次带出了如何对这样的来访者进行回应。在美国，尽管人们的相关意识正在慢慢增强，但污名感仍是非常强烈的；在其他文化中，情况甚至更加糟糕。你可以帮助来访者思考。"我认为你已经长大了，而且了解如何寻找可以帮你把生活变得更好的资源。"或者"在这一点上不能得到家里人的支持肯定是非常令人不舒服的。"或者"你需要得到家人的支持/同意，才能自在地接受治疗吗？"或者"跟我说说你想要和父亲说什么，我们可以在这里对此展开工作。"或者"是的，当涉及治疗的时候，你可以感受到文化的冲击。"

**"对那些想要知道我为什么接受心理咨询的人，我应该跟他们说什么呢？"**

"你不必说什么。但是如果要说，你可以让他们知道你在获得你所需要的帮助，从而解决对很多人而言非常普遍的问题。"也可以说："很多人可能是好奇居多而非在批评你，所以不必假设这样问的所有人都会不赞同。"你可以对这些回应做出很多改编，从而使人们能够克服他们潜在的污名感。

**"你觉得向保险公司汇报我们的心理治疗，会不会让某些人掌握信息，从而以某种方式纠缠或影响我？"**

法律对信息的暴露是有限定的，但是人们并不总阅读他们签了名的所有表格。你必须承认："我不知道这会不会纠缠或影响到你，但你是对的，信息可能被泄露，我们也不知道反应会是什么。"有的来访者之所以自己支付费用，是因为他们想要治疗绝对隐私，但这是非常昂贵的。根据对来访者的诊断，你可以解释这些信息，并解释他的障碍的严重程度。

**"我会不会像苏姨妈一样变成一个疯子？"**

当来访者有一位患心理疾病的父母或者亲戚时，他可能担心自己会发展出同样的疾病。你们可以谈谈这样的恐惧："跟我再谈谈这个苏姨妈。她的症状是什么呢？"之后你可以问："你在自己和你姨妈身上看到共同点了吗？"有的障碍确实会在家族里出现，但是机会总站在来访者这边，而且他不是注定没救的。

**"我应该告诉男朋友我在服用抗抑郁药吗？"**

"要时刻知晓什么是隐私以及什么需要去分享是很难的。你们的关系是怎么样的？"每个人都必须决定分享什么秘密，同时继续保守什么秘密。你的工作是帮助他们考虑清楚，权衡利弊，并且反思他们对关系和分享的看法。最终，对来访者而言，这是一次很好的练习，让她决定个人边界在哪里。

### 琳　　达

一个最近来的来访者非常愤怒。几年前，她和一个男人约会，在关系刚开始的时候，她和他说："我们必须检查性传播性疾病。"他同意了。她去检查了。但是她不知道他其实从来没有检查过。快进到这段关系的结尾：他们仍然是朋友，两个人都和别人开始约会了。3 年以后，他告诉她，他有生殖器疣而且在他们约会的时候就有，但是他当时不知道。她可能被传染了。她非常气愤，因为他从来没去接受本该发现问题的检查。她本可以做出性行为方面更加深思熟虑的决定。故意被隐瞒的信息夺去了她做出合适选择的能力。

## "我应该去测艾滋病 / 性传播性疾病吗？"

这是一个和治疗没有直接关系的问题，但是一个极好的和污名有关的例子，使我们可以提起与伦理和倡导有关的议题。有些治疗师在学校中学习和倡导有关的内容，但还有很多人是因为对自己工作的承诺才涉及这个方面的。

身处这个领域但没有帮助他人的渴望几乎是不可能的。这样的帮助一般是以咨询和心理治疗的形式存在的，但是很多专业机构认为倡导也是我们专业责任的一个方面。倡导意味着主动的组织，而且可以反对给心理疾病贴污名化标签，赞同宏观政策和社会正义，或者你可能倡导对抗贫穷、无家可归、文盲、公民权利，甚至更加具体的问题，比如欺凌弱小、约会强奸或者祖父母的权利等。

倡导需要有一个比一些治疗师已经习惯采纳的更加主动的立场。在"我应该去测艾滋病 / 性传播性疾病吗？"的问题里，不管来访者是男性还是女性，是同性恋者还是异性恋者，你的回答都能鼓励对话向一个具体的方向发展。在一端，你可以简单地进行反映，"你似乎担心自己可能有性传播性疾病"。一个更加主动的回应是"如果你有性行为，那么检查是一种安全合理的预防措施"。

伦理领域的教育应包括提出："如果你有性行为，那么你有权知道任何你可能会暴露于其中的风险，你的伴侣也一样，尽管这样的对话可能会很难。"强有力的倡导可以包括这样的陈述："你对自己的性行为做出了选择。看起来，你对自己和他人负有一定的责任。"

当你选择了一个更为主动的角色时，要去改善那些最终影响来访者的心理健康和生活质量的更为宽泛的条件，于是你变成了另一种类型的变革推动者。这不是所有治疗师都会采纳的角色，但是这确实符合治疗师角色的扩展概念。

## "你是不是觉得我疯了？"

人们会给自己贴污名化标签。要坦诚相对："不，你没有疯，但是你确实有些问题需要去修通。"这个问题可以开启关于自我污名化的有益讨论。在后续的过程中，可以继续讨论潜藏在这个问题之下的羞耻感和屈辱感。

# 进一步的思考

"有心理疾病没有什么好羞耻的，但是污名和偏见让我们所有人都感到羞耻。"

——比尔·克林顿（Bill Clinton）

即使人们真的因为有需要才进入治疗中，那些由其他人贴在他们身上的标签仍然很容易被内化，而且导致他们感到自己是有缺陷和劣等的。你的一部分工作包括帮助人们克服这些错误的信念。

即使没有背负污名，大多数来访者仍然把治疗时段看作私人谈话。他们不会欣然和其他人分享治疗的故事。如果你除了是治疗师以外还是来访者，那么你可能会是例外。治疗师／来访者花费大量时间仔细研究自己的治疗师及其治疗。在这个过程中，你会了解到非常多和自己以及和作为来访者的体验有关的东西。请记住，其他人不像我们那样容易和别人分享治疗的好处。治疗师之所以高度评价治疗，是因为我们理解它的价值；但是很多人仍然觉得这是奇怪的和不可接受的。当来访者透露自己正在接受治疗的时候，他们会收到奇怪的眼神和尴尬的问题。如果你知道治疗被贬损了，那么你可以告诉来访者，污名在我们的文化里似乎正在慢慢改变，以此让他放宽心。

## 第十五章

# 外　表

尽管治疗主要是和内部世界有关的，但是来访者和你一样会对外表有反应。某些外表会在治疗的初期阶段有更大影响，因为你和来访者还只是陌生人，而且外部的印象会首先形成，但是很多形式的外表贯穿治疗过程。不要太担心，不要总想靠衣服或者咨询室来遮掩自己，这些都不是用来伪装的。相反，要把个人外表和咨询室的环境看作一种让你和来访者都感到舒服的工具，这样才能开始工作。

## 琳　达

今年一月初，我把长发剪成了短发。所有来访者都对此发表了评论，其中几个说："哦，新年新发型？"我同意。有几个人问道："是什么原因让你剪了头发呢？"针对这几个人的特殊性，我回答："我坐在这里鼓励人们去改变，而我自己从 20 几岁开始就从来没怎么改变过发型。"这是真的，但是我和这些不愿冒险的来访者分享这一信息也是有目的的。问题可以带有信息，回答也可以。即使是简单的、真实的回答，也可以具有治疗性。

正当所有人，包括我自己，已经习惯了我的新发型时，一个 22 岁的来访者在离开学校的几周后又回来了。她对我的发型做了些合适的反应，然后说："我的妈妈现在也是长头发，但是偶尔她会把它剪短。"停了一会儿，她说："当不好的事情发生时，她会把头发剪短，例如，我爸爸抑郁了，或是她患上子宫癌。""当你看到我的发型的时候，你是在担心我吗？"我问道。她停了一会儿，说："是的，我想可能有一些不好的事情发生了。"我告诉她我挺好的，让她放心，而这引发了一场很好的讨论，谈到她在节日期间探访家人时遇到的好事与坏事。我询问她是不是在担心，其实也不是真的只在猜测。其实我可以问一个更为开放的问题："你想象的是什么呢？"但是她的恐惧很明显，与她的人格和个人史相一致，而且随后的讨论才是最为要紧的。

这样的观察被证明很有用，而且理发是很容易处理的。其他和外表有关的问题和评论则难得多，而且常常让人极度不安。完全中性的反应几乎是天方夜谭。尽管你努力做到专业且是受欢迎的，但是伪装你自己的每个部分是不可能做到的，甚至是有害的。在研究生院，学生偶尔会因为中性的穿着和外表而受到过重的告诫，以至于他们开始觉得自己的个性受到了威胁，他们的穿着和个性注定局限于各种米色系的单调选择。如果我们把自己当作治疗过程中的主要工具，那么这个目标会显得非常奇怪。一个更有用的经验法则是让自己的外表显得舒服、尊重，而不是在挑衅。

当你面质和外表有关的问题时，有几个方面是值得思考的，后面会举例说明。和个人外表有关的一些问题表明，来访者想要和你以朋友间的、非治疗的方式进行联结。来访者想要了解你。其他问题可能暗示来访者的顾虑，觉得你无法理解其生活，因为你没有经历类似的问题；或者反过来，如果你有相似的经历，那么你会被困在陈旧的思维里。最后，一些和外表有关的问题可能是不那么友好的，而且可能带有攻击的目的。这里涵盖了一些范围很广的提问，包括外表、衣服、咨询室的装饰和非言语的身体语言，而这些都在向来访者传递信息。

# 问　题
## （和治疗师有关）

下面的问题会在回应部分得到回答。

"你在哪里买的衬衫？""我喜欢你的鞋子。""谁给你剪的头发？""你是从哪儿买到那个手表的？"

"你染了头发吗？""你去哪里弄头发呢？""你会秃顶吗？"

"你是什么人种？"

"出什么问题了吗？／发生什么了？"（治疗师坐在轮椅上，使用拐杖，有疤痕等）

"他们为什么给我分了一个女咨询师而不是一个男咨询师呢？"

"作为治疗师，你看起来太年轻了。你几岁了？""天啊，你比我母亲／父亲的年纪都要大。你怎么可能理解我呢？"

"我在减肥方面有困难。你可能知道我是什么意思。你是不是也总是有点超重呢？"

"多么糟糕的咨询室！这不是你的，对吗？"

"我好喜欢你脚趾涂的指甲油。那是什么颜色呢？""你今天看起来很吸引人。那是新的套装吗？"

"你总是双臂交叉坐着。你知道这表示你在隐瞒些什么吗？"

"你又给我那样的眼神了——说明你失望了，对吧？"

"你打呵欠了。你觉得无聊吗？"


每个来访者都是不一样的，你和他们的关系也是如此。在考虑这些问题以及可能的回答时，请记住这些回答总是会有所差异，取决于来访者、问题对来访者的含义、提问时间以及治疗阶段。

# 回　应

## （和治疗师有关）

**"你在哪里买的衬衫？"　"我喜欢你的鞋子。"　"谁给你剪的头发？"　"你是从哪儿买到那个手表的？"**

衣服是显而易见的，而且可以使人想到力量、财富、品位、信仰或者价值观。你一直在向来访者展现自己，所以当他们观察你或者你的咨询室的时候，没有太多理由为此吃惊。我们建议你把这些温和的问题看作来访者尝试更好地了解你，以及努力建立起比来访者和治疗师更加平等的关系。你可以热心地以及中性地回答"谢谢"，然后提供基本的信息："我是在梅西商场买的。"或者"这是新的，很高兴你喜欢它。"或者"这块手表是一份礼物，我很喜欢它。"如果关于你的衣服的提问变成了治疗中的常规特征，那么你可能需要进一步询问："你常常对我的衣服做出评论，这是为什么呢？"

和衣服一样，珠宝也可以是身份和信仰的象征或者是对人格的声明。这可能对你有个人意义，对来访者来说也是如此。治疗师如果佩戴特定珠宝、穿民族服饰或者身上有其他文化或信仰的象征，那么他们可能会被就此提问。很多治疗师不戴有信仰含义的珠宝或者不穿突出这方面信息的衣服，就是为了回避这样的讨论。但是如果你这样佩戴或穿着，就要倾听引出的材料，这些材料会让你了解来访者的反应。这个问题可能会出现在咨询室里。

初始的外表也标志着移情和反移情反应的开始，尽管它们很少在当时就得到讨论。在第一次治疗的时候，一个青少年来访者注意到伊丽莎白的鞋子，说道："这双鞋和我高中时期的一个女同学的鞋一模一样，她很讨人厌。"尽管伊丽莎白帮助她审视了那些刻薄的女生、她所遭受的排斥以及高中时的种种评判，这个来访者还是没有再回来。她的母亲打电话说她觉得不舒服。这双鞋引发的反应可能不是可以轻易消除的。

当儿童询问和外表有关的问题时，大多数治疗师会以很不同的方式回答，可能会表露得更加自由，提供更多信息，回答问题但不去询问问题源于哪里。你想要推动来访者的好奇心。他们的问题也提供了和他们相关的信息，而且可以被记在心里以供日后使用。当你和成人一起工作的时候，这个过程不会非常不同：你还是想要引发他们的好奇心，但你想要更快地利用他们的自我反思能力，他们要比儿童更具备这种能力。

## "你染了头发吗？""你去哪里弄头发呢？""你会秃顶吗？"

这些问题更加私人；它们涉及咨询室以外的你，而且值得你这么认为。你可以询问："你这些天在想很多和头发相关的事情吗？"有些来访者询问这些问题的时候可能是带有攻击性的，这时候要使用你的临床判断。如果这些提问像在搅动你的边界，那么你有权利划清界限，"我们应该谈论你，现在谈我谈得太多了。"但是要把背景记在心里，而且记得这些问题的含义会因提问者的不同而不同，例如是来自一个 15 岁的青少年、来自你的同龄人，还是比你年长很多或年轻很多的人。性别、文化和成长情况都影响着询问个人外表的问题是不是可被接受。来访者以尊敬你的方式进行的对外表的提问可能只是好奇而已，但是愤怒且好胜的来访者可能会以攻击的方式表达。给问题准确地贴上标签，然后你会有你的方向。"你对我的头发有怎样的好奇呢？"可以开启一种讨论，而"哎哟，这似乎真的非常不寻常"则可能开启另一种讨论。

外表是显而易见的，用眼睛就能看到，所以在某种程度上更暴露。你可以调整外表上的某些要素，例如妆容、发型和穿戴更加职业的衣服。文身和穿孔是最近才出现的，你需要决定展示和隐藏它们的合适程度，而这取决于你和正在治疗的来访者。根据你在哪里工作，你可能要在外表上做一些改变，例如摘掉别致的珠宝，以此对来访者的经济水平表示尊重。对外表上的某些方面，你无法做太多改变，你无法太隐瞒年纪，假装没怀孕，或者隐藏你的体重、身高、族群或者疾病。你生活的这些方面具有一定的触动性，对和来访者探讨这些方面保持开放是你工作的一部分。

## 查　尔　斯

　　我在回顾一个研究生和一个来访者的治疗录像。作为治疗师，这个学生穿着牛仔裤。我被这一点震住了，并且评论说，在我 25 年的实务工作中，我只在一次治疗中穿过蓝色牛仔裤——那是一次在周末发生的紧急治疗。我通常穿牛仔裤到大学去工作，并且穿它给学生上课；尽管我确实看到在咨询室有不止一个治疗师是穿牛仔裤（或者短裤）去接待来访者的，但是我从来不这么做，那不是我。虽然这不会干扰我面对来访者的专业表现，但是这会让我在工作中分心。我询问这个学生，这对他来说可能有什么含义，他说他之前完全没有考虑过这一点，但是他之后会想一想。

**"你是什么人种？""出什么问题了吗？/发生什么了？"（治疗师坐在轮椅上，使用拐杖，有疤痕等）"他们为什么给我分了一个女咨询师而不是一个男咨询师呢？"**

　　对这些问题需要给出不同的回答，但是这三个提问有两点共同之处：它们是视觉上可见的；来访者通常不愿意去询问。你可以做的是，回答这个问题，展开一个讨论，然后习惯自己可能会被问到。

### "你是什么人种？"

　　"我是中国和爱尔兰混血。我猜你一直都在好奇吧。"或者"我很乐意回答，而且我对你的问题很好奇。"或者"我是中东人。这对你来说很新奇吗？"或者"我是白/黑/棕色种人，你有什么想法吗？"人种是一个微妙的话题，可能会被以很慎重的方式进行询问。

## 伊丽莎白·马克雷恩（Elizabeth Marklein），
## 一位美国西北大学的研究生

今天在我的实习安排中，一个20岁的非洲裔来访者汤姆斯，描述了白人过去是怎样以多种多样的方式伤害、忽略和骚扰他的。兄弟会白人成员说他是同性恋者，而且散布谣言说他有艾滋病。当他表达他感受到的伤害时，我感到有必要提及我的肤色。我问道："和一个白人治疗师谈话会让你感觉怎么样呢？"我这么问是因为我感到我们的人种差异可能会影响他对我的信任。汤姆斯回答"还好"，然后继续说他的故事。

即使他回避了进一步讨论的邀请，伊丽莎白也对汤姆斯了解得更多了，而这可能会在之后对他有帮助。他可能在直率或者面质方面存在困难。不管未来方向是什么，伊丽莎白的评论是一个良好的示范。来访者间接地提到了人种，而治疗师则把它放到了台面上。现在，他们任何一个人都可以回头继续谈这个话题。

### "出什么问题了吗？/发生什么了？"（治疗师坐在轮椅上，使用拐杖，有疤痕等）

类似地，这个问题要求开放的回应。如果提及的是身体健康欠佳的情况，那么可以直接点出来："轮椅让你感到惊奇吗？"疤痕和印记会被间接地评论，例如，"我好朋友的下巴上有一个很大的疤，而且她……"这提供了一个机会去说"我想你注意到了我的疤痕。你是不是对它感到好奇呢？"多半情况是，来访者可能想要知道，但是他们会保持沉默，所以你并没有很多机会适应差异的话题。你保持中立地谈论来访者观察后发表言论的能力，可能让他在人生中第一次了解到这样的讨论原来是可能的。

## "他们为什么给我分了一个女咨询师而不是一个男咨询师呢？"

性别是所有身体差异中最明显的，然后紧跟着的就是人种和年龄，但是这肯定是受到期望影响的，甚至受刻板印象影响。来访者通常对和一个男性或女性治疗师一起工作是有偏好的，但是随着治疗的推进，治疗联盟在发展，这些差异会被最小化。以简单的观察意见开始："我猜你会倾向要一个男性咨询师。为什么呢？"还有其他带有暗示的评论，"你怎么可能会理解自慰、勃起或者其他性别特异的活动；你是一个女人／男人。"可以用这样的话去回答："确实是这样的。你会帮助我理解。当你这么做的时候，我们俩都会了解更多。"

儿童大概在 4 岁开始注意到人种的差异，所以他们可能变得好奇，而且会比成人更自由地问起你的肤色、头发或者人种。就成人而言，你无法提前知道当你和他们预期的有明显不同时，哪些来访者会对你有强烈的反应。当你对这些差异进行提问时，你不是要去寻找有偏见的表达；而是想检查看看是不是存在不舒服、困惑或者其他反应，而讨论这些反应可能会有帮助。你也想要利用任何机会让来访者对自己了解得更多。你想要设定一个开放讨论的基调。最后，如果你是在回应来访者的观察，那么我们不鼓励你长篇大论。

## 查 尔 斯

在和来访者迈克的第三次治疗快要结束的时候，因为后面没有再确定治疗的时间，所以我在桌子底下拉出公文包，想要去拿时间安排表。迈克注意到我的公文包边上有贝拉克·奥巴马（Barack Obama）的贴纸，他冷淡地发表了评论："我想我知道你的立场是什么了。"他取消了我们下次的会谈，然后他打电话且留了个口信说他非常忙，等他的时间安排没那么紧的时候会再打电话来约。他再也没有打电话来。虽然他一直都是一个不太主动有点勉强的来访者，但是让我好奇的是，他对我的政治立场的观察在多大程度上导致了他做出离开治疗的决定。我希望我们能有机会谈一下这一点。

"作为治疗师，你看起来太年轻了。你几岁了？""天啊，你比我母亲／父亲的年纪都要大。你怎么可能理解我呢？"

这两个问题更多是评论性的，比如，"你让我想到我女儿／我妈妈最好的朋友／我的教授。"这个问题是在问你是否可以理解来访者的生活，因为你是那么不同而且没有经历过（或者是在那么久以前经历这样的问题，所以可能已经脱离当下的现实了）类似的问题，这些问题包括是年轻的、年老的、肥胖的、吸引人的、健康的、高的或者所有其他我们和别人在外表上不同的方面。只要问"我看起来太年轻／太老以至于不能帮上忙吗？"就可以。你不会立刻变得更老、更年轻或者更高；你承认外表上的差异，而你的开放性会消除来访者的不舒服，并且能够拓宽安全话题的范围。

### 玛丽·米勒·路易斯（Mary Miller Lewis）博士，老年人心理学专家

我告诉我的学生，一个60岁的男人可能会对要去咨询室和一个25岁的女性谈话感到尴尬、想要保护对方、持中立态度、兴奋或者羞耻。尝试注意这些反应，将它们提出来并且审视它们。开放性有利于减轻来访者的焦虑，并鼓励他们认识到这样一点：即使你们不是相似的，你也可以理解他们的世界，并且对他们有所帮助。

"我在减肥方面有困难。你可能知道我是什么意思。你是不是也总是有点超重呢？""多么糟糕的咨询室！这不是你的，对吧？"

这类问题中带有的攻击性没有你的体重或者咨询室被看作你作为一个人或者一个专业人士的重要体现的事实有趣。这对你的来访者意味着什么呢？你缺

少意志力、品位或者金钱？你不像个治疗师？听来访者所说的话，并且判断他们是否具有攻击性或者是否有不妥当之处。如果具有攻击性，那么可以指出，"哇，那是相当有敌意的。你正为什么感到心烦呢？"或者"我不苗条或者我的咨询室很简单似乎烦扰到了你。"如果这不是有敌意的，你可以说一些观察后的意见："你是不是担心我的体重／咨询室意味着我不能帮助到你呢？"或者把讨论转向更深层的没有被说出来的顾虑："如果我不完美，这会让你恐慌吗？"

　　来访者之所以想知道你的衣服、体重或者咨询室反映了你的什么，通常是因为他们好奇这些东西反映了他们的什么。然而，这些方面常常对于你成为优秀治疗师的能力来说是非常次要的。通过以后者考虑这些问题，探讨来访者对你的想法可以推动治疗，而不是成为对你的职业自我的核心的威胁。

### "我好喜欢你脚趾涂的指甲油。那是什么颜色呢？""你今天看起来很吸引人。那是新的套装吗？"

　　这两个问题提供了很好的例子，说明如果你听到了性暗示，你就会感到不舒服。更进一步的问题是："你能教我女朋友怎么穿衣吗？"和"你下周还会穿这件性感的衣服吗？"。如果你在酒吧里，那么你知道该做何反应，但是在咨询室里则不然。这些问题在治疗中加入了性的张力、调情、哄骗或恫吓。来访者似乎希望专业的关系变成约会或恋爱关系。把对话重新拉回正轨的回应包括："谢谢。你是有恋爱关系的问题吗？""我想我们有更重要的话题要谈。""让我们回到先前谈的（你的问题）。"或者"这是治疗，不是酒吧；让我们还是谈谈你的问题吧。"如果你要重返主题的努力不成功，你需要更严肃地思考这个问题，并且尝试以不同的方式处理这个情境。第十一章专门为我们讲了与性相关的提问。

　　如果评论升级了，你要尝试用一种既让你回到工作中，又不羞辱到来访者的方式回答。"这是一段专业的关系，并不包括性。""治疗起作用是因为我们不用外部事物，比如性，把它复杂化。""你在对我的性取向发表意见。让我们弄清楚你在寻找什么吧，也许我们可以找到办法让你在生活中更为合适的地方得到它。""性评论对治疗关系不会有好处。"或者"你似乎想要把我们的关系变成别的什么，我不会让它发生的。"有的时候，调情或者关于性的话题是出于对亲近的渴望。说到底，来访者可能第一次感到被理解，而这是强有力的体验。在其他时候，尖锐的、不舒服的提问是为了削弱治疗关系的力量。如果你什么都不说，而这样的评论重复出现，那么你会发现自己讨厌某些来访者或者整天的工作。不要让事情发展到那个地步；你和来访者有工作要做。如果"让我们回到……"不管用，而你觉得来访者不恰当的提问是他需要处理的治疗问题的一部分，那么你可以直接地对这些材料进行评论："你的那个提问是我们一直在讨论的让人尴尬的对话／不恰当的陈述／把关系推向性的层面的问题（或者任何你理解的他的问题）的一个例子"。

## "你总是双臂交叉坐着。你知道这表示你在隐瞒些什么吗？"

对身体语言的分析在电视上非常流行，而且为小报所喜爱。身体语言并不那么可靠，而且很容易被操纵。当然，如果一个青少年来访者背朝你坐在地上，那么她是在给你发送一个信息，但是如果你们简单地坐在那儿交叉着手臂或者腿，不要从里面读出太多内容来。

不要掉进大众心理学。回答，"是的，我常常双臂交叉坐着。我感觉这样很舒服，但是我从来没想过这是在隐瞒什么。你这些想法是从哪里来的呢？"

## "你又给我那样的眼神了——说明你失望了，对吧？"

来访者和治疗师会去注意看对方的兴趣和认可。当你身体前倾或坐到椅子边缘时，来访者会注意。他们认为，不管是对是错，他们在谈论对的事情。相反，当你的目光呆滞时，他们可能会认为你是不是对他们厌烦了。

"我看不到自己的脸。那样的眼神对你而言意味着什么？"当然，你那时的想法和感觉很重要，但是首先，来访者的看法更为重要。当来访者的反应被理解时，好好想想你当时在想什么。表露你的想法可能会有所帮助，例如，"你非常善于观察。我还在想你对母亲的评论。"或者"我不确切知道自己当时的表情是怎样的，但是我当时在想我还不理解你对你老板的反应。"

### "你打呵欠了。你觉得无聊吗？"

如果和来访者在一起的时候你感到头昏眼花，那么仔细检查你的反应；这可能是对来访者或者双方关系的诊断。观察然后评论你自己："很抱歉，我身体感觉不太舒服。"或者"我没有觉得无聊，只是有点累，但我对你感兴趣。"如果来访者是正确的，你可以承认："很抱歉，我对这次谈话有点茫然，我的大脑在开小差。"或者"我不是觉得无聊，但我感觉被从这次的谈话里排除了，而且恐怕我的思绪没有在这儿了。"或者"不，我没有觉得无聊。我在跟着你的思路呢。"如果极端的反应太频繁地出现在你脸上，那么和督导或者同事就这点进行检查可能会是一个好主意。

## 问　题
（和治疗环境有关）

### 琳　　达

　　我的治疗师的咨询室是他家里的日光室，那里摆着很多私人照片，要比你通常会在一个治疗师的咨询室里面看到的多得多。在我来来去去的过程中，我注意到一张照片，这是一张合照，治疗师的三个儿子也在其中。很多很多个月以后，我意识到还有两个女儿也在那张照片里。我感到很尴尬。由于我本人是家里唯一的女儿，我想我当时可能没有准备好看到他也有自己的女儿。这张照片没有改变，改变的是我。

当然，治疗在大多数时候依靠的是谈话。双方会听到大量信息，但是其他的感官，尤其是眼睛，也会在治疗过程中收集或准确或扭曲的信息。琳达的例子让我们想要把这句话"对美的判断因人而异"改成一个心理学的版本："对现实的判断因人而异"，意思是来访者看到来访者所看到的，这也被称为移情。如果你某天的第一个来访者有过度进食问题，你可能看起来是瘦的。2小时以后，下一个来访者有贪食症，那么你会被看成是胖的。你可能被看作年轻的和脱离现实的，或者是一尊青春的艺术品。物质的视觉世界不像我们想象的那么具有一致性，它受制于解释。你的美貌、外表、咨询等候室里的杂志、桌子、艺术品和鞋子，在旁观者眼里都具有生命。

下面的问题会在回应部分得到回答。

"为什么你的咨询室里有那么多你儿子的照片？"

"你为什么不在这里放一些更私人的照片呢？"

"在你那本《人物》（*People*）杂志封面上，你看到林赛·洛汉（Lindsay Lohan）了吗？"

"为什么你的咨询室那么脏乱呢？我无法忍受了。"

我们不想把你吓住，让你变得过度警觉。我们不想让你去监管你所呈现的视觉世界，从而避免刺激来访者的想象。相反，我们想让你利用视觉感知带来的机会，并且对此感到欣赏和舒服自在。

通过讨论和视觉知觉有关的提问，我们想要突出三个有趣的议题：（1）你可以选择是聚焦到现实还是知觉；（2）这可能不是你对知觉性扭曲进行回应的正确时机；（3）移情贯穿治疗的整个过程，你有时会直接处理它，有时先不管它。

# 回　应
## （和治疗环境有关）

### "为什么你的咨询室里有那么多你儿子的照片？"

你可能没有儿子；这可能是你的一个外甥或者是属于另一个治疗师的照片。但这都不重要，尤其在最初几个月的治疗里。跟随着人们所看到的——你会通过他们的眼睛了解世界。你会看到他们所处的环境。这和现实无关，这和正确无关，这和更好地了解你的来访者有关。你可以问："和这些照片有关的什么东西吸引了你的注意 / 让你不安呢？"

### "你为什么不在这里放一些更私人的照片呢？"

首先，你想要探索来访者的世界；然后你可能选择去教育他。"这是一个诊所，我们共享咨询室，所以这些房间往往是比较非个人化的。听起来，你是在好奇我为什么不把这里变得更加个人化。"如果你想要对政治正确性的评论进行回应，你可以说："我们想要摆放一些反映了各种类型的人和家庭的照片。听起来，这些照片让你心里面有一些想法。"

### "在你那本《人物》杂志封面上，你看到林赛·洛汉了吗？"

那可能不是你的咨询室或者不是你的杂志，而且你可能不认识林赛，但这是解释这些的合适时机吗？时机很重要。林赛是进入来访者世界的一种方式。"林赛最近在做什么？"这样，你就可以从来访者那里了解到和林赛、詹妮弗·洛佩兹、妮可·基德曼、布拉德·皮特和安吉莉娜·朱莉有关的重要信息，以及这是如何关系到她的生活的：这是你有兴趣讨论的，比如不忠、进食障碍、成瘾、单纯的羡慕。另一种询问方式是，"我不'粉'林赛。你看到什么了？"当你已经走得够远时，要转回到你们的工作其实也不是很困难，你可以说："谁关心他们呢？这显示出了和你有关的什么呢？"

**"为什么你的咨询室那么脏乱呢？我无法忍受了。"**

这是一个很严肃的问题，而且这个来访者可能感到你不是一个让他们放心的人。任何关于环境的反复困扰——难以找到停车位、难以操作电梯、难以找到入口——都是重要的而且是值得进一步探讨的。有的时候，这些问题反映了现实，但有时不止于此。承认现实状况，询问来访者可能还想表达什么。"我的脏乱让你感到不安。你知道为什么会这样吗？"或者"我的咨询室今天特别脏乱/不整齐，是吗？"或者"是的，停车通常跟噩梦一样，而且今天似乎让你很生气。"这给了来访者机会去说更多。很有可能发生的情况是，你的来访者记起了某个脏乱的人，而那个人有很糟糕的边界感，或者他们感到事情不受控制所以需要一些秩序感。不要去道歉、整理或者找借口；你想要帮助来访者弄清楚为什么脏乱是让人痛苦的；与此同时，也要让他们知道他们可以信任你并和你一起把工作做好，从而让他们得到一些安慰。

就外表这个方面，某些来访者会触发你的一些反应。当你发现自己小心谨慎地穿衣，担心自己的头发，或者过分整理咨询室的时候，你就知道了。来访者可能是脆弱的，而且需要一个完美的世界。你可能发现自己不想要因为粗枝大叶而让来访者感到不安。来访者可能是自恋的，而且嘲笑你的穿着。来访者也可能让你感到自己是年轻的、像性玩物、缺乏经验或者没有价值。你可能感到自己需要一个完美的设置去做你的工作。当你有一些强烈的反应时，要在这些情况下询问自己："来访者触发了我的什么呢？"你会对来访者有更多了解，甚至可能对你自己也有更多了解。

## 琳 达

在最后一次治疗中，当我们在门边说再见的时候，来访者看起来很迷惑，然后说："我一直以为你要更高些。"在她的眼里，在治疗开始时，我可能更高、更有气势。在看到她的内部成长对她的外部知觉的影响时，我非常感动。身高，正如美丑那样，会因观察者的不同而不同。

# 进一步的思考

"为什么不做自己呢？这是成功亮相的全部秘诀。如果是一只灰狗，为什么要努力让自己看起来像小狮子狗呢？"

——达姆·伊迪丝·西特韦尔（Dame Edith Sitwell）

学习成为一个治疗师是一种内在变革，所以很容易将外部世界弱化。然而，明智的做法是考虑一下，你希望给会谈中的两个重要人物——你和来访者——留下怎样的印象。你在传递信息，所以要有意识和有目的地传递。一些来访者对整体表现是非常敏感的。当来访者对琳达的咨询室，尤其是身处其中的平静感和安全感，做出评论时，琳达已经不再对此感到惊讶了。当然，她花了很多年来维护这些特征，这是和受训时非常不同的情景；在受训时，她偶尔会在改良过的储藏室进行治疗，或者背着装有纸巾盒和小闹钟的包在不同的咨询室做治疗。

外表很重要，因为你想营造一个安全的、专业的和保密的环境。来访者大半个小时都坐在你对面，在这个过程中没有太多可以看的，所以他们会注意到你的表情、你的衣着和咨询室的家具，即使你无法控制这些。就连你在电话留言机里的声音都很重要，因为这可能是一个潜在来访者和你的第一次接触。对外表的在意不是表面肤浅的，不要把对这些细节的关注看成不重要的或者是浅薄的。正如你尝试对来访者有所了解，来访者也在尝试对你有所了解，从而判断这是不是一个安全的环境，可以去表露和探索他们的生活。

# 第十六章

# 梦

梦，比治疗的很多其他成分更能捕捉人们的想象。毫无意外地，来访者通常假定你会在治疗中使用梦；在大多数情况下，他们会被释梦吸引住。他们希望自己的无意识过程可以在治疗中显露出来，并由你们两个人来破解。你不需要经过高深的培训才能去和带来一个梦的来访者一起工作——你要使用已有的技巧去访谈这个做梦的人。

## 琳 达

在和即将结束校外实习的一组学生的最后一次见面时，一个准社会工作者跟我们说了她的梦。简（Jane）说："我梦到我待在树林的小屋里。我想出去到处走走，但是在树林里过得很苦。我全身都是刮痕，脚受伤了，而且必须要在缠结的树丛中艰难前行。最后，我回到了小屋，非常疲惫。然后我又想要出去，这次更容易了，但是在艰难地回到小屋前，我在树林里苦苦挣扎。我又出去了，这是第三次，这次旅途是轻松的。在回来前，我甚至脱了鞋，跳着穿过树林。当我回来的时候，我知道这是同一间小屋，但是它看起来不一样了。"每个听她说的人都爱这个梦。做梦的人是怎么想的呢？简说这个梦描述了她这一年的培训：刚开始非常困难、迷茫而挣扎。随着时间的推移，做治疗变得更容易，而且她变得更加有信心。我被这样的想法震住了，因为在一次重要的旅途之后，尤其是那些改造了我们的旅途，甚至连家看起来都不同了。

来访者通常读过那些生动描述梦的小说，看过关于梦的电影，而且在商店结账的通道上拿起过一本名叫《梦的解析》（*Dream Interpretation*）的小书，一本解释怎么分析意象或者预测未来的书。所以，不管你是否和梦一起工作，你都很可能被问到和梦有关的问题，这些问题甚至可能是由那些回避强调无意识治疗的来访者提出的。这一章里的问题和回答不太是关于潜在的议题或者梦的象征性的，而是关于为你的回答提供准确的、吸引人的信息。

## 问　　题

下面的问题会在回应部分得到回答。

"梦是什么？"

"所以，你想要我说说我的梦吗？"

"当我不是真的在睡觉的时候，我那些奇怪的梦是怎么回事呢？"

"如果我做了梦，我应该告诉你吗？"

"你会分析我的梦并且告诉我它们的意义吗？"

"我们要怎么做梦的分析这件事情呢？"

"在商店结账的通道那里买到的关于梦的意义的书有价值吗？"

"如果我反复做同一个梦，这是不是意味着这特别重要呢？"

"在梦里，我的女朋友背着我和别人偷情，这是不是意味着她在现实生活中也会这么做呢？"

"暴力/射击/杀人/强暴经常在我的梦里出现，在现实生活里，我是不是更可能这样做呢？"

"如果我不做任何梦，这是不是很怪异呢？"

# 回 应

## "梦是什么？"

来访者并不想要你用关于睡眠阶段和梦的解析的课程来进行回应。然而，他们确实想要知道你对梦是否熟悉以及在与它们工作时是否感到舒服，所以你可以具体且科学地回答："梦是心理的意象，这些意象整合了快速眼动睡眠（rapid eye movement sleep，简称 REM）过程中的想法和感受。"或者带上一些临床的信息，"对梦的临床意义有很多不同的观点。它们可能是愿望、恐惧、获得控制感的尝试、对个人缺点的补偿、对压抑了的情感的声明、组织想法和感受的尝试、未完成的事情，或者可能是随机的神经元放电活动。"那些花费多年研究梦的专业人士也无法解析这许多的可能性，梦可能是这些东西和更多别的东西。

然而，在我们的经验中，几乎没有来访者会因为把梦看成随机的神经元放电活动而在治疗中提到梦的话题。来访者提起他们的梦，是希望我们更多地理解他们的生活或者解决他们的迷茫、痛苦或者恐惧。例如，在琳达的来访者黛特刚刚开始和格雷格约会的时候，她说："我昨晚做了一个奇怪的梦。"在鼓励下，她继续说："我妈妈开车载着我，半路上，我们遇到了格雷格。她把我交到他手上，然后让他陪我走完剩下的路。第二天，我告诉了格雷格这个梦，非常尴尬。"之后在这次治疗中，她没有进一步地谈及这个梦，而是承认自己爱上了格雷格。这个梦似乎代表了她的愿望，而非她每天的生活。我们已经看到过，来访者的梦可以在治疗中起到极大的帮助作用，所以我们通常想要以一种邀请和检查的方式回答和梦有关的提问。例如，"梦可能为我们在这里的工作带来一些真正的洞察。你现在洞察到了什么吗？"

与此同时，来访者在治疗还剩几分钟的时候提到一个重要的梦或者询问和梦有关的问题，如果你去追这个话题，那么你会进入一次简短得让人遗憾的讨论中，所以请把这次讨论推迟。梦需要时间；如果你不能投入时间进行漫游式的不受约束的对话，那就承认这一点："这太有意思了，所以让我们记住下周来谈论它。"

## 查 尔 斯

在几年前的一次个人经历之后，我变得更加深信梦的用处。我有一个生动逼真且让人困惑的梦。在梦里，主要的人物是我几年前教的一门大课上的一个本科生。尽管我在乎我的学生，但为什么这位相对不那么突出的年轻女士被我从大脑的深处拉出来，我是无法理解的。几天以后，我终于明白过来了，她名字的缩写和一个让我很生气的学术管理员的名字的缩写完全一样，对这个学术管理员的情绪引发了我的一些戏剧性的情感联结。我发现了一个模式，我梦里的人物通常是间接的意象，他们名字的缩写代表着我正有着互动的其他人。我把我的无意识所使用的这些编码告诉了妻子特蕾西（Tracy），现在她认为当我梦到泰格·伍兹（Tiger Woods，T. W.）的时候，我实际上是在梦到她。尽管这通常是真的，但我也相信我有时可能只是梦到了世界上最出名的运动员而已。

### "所以，你想要我说说我的梦吗？"

让人惊讶的是，80%的治疗师报告说，他们在治疗中使用过来访者的梦，至少偶尔使用过。如果你接受一些对梦进行工作的培训或者有经验，而且喜欢在治疗中使用梦进行工作，那么你可能会欢迎来访者问这个问题，并且具有当来访者提出分享任何隐私材料时你所会有的相同的开放性。"好的，我喜欢和梦工作"，或者"好的，我认为梦可以推动我们在这里的工作"。如果梦的工作在一开始看起来会是治疗之外一个有用的或者受欢迎的部分，那么你可能要鼓励来访者使用一些技术，比如，"随着我们继续谈论它们，你会更加容易记住你的梦"，或者"如果你想要增强你对梦的记忆，那么你可以考虑在醒来以后草草记下你的梦，这样我们就可以一起来探讨它们了"。

梦的工作已经成为主流心理治疗的一部分，不再只是精神分析治疗师的领地，这些精神分析师赞同弗洛伊德提出的梦是"通向无意识的捷径"的观点，或者格式塔的奠基人弗里茨·珀尔斯（Fritz Perls）的哲学理念——梦可以帮助人们重获他们丧失的人格部分和变得更加完整。尽管如此，梦的工作并不被推荐用于精神病性来访者，因为这么做可能会使他们远离现实。也要注意，对某些来访者而言，解梦会绕过他们的心理防御，所以如果你不想往那个方向走，那么可以考虑跳过对梦的讨论。

如果你不想要听到梦，那么可以轻松地说："一般而言，我不对梦进行工作。我们可以通过其他方式了解你。"或者"虽然梦确实在人们的生活中占据一席之地，但是我们在这里的时间可能最好花在处理一些更加紧迫的问题上，例如，对_____的关注。"请记住，你的来访者提出把一些非常私人的、常常让人困惑或者害怕的材料带到治疗里来，并且要和你一起检查。所以，如果你拒绝了，那么一定要表现得温和。你是在拒绝一份礼物。

## "当我不是真的在睡觉的时候，我那些奇怪的梦是怎么回事呢？"

不要假设当来访者询问和梦有关的问题时，他们就只会谈论睡着时候做的梦。来访者可能使用这样的表述来引出一个希望、幻想、目标或者更加让人不安的错觉或幻觉。所以要去问："你能描述一下这些奇怪的清醒梦是怎么样的吗？"或者"你在什么时候会有这些奇怪的清醒梦？"或者"跟我说说其中的一个吧。"对要随后可能出现的内容保持开放的心态，而且不要让来访者感觉自己说错了。

### "如果我做了梦，我应该告诉你吗？"

如果你无法建设性且专业地利用梦来指导有效的治疗，那么你有权也有责任对在治疗中使用梦的询问说"不"。在这种情况下，你需要坦诚。如果你没有对这个领域的兴趣、知识和能力，那么直截了当地说出来就可以了，但同时不要拒绝来访者。"我们当然可以在这里谈论任何事情，但是梦的工作不是我认为对来访者有用的方式。"

### "你会分析我的梦并且告诉我它们的意义吗？"

"只有你可以分析你的梦。我可以引导你并询问一些问题，然后我们可以一起探讨它们对你来说的意义。最终，你对梦的意象的联想会引导我们走向一个有用的方向。"你对来访者的梦的态度是非常重要的。来访者需要知道你不会把自己的观点强加在他们身上。

## 琳　达

14 岁的戈尔蒂喜爱她的梦，在一次和梦有关的不愉快经历之后，她终止了之前的治疗。她告诉我，她的一个梦里面有各种各样的意象：我在一个游乐园里吃着塔特托特（那些冷冻的、形状奇怪的马铃薯）。她问治疗师："你觉得这个塔特托特是什么意思呢？"他说："我认为它们代表了你对父母的愤怒。""但是我很喜欢塔特托特，"她告诉他，"我知道我对父母很生气，但是我不会那样看塔特托特。"他继续说道："我是治疗师，所以我更了解这代表什么。"

治疗师的傲慢让戈尔蒂很苦恼，而且让她更加恐慌的是她的声音就那样被夺走了。尽管她待到了那次治疗的结束，但是她再也没有回去。

### "我们要怎么做梦的分析这件事情呢?"

来访者有权利询问你们要一起进行的工作是什么样的。从来没有参加过治疗的来访者可能会要求得到一些更加简单易懂的信息,对他们进行心理教育是合适的。即使是对此有所了解的来访者,可能也想要知道治疗是否会包含一些梦的工作。要给出简单而清楚的信息:"我可以去访谈你的梦,但是我不是梦的专家。只有你是自己的梦的专家。"你可能想要解释你们两个人将会如何对梦进行工作。"首先,我想要你告诉我你的梦,而且要尽可能细致。然后我会询问一些具体的问题,之后我们会讨论。"在重述完梦境的时候,你可以通过下面这样的问题进一步深入:"哪些意象对你来说是突出的?"然后对来访者说:"尝试不要进行审查。让你的思绪从那个意象开始漫游,然后告诉我,你想到了什么。"

你也可以记下一些特定的意象,然后询问:"对梦里出现的船的甲板,你有什么联想吗?"你可以提到梦里的一个活动然后问:"对于被从床上拉起来,你有什么联想吗?"在展开描述之后,你可以问:"现实生活中有没有发生什么事情可能引发两个女人争斗这样生动逼真的意象呢?"在不同的时间点,你会想要询问让你印象深刻的意象或者人物:"和中学的内尔联系在一起让你有些什么样的情绪呢?"这些探索可以带出广泛的洞察和深层的情绪。有时,你会问来访者:"你想要对这样的理解做点什么吗?"

通常和梦有关的问题显示了来访者对这个领域的探索工作的真实兴趣。一种少见的情况是,这些问题既不简单,也不坦率。来访者可能使用带有讽刺的、挑战性的语气,而且这可能是对你和治疗过程的蔑视。如果问题是具有攻击性的,那么这些问题是为了嘲笑心理治疗仿佛进入了水晶球、算命和不明飞行物(UFO*)那样的领域。这样的陈述也提供了信息。它表明来访者对用这种自我表露方式的厌恶和恐惧。进行温和的面质可能是需要的。"从你的语气听来,我好奇你是不是在嘲笑对梦的使用。"或者"你听上去很讽刺。这是你的意图吗?我

---

* 英文全称"Unidentified Flying Object"。——译者注

是不是应该假设你对审视你的梦其实并不感兴趣呢？"

对梦的提问可能表现为另一种复杂的情况，就是当来访者使用这样的问题抵抗治疗的某些方面的时候。有的时候，正在进行的对话让来访者有威胁感或者不舒服的时候，他们可能会讲起一个梦作为有趣的和紧迫的心理学材料，以这样的方式来转移讨论。如果你认为来访者提及梦可能是在阻抗，那么你可以说："让我们先把这记下来，之后再讨论，因为我不太确定这对我们正在进行的讨论有怎样的帮助。"然后让对话保持在正轨上。或者，你可以在心里给当前的讨论夹上书签，清楚你总是可以回去，然后你可以检查梦。不管你从哪里开始，不管过程怎样蜿蜒曲折，那些压迫着来访者的议题总会反复出现。仔细倾听吧。

## "在商店结账的通道那里买到的关于梦的意义的书有价值吗？"

"这些书还挺有意思的。但它们不能真的进入你的脑袋里一探究竟——只有你自己可以这么做——但是那些书可能对某些梦的象征和它们的意义有一些不错的想法。"这可以帮助你提醒来访者，只有她可以对自己的理解负责，而不是那本小书，也不是你。

你可以告诉来访者这样的内容让她放心，即梦的意义是在你的协助下由她自己来解读的。没有绝对的真理有待揭示或发现。"这是你的梦，说的是和你的生活有关的。我们的目标是，通过对你的梦和你的生活的其他方面进行联系，从而发现这对你而言的意义是什么。"

如果来访者认为存在一些终极真理需要被揭示，那么你或许可以说："当然，梦的一些方面是具有普遍意义的。例如，一次旅行可能反映了一段个人的征途，死亡可能提示做梦的人正以某种方式处理丧失，赢彩票可能是一个正性事件；但对于一棵树是不是总代表你的父亲，而一间屋子是不是总代表你的母亲，我不会推论得那么远。"

### 琳　达

　　我的一个来访者凯勒有一个经典的梦。她说："我有几天工作很不顺利，而且感到特别糟糕。睡觉的时候，我深信自己一无是处，在生活中的任何方面都毫无建树。我梦到我被绑架了，而且被劫持了2天。在这段时间里，绑匪和我父亲联系而且在协商赎金。绑匪和我的父亲电话连线了。我听到他们和我父亲说话，然后在梦里他们把电话给我了。我看到我父亲的表情，这时他用惯用的表达厌恶的声音对我说：'让这些绑匪找个合理的时间给我打电话，现在太早了。'我挂断了电话。"

　　这个梦捕获了凯勒的父亲对不便之处的厌恶，或者正如她随后理解的"总是和他有关"。她做出的和她生活的联系，以及在这次治疗的剩余时间里的讨论都是，她多么想要在日子艰难的时候可以依靠父亲。

### "如果我反复做同一个梦，这是不是意味着它特别重要呢？"

　　反复出现的梦可能会让来访者更加不安，因为梦开始带有迫害的感觉了。在这个问题里，这个来访者似乎为这样的重复赋予了一些重要性，而且对梦进行工作的大多数治疗师也会对这样反复出现的梦感兴趣。"事实上，大多数人都会报告做周期性出现的梦。你觉得你持续地有规律地视察着心里的某些事情吗？"或者"可能存在一些感受或想法是你再三尝试修通的。让我们看看是不是可以弄清楚这是什么。"

### "在梦里，我的女朋友背着我和别人偷情，这是不是意味着她在现实生活中也会这么做呢？"

　　这个问题提示你的来访者赋予了他的梦而不是他自己很多的力量。来访者想要知道梦是不是在向他发送一个信息；他睡觉的时候是不是比他清醒的时候更加聪明呢？或者他在清醒的时候被愚弄了，但在睡觉的时候是机敏的。让我们和清醒的、有感觉、有思考的来访者一起来考虑这个问题吧。"人们相信和梦有关的各种各样的东西，包括你的恐惧——你在睡觉的时候给自己发送一个信息，而这个信息是你在醒着的时候不想接收的。这样的观点并没有得到真正的证据支持。但是这确实让我好奇你是不是在担心她有背着你偷情的可能呢？"或者，如果这看起来更加合适，你可以提醒来访者："在你的梦里，你可能在加工外部的信息。你的梦可能反映了一些信息，这些信息在你清醒的时候被收集，并且在你睡觉的时候被加工。你是不是怀疑女朋友会背着你和别人偷情呢？"或者"这是你的梦，不是她的。所以梦里的一切都来自你的大脑。这样一来，让我们看看这个梦都说了什么和你有关的内容，而不是关于她的。"

有的梦直接源自白天时的顾虑和担忧，并且被戏剧性的意象放大了。在课上，读了朱迪思·赫尔曼（Judith Herman）杰出却让人心神不宁的书《创伤和复原》（*Trauma and Recovery*）之后，一个学生说："我放下书，然后去睡觉了。但是我做了一个梦，梦到我被一个男人袭击。之后我站起来想，不管怎么样，我的生活不会再像从前那样了。我醒了，特别害怕而且在发抖，几乎要哭起来，但又松了一口气，好在这只是一个梦。"她真的理解了赫尔曼的书。

## "暴力/射击/杀人/强暴经常在我的梦里出现，在现实生活里，我是不是更可能这样做呢？"

这是在做了有关暴力、性或者攻击的梦之后常见的问题。这个做梦的人想要知道，这是真正的我吗？这是一个基于恐惧的问题。对很多人来说，梦是吓人的，因为当他们睡觉的时候，他们放下了意识的控制。当去直面无意识的时候，来访者可能感到不舒服，而且他们可能会苦苦挣扎着想要区分现实和幻想，尤其是当幻想那么生动逼真的时候。你可以用这样一种方式进行回应，即安慰来访者，让他在放心的同时探索这个梦。例如，"让我们记住，梦来自你大脑里非理性的部分，而且被表达的情绪可以是非常强烈的。但是这不意味着你会真的表达这些冲动。随着我们进一步探索，我们会对你的感受了解得更多。"

### 琳　达

多年前我曾和一位女士一起工作，她在我们第三次治疗时自发地报告了一个暴力的梦。她之前没有参加过治疗，而在我们已经进行的几次治疗中，她是讨人喜欢的，但是很谨慎。这个梦充斥着血腥的意象以及尖锐的物体。如果这个梦不那么让人心神不安，她可能会把它放在一边不管了。我猜到我们要往哪里走了，虽然这个梦让我感到难受，但是我像通常会做的那样着手处理这个材料，那就是邀请她检查这些意象，并且对它们进行联想。让人悲伤却毫不让人意外的是，这带出了她的自我表露：在 8 年前，她被强暴过，而且她一直没有向别人透露过整个事件。没有这个梦，这场讨论还是会发生，但是会推迟很多。因为意识的防御可能被削弱了，所以梦开启了新的谈话。

### "如果我不做任何梦，这是不是很怪异呢？"

梦不太可能会是你和来访者工作的关键部分，所以来访者不记得他的梦并不会带来什么问题。然而，这个来访者似乎在问他是不是怪异的。可以正常化这样的经历，与此同时也为将来对这个话题的思考留一扇门。你可以说："事实上，在睡眠周期中，在特定的阶段，每个人都有一些大脑活动是和梦联系在一起的。但是有一些人醒来后就只是记不起做过的梦了。"

## 进一步的思考

"当梦显得最疯狂的时候，常常也是它意义最深远的时候。"

——弗洛伊德

要预见来访者会有和梦有关的提问。有时，来访者会感到提起梦境似乎非常愚蠢；有时，他们被梦吓住了、弄糊涂了，或者因为梦而感到兴奋。当来访者把梦带到咨询室的时候，他们是在告诉你，他们信任你，因为他们完全不知道这场讨论会走向哪里。当你重视来访者的梦时，就等于在传达你重视来访者的信息。

在弗洛伊德之后，很多和梦有关的内容得到了进一步了解。除了把梦看成探索来访者的新领域的方式，梦也被看作与潜在的生理、药物、白天的活动、激素以及疼痛水平相关的活动。当你对梦进行工作的时候，提醒来访者在梦里面没有绝对真理；相反，这里蕴藏着丰富的主观意义和个人学习能力。用隐喻和梦境进行交谈和思考。即使没有学习解梦的具体课程，你也已经练习了很多技巧，这些都可以用于对梦进行工作。例如，你是一个积极倾听者，你能将来访者现有的顾虑和担忧联系起来，你知道怎么把新的材料放置到背景中。

梦因其神秘而迷人，但其实很多梦是非常实际的。治疗师在下面这些时候是特别有帮助的，即当他们鼓励来访者对梦里的意象进行联想，帮助来访者对梦进行自己的解读，把梦和当前清醒时的生活问题关联到一起，和来访者一起基于他的新知识发展改变他们行为的方式。如果梦的工作让你感兴趣，那么你可以接受进一步的培训，这样你就可以更加有效地进行工作了。

# 第十七章

# 治疗师的反应

你在治疗中的主观体验是治疗中不可或缺的一部分。作为临床治疗师，你对你的想法和情绪的理解以及与它们一起工作的能力，提供了关于来访者和你自己的微妙之处的信息。带着这样的理解，你的反应——情绪的、身体的和思维上的——从你可能害怕的现象转化为了可以依靠和有效利用的工具。

## 琳　达

我还记得自己真正体会到反移情的意思的那一天。那是我的第一份工作，我正在治疗一个年轻女性葆拉，她坚定地想要自我毁灭。葆拉和我都同意她的行为是自杀式的，只要她的行为可以惩罚她母亲过去糟糕的教养方式，她就想要伤害自己。她的母亲现在被迫照顾这个28岁的女儿，因为这个女儿不能也不会照顾自己。

葆拉每周都会快乐地告诉我和她的自我毁灭行为有关的新故事，例如被解雇或者拒绝朋友。她变得愈发满意，我则在蓄满了我的无能感和强烈愤怒的池子里沉得越来越深。在一次早上的治疗里，我们面对面坐着，一辆消防车的刺耳鸣笛声变得越来越大。葆拉兴奋地问道："是往这边开的吗？"我没有经过片刻的考虑就脱口而出："你是希望做人工呼吸吗？"

　　我一说出口就被自己的话语的残酷震住了。我们两个人盯着对方。我把对她的理解和愤怒混合在了一起，那就是我对她想要被救助和被照顾的理解，以及我对她拒绝去更好地照顾自己的愤怒。我对她持续地毁灭自己的生活感到狂怒和无助，而且这样的愤怒比我意识到的强得多。幸运的是，我能够弄明白自己做了什么，并且解释我的反应，我后来说了这样的话："我想我对你不好好照顾自己感到很生气。"她看起来对她惹我生气的能力有点感兴趣，但不幸的是，讨论对我的行为的作用大于对葆拉的行为的作用。我恐怕证明了和反移情有关的一个观点：作为治疗师，我们常常先做出反应，然后再分析。

　　当我还在上学的时候，我就听过和反移情有关的故事；每个人都听过。在我刚开始工作的时候，我想象的是，反移情会像水牛一样大步走进咨询室，用响亮而明确的声音宣告它的登场。但相反的是，我发现反移情更温和，更像是影子那样在房间里飘浮着，让你瞥见一些难以捉摸的、要进一步思考的东西，但通常都不清楚。

　　在我们使用的定义里，反移情包括了你被来访者触发的所有想法和感受，不仅仅是神经质的、无意识的反应，或者是不舒服的反应，比如爱和恨，还有其他的，例如愤怒、钦佩、竞争、愉快和绝望。你有一些强烈的反应，这并不奇怪。说到底，大多数亲密的关系都会激起强烈的反应。心理动力学治疗师比其他治疗师更依靠反移情，但是所有理论观点都承认，治疗师会有反应，虽然他们可能以不同的方式利用这些反应。因此，我们鼓励你发展对自己的残酷的坦诚，从而理解和使用你已经觉察到的反应和那些被问题触发的反应。

# 问　　题

　　下面的问题会在回应部分得到回答。这些问题也可以在其他议题下被考察，但是它们提供了检查你对来访者反应的绝佳材料。

"你今天为什么对我生气呢？我以前也有错过治疗／没有做其他家庭作业的时候。"

"你睡着了吗？你看起来心烦意乱，是吗？"

"你居然过了那么久才打电话给我重新安排会谈，这让我很吃惊。你还好吧？"

"你为什么用别人的名字称呼我呢？"

"我到这里参加治疗，但是你一直没有出现。你怎么可以这样对我？"

"当我的生活一团糟的时候，你怎么可以一直看到事情好的一面呢？"

"你怎么可以忘记我的男朋友／故事／母亲的名字／创伤／即将到来的毕业典礼呢？""你为什么不像我之前那个治疗师？""为什么你总是对的呢？那我说的呢？""你为什么对我那么刻薄呢？"

# 回　　应

## "你今天为什么对我生气呢？我以前也有错过治疗／没有做其他家庭作业的时候。"

这个问题有很多的变式，但重点在于你终于对她错过治疗或者其他反复发生的行为进行了评论。你之前有所保留，而现在终于表达了你的感受。成为治疗师的人往往想要对他人有帮助而且被别人喜欢，所以当你发现自己生气、愤怒或者没有参与其中的时候，你会感到仓皇失措。当然，在进行治疗的时候，这是完全正常的，但这还是让人感觉不好。事实上，不喜欢一个来访者、生气或者惧怕即将到来的治疗，都让人感觉很糟糕。这是反移情，反移情的定义是，由你的来访者所触发的以及由你们一起建立的关系所触发的所有反应。

　　和琳达关于反移情的例子类似，这个提问中隐含的先前抑制住的愤怒也说明了治疗师的一些情况。另一个治疗师可能已经在来访者第一次或者第二次错过治疗或者没有完成家庭作业时做过评论了。我们猜想这个治疗师可能想显得和蔼可亲而一再回避谈来访者多次错过的治疗。然而，作为一个有效的治疗师，要做的事情包括进行一些早期的温和的面质，以避免挫败和愤怒的积累，这些情绪积累起来会在之后让来访者（以及你自己）感到惊讶。

　　当你表现出无尽的包容和愉快时，你就误导了来访者。然后，当他们已经走得太远时，你用你的愤怒同时惊吓到了他和你自己。对于这个和其他类似的问题，你不需要详细解释，但是认可来访者的反应是有帮助的。例如，"你是对的。我应该早点对你错过治疗／迟到／取消……说点什么。这不是什么好的特质——不要学我。"然后把焦点带回来访者身上，回到正题。"现在让我们谈谈你错过的这些治疗吧。"

　　一般的指导原则是，对你当时所想的和所感受到的内容诚实；接下来，反思触发了你的反应的情境；然后决定是否分享，分享多少，以及怎么用语言表达你的意见。这不是一个计时的小测验。如果一些重要的事情在发生而你没有意识到，直到晚上入睡前或者是和另一个治疗师讨论时才意识到，那么你可以在下一次治疗中回到这个话题上。

### "你睡着了吗？你看起来心烦意乱，是吗？"

　　这是常发生的：那种糟糕的、犯困的、打瞌睡的感觉。有的时候，你确实累了，但根据我们的经验，当你感到自己在咨询室里变得无关紧要时，有些来访者会触发你的困乏反应。当你在治疗中遇到一个活跃的参与者时，你肯定会感到充满能量而不是精力耗尽。引发困乏、心烦意乱或者其他问题的原因可以是愤怒，或者是想从来访者或正在讨论的困难材料中抽离的渴望。你的反应是很好的诊断工具，但睡着了仍然是一个错误。作为治疗师，应该对自己诚实并且努力弄清楚什么引发了你的反应，这对你的工作而言至关重要。此时，你可以说："是的，我对我们的治疗有一种奇怪的反应。"如果你知道为什么，就如是说："当你以那种方式谈论你的生活的时候，我难以集中注意力。"或者"我们以前似乎就讨论过这个材料。你知道我们为什么又回到这个话题上吗？"如果你还没有理解自己的反应，就承认这一点："我必须好好想想。"如果你分心了而且错过了一些话，那么可以考虑说出这个事实："在你说话的时候，我的确感到有点分心了。我想要回到你刚才最后的观点上，确保我理解了，因为故事的细节对我而言很重要。"

如果你的困乏反应在同一个来访者那里发生了超过一次，那么是时候去和督导讨论一下来访者的人格、防御、表达以及你们一起做的工作了。此外，请和你的治疗师谈谈你的情感反应的原因。

强烈卷入是一个极端，而分心是另一个极端，这些都是反移情反应中常见且值得进一步检查的内容。是不是这个来访者或者对话中的某些方面捕获了你的注意，或让你感到无聊了呢？这说明你、来访者以及你们的关系是怎样的呢？关于这些问题的答案（而且只有你有答案）会提供极好的信息，引导你深化治疗。

## "你居然过了那么久才打电话给我重新安排会谈，这让我很吃惊。你还好吧？"

有的治疗师承认，他们最不喜欢的工作就是回复来访者的电话。一般而言，在不能见到来访者这一点上，总有点东西让人不舒服。此外，通话需要保持简洁和聚焦，这与你探索和扩展对话的通常姿态很不一样。有的时候，你对这些电话的反应差异基于一些具体的理由。如果你立即回复一个来访者却推迟回复另一个，那么在你反思影响你做出决定的内部过程时，你会学习到很多东西。虽然你对自己反应的洞察——进行回应的迫切愿望或者对打电话的畏惧——不会包含在你的回应中，但是这可能为你们的整个关系提供了很多信息。所以，对于这个来访者，你或许可以说："坦白说，回复电话是我最不喜欢的一部分工作，但是没有什么不好的事情发生。谢谢你的询问。这让你担心了吗？"或者"很抱歉让你担心了。我等到有充足的时间才打了这通电话。"或者"很抱歉，我有事耽搁了。"

### "你为什么用别人的名字称呼我呢？"

这个问题指出了另一种常见的反应，那就是你的联想让你的思绪飘到别的地方去了，所以你说出了别的名字、事件或者经历，而不是来访者的。你不能真的和苏珊说："艾米丽也有一个施虐的男朋友，刚才我想起了我和她一起的治疗工作。"然而你可以考虑带出你的话的联想，并且在有利于来访者的条件下使用那个信息，例如，"抱歉，我想关于施虐的男朋友的讨论让我一时有点糊涂了。"在治疗的过程中会有很多时候让你联想到其他来访者、你自己的世界里的人、过去和现在。这些联想在触碰当前进行的讨论的核心上可以是非常重要的。可以利用这些信息来理解来访者的问题，但是表露要非常小心谨慎，例如，"你描述的行为把我的思绪送上了一条有趣的道路，而这可能对我们的讨论是有帮助的"。然后说下面这样的话，以回到来访者身上："我有一个想法想和你分享……"

### "我到这里参加治疗，但是你一直没有出现。你怎么可以这样对我？"

但愿这只是个例。这个情节带出了和前面相同的议题，但是加入了一个重要的维度，那就是反应的相互影响。你的反移情，即没有出席，可能是对来访者的反应，且出现了进一步的后果，因为来访者被你的行为伤害到了。来访者对你的行为会有特定的感受，而且会根据他先前的经验来解读你的行为。在这个例子中，来访者解读出了拒绝。这些错误不是我们建议治疗师把情绪带入咨询室的方式，但是当这种情况真的出现时，你要对它们进行工作。

修改时间、重复预约或者没有回复电话等错误可能是简单的忘事，但是当你深入探究时，常常会发现更多内情。这是你的错，所以先审视自己的生活。你是不是被私事搞得不知所措、疲惫不堪、心力交瘁了呢？即使你把错误归结为自己忙碌的生活，也要把这样的事故理解为可能存在于你和来访者之间的相互影响，或者是与来访者过去和现在的生活的某些方面有关。你会治疗很多这样的人，他们曾经被忽略、被拒绝或者被虐待，所以你无辜或者不是那么无辜的行为可能让来访者的过往经历再次上演。

例如，琳达忘记了她和艾米诺埃尔的治疗改时间了，所以她没有早点到咨询室。从表面看来，琳达可能是无意的，但是艾米诺埃尔的母亲是精神分裂症病人而且常常毫无预警地消失。这个事实加上琳达通常过分守时，使得她可能将不可靠的母亲角色付诸行动了。她道歉了，承认自己违反了规定，并且尝试保持对忽视或者不可靠之类的主题的觉察。让大多数治疗师恐惧的是，我们在处理反移情之前就付诸行动了。

## 琳　达

我接到一个治疗师的电话，他想要尽快和我约时间磋商讨论。里奇进来的时候特别不安，在犹豫和强烈的尴尬之后，他告诉我，"我治疗丽莎几个月了，一直都挺顺利的。她开始信任我了。然后，她突然对我有了强烈的性吸引力。我很恐慌，但是我想要她。"这些强烈的感受从来没有在其他来访者身上有过，里奇感到很困惑迷茫。他非常不舒服。我们详细地讨论了这个来访者，她的过去以及他们一起开展的工作。

最后我问他："她是不是曾经被性虐待过？"他不知道；她从来没有提起过。我解释说，他的反应以这么迅速的方式发展，让我好奇他的来访者是不是有过性虐待史。情况看起来似乎是，丽莎在没有意识到的情况下以她唯一知道的方式，即两性之间的方式，呈现她自己，而他则对她做出了反应。这个假设最终被证明是真实的。里奇的反应虽然让他很痛苦，其实充满了重要的信息，而这些信息最终帮助了他的来访者。很值得称赞的一点是，里奇极度谨慎地去理解这样的反应，而不是直接付诸行动。

## "当我的生活一团糟的时候，你怎么可以一直看到事情好的一面呢？"

之前的问题看到的都是治疗师做的看起来负性的反应。这里是反移情硬币上的另外一面。会存在很多这样的时候，你为了某一个来访者而不按平常的方式行动，你钦佩或者欣赏一个来访者，你安慰一个来访者让他放心，或者你被一个来访者吸引住了。这些反应都不是错的或不正常的，但它们可能是在另一个方向上的反移情标志。

这个问题似乎代表了一个微小的共情缺口，在这里，治疗师没有跟上来访者的情感；相反，她在对房间里别的什么东西进行回应。治疗师可能想让来访者的生活好一点，因此去宽慰来访者，但没有充分地处理来访者表达出来的感受。治疗师可能钦佩来访者的力量，但没有正确评价对负面情感或者牺牲的坚持。治疗师可能过早地给出了鼓励，而此时更需要的是检查。只有治疗师知道答案。你可以通过来访者对你的评论的反应了解自己是否踩在点上了。尽管治疗师说了"事情好的一面"，但来访者还是感到自己没有被倾听和理会。在这个例子里，我们认为合理的做法是回归到来访者实际的情绪状态并且承认："是的，我似乎比你更加乐观。让我们回去谈混乱的状态吧。"或者你可以承认自己的体验并且说："是的，我确实想让事情对你而言能够变得更好，但那不是你说的重点。"

## 琳　达

当我承认在私人场合或者社交场合下变得很防御的时候，全班同学都笑了，但是在进行治疗时，我会给自己定一个更高的标准。我确信自己不是唯一这么做的人。我认识的大多数治疗师都努力在每一次会谈中做到坦诚和"在状态"。尽管这么说，我们仍然会犯错，而且有些直接源自我们的人格。

## "你怎么可以忘记我的男朋友/故事/母亲的名字/创伤/即将到来的毕业典礼呢？""你为什么不像我之前那个治疗师？""为什么你总是对的呢？那我说的呢？""你为什么对我那么刻薄呢？"

我们使用剩下的这些问题和回答来理解治疗师身上的弱点。每个人都有自己的弱点，所以不要试图擦除或者隐藏它们。相反，要和你的弱点做朋友。美洲印第安人有这么一句话："如果你要走在薄冰上，那么你干脆跳起舞来吧。"治疗常常给人一种如履薄冰的感觉。在和你的同事或者督导打交道的过程中，要注意自己的弱点，这样你的工作会变得更加容易。这些回应试图让你了解常见的弱点对治疗的影响，就如同它们对所有亲密关系的影响那样。这些敏感的陷阱会在治疗里被触发，而你会发现很难逃脱。

## "你怎么可以忘记我的男朋友/故事/母亲的名字/创伤/即将到来的毕业典礼呢？"

这个类型的问题带出了弱点的不同可能性。你已经冒犯来访者了，你可能非常想要为自己辩护并且掩盖失误。尝试不要这么做；相反，你可以说："很抱歉，我没有记住关于你的男朋友/故事/创伤的所有细节。但是我确实记得你谈起过，而且知道我对你和你男朋友/故事/创伤的关系的理解对你而言有多么重要。如果你准备好了，我想要现在回到关系/故事/创伤上。"

很重要的是，在你进行回应的时候，不要让自己的防御挡了道。偶尔错过来访者的故事细节的情况并不罕见。承担责任，说你感到抱歉，然后继续前进，理解你错过了或者忘记了什么。如果在你的判断下有更多内容需要去探讨，你可以说："我的健忘是不是伤害了你的感情？"或者"我的健忘引出了你的一些强烈的感受。"

## "你为什么不像我之前那个治疗师？"

那些把你和之前的治疗师进行比较的问题就像吸引不安全感的磁铁一样，这些不安全感包括竞争、占有和防御。你可以这样开始回应："你之前的治疗师有没有什么做法对你尤其有帮助呢？"然后，不是对你的竞争幻想进行反应，而是询问和治疗有关的内容。你总是可以从来访者之前的经历中了解到很多。"你过去的治疗经历是怎么样的呢？"或者"你觉得之前的治疗师有哪些方面对你而言是有用的，你不喜欢的又是什么？"或者"跟我说说那次治疗吧。"或者"我想要了解之前的治疗以及你和那个治疗师之间的关系。这对我们很重要。"如果这是合适的，你或许可以加上："治疗和所有关系一样，没有任何两段是相同的。我对这一点是乐观的，即我们可以用类似但不同于你之前的治疗师的方式一起工作。"

你会被诱使着宽慰来访者。当然，作为治疗师，你想要得到高度评价；这是你的终生事业，但你的工作首先是理解和检查情绪及事件。如果宽慰是必要的，那就稍后再说。你会得到来访者的尊敬，因为你做了你的工作，而不是因为你说了他们想听的话。

## "为什么你总是对的呢？那我说的呢？"

我们之所以把这个问题以及后面那个"你为什么对我那么刻薄呢？"纳入问题清单，是为了检查治疗师的一些人格特点。在第一个例子里，治疗师是专家。这个治疗师可能有自恋倾向，渴望被认同为正确的、专业的、权威的、有技巧的、见多识广的，以及所有在学业表现中有助于提升自我，但在治疗中会使人犯错的形容词。你训练，阅读，学习，再训练，于是有大量的信息在你的脑子里打转。你想要使用这些知识，把它们提供给来访者，而且你想要他们钦佩、尊敬和听从你，但并不会如愿以偿。即使有你的帮助，来访者还是会跌跌撞撞找到自己的做事方式。尝试这么说："我说了些什么让你的话显得无关紧要？"或者"请继续纠正我的想法。跟我说说我在哪儿走偏了。"治疗师是很有思想的人。因此，你可能在咨询室以外注意到自己的弱点在生活中也有显现。你必须预见这些弱点也会潜入咨询室。致力于成为治疗师也就同意了要一辈子不断地内省。我们需要培养对自己的同样的好奇心，正如我们对来访者的好奇心。

### "你为什么对我那么刻薄呢？"

我们不是真的相信大多数治疗师会对来访者刻薄，但是在最后的问题里，我们想要再次突出人格特点可以如何把你引上一个消极的方向。我们确实知道，在某些情况下，治疗师会惩罚来访者；治疗师可能会带有攻击性地进行回应，尤其是他感觉处于威胁中时；治疗师可能会嘲弄或者轻视来访者，往往没有意识到结果；治疗师可能是油嘴滑舌的；治疗师通常是最具有同理心的生物，但在被惹怒后，也可以变得挑剔、不支持、不敏感。尝试用这样的话作为回应："让你这样说出来肯定是不容易的。你能帮助我看看我是怎么表现刻薄的吗？"或者"我没有意识到我是刻薄的，我说了什么？"或者"我可能表现得有点粗野。我对我们（的问题）感到沮丧。"但是不要就此停住。去探索你们的对话带给她的体验。

# 进一步的思考

*"你的大多数反应都是过去的回声。你并不是真的活在当下。"*

——盖尔人谚语

这里列出的回应并没有完成这项工作。关于你对来访者的反应，真正的关注点绝不仅仅局限于一些好的回应例子，而是它们可以应用于所有反移情经历。理解你对这些问题的反应是重要的。检查触发了你的情绪的来访者的问题，这样做是明智的。和你的情绪保持联系。诚实面对你所感受到的。尝试弄清楚你的反应说明了你、来访者以及你们之间的互动，或者在某些情况下的冲突。接受督导和自我体验都是绝佳的学习方式，可对你自己的反应、它们来自何处以及它们意味着什么进行更多的了解和学习。当我们的反应是负性的或者让人不安的时候，我们会更能觉察到它们，但大多数反应是积极的。

## 布里奇特（化名），一年级硕士研究生

乔希是一个很吸引人的男人，大约25岁。他让我很困惑，也让我很入迷。他最近和交往了很久的女朋友分手了，这让他陷入了抑郁，他来治疗就是为了讨论他的抑郁。在第三次治疗时，乔希透露他第一次和一个男人发生了性关系，然后他很快地宽慰我说："我非常确定我不是同性恋者，但是我很高兴我和一个男人尝试了性行为。"我对此措手不及，希望我的表情没有反映出我的困惑，因为我了解乔希现在感觉很容易受伤和感觉自己毫无遮蔽。"好的。"我说，心里想着我需要保持平静和表现得正常。我完全不知道要说什么，所以我静静地坐在那儿听着，点着头。

一会儿，乔希继续说道："我的朋友告诉我，治疗师会尝试改变人们的人格。你会对我这么做吗？"我回应说："嗯，这是一个很有意思的想法。你对此有什么看法呢？""我不知道，我想我可能有点害怕。我的意思是我不想要你这么做。"我表示同意："是的，被别人改变人格听起来很吓人！"我们都笑了，然后我继续说："坦白地说，我不想改变你的人格，而且即使我想这么做，我也做不到。"乔希看起来很开心："哦，真的吗？太好了，我之前还有点紧张。""我可以想象。我有什么权利和能

力改变你的人格呢？你在这里是因为你想要对和你自己有关的一些事情展开工作，并且去弄明白它们。所以，这更多是一个协同合作的过程。"

乔希回答道："是的，好的。我感觉松了一口气。"

我们现在已经一起工作3个月了，自从第三次治疗以后，他既没有提起他的性遭遇，也没有提起担心我改变他的人格。我有一个理论，这是关于为什么乔希在表露了他的秘密之后会询问人格改变的事情。我想他在好奇自己是不是同性恋者，而且可能希望我可以告诉他我能够改变他的人格，因此也可以改变他的性取向。当我重新思考第三次治疗以及他的问题时，我意识到可能更多关于乔希的东西是我们两个人都想要知道的，而且我充满了兴趣。他是一个让人着迷的来访者。

我们都有人格，我们也都有反应。你是谁会指引着你做什么。这就是作者说把自己当作"临床工具"的意思。我们都有责任学会怎么样更好地使用工具。当一个好的治疗师并不意味着你没有反移情反应，而是意味着你致力于使用你的反应作为数据资料。这也同样是你需要和自己的治疗师讨论的反应。这样，你就会对自己和来访者了解得更多，从而使得工作变得更加有意义。

## 第十八章

# 个体和文化差异①

有的时候，你会想起来访者，然后感到好奇："我要怎么处理我们之间的差异呢？"你可以确证这些差异，但是不要因此分神。人们通常是相似多于相异的，只要他们可以共处足够长一段时间去发现这个事实。你们有效的治疗联盟建立在当前的关系上，而且同时包括相似点和不同点。当下注意力的质量和你与来访者当前体验的共鸣要比任何真实的或者想象出来的差异都重要。

### 丽安娜（Lianna），一个28岁的实习生

她走进诊所的咨询等候室，第一次和68岁的来访者托尼打招呼。在这次见面之前，他们有过一次简短而又友好的电话通话，并且进行了会谈的约定。丽安娜知道她的来访者是一个老兵，他被转介来进行哀伤辅导，因为他的妻子在汽车事故中去世了。当她走出来和他打招呼的时候，他微笑着站起来。在穿过走廊进入咨询室的时候，托尼以欢快的声音问道："你是哪种东方人？"丽安娜当时产生了很多想法和感受，但是她识别出了最为关键的问题："在建立治疗联盟的同时，我要怎么回答？"她的处理是去回答而不是去反应；她提供了事实信息，因为她知道只有更加全面地理解这个问题，她才能考察来访者以及自己的感受。丽安娜说："我出生在夏威夷。我妈妈的父母在20世纪30年代的时候从日本移民过

去。在夏威夷火奴鲁鲁，我的妈妈遇到了我父亲，他是一个荷兰裔美国人。""战争之后我待在夏威夷。"托尼坐下的时候说道："我很喜欢那里。我曾想过带妻子过去转转。"

在这个例子里，来访者在对差异做出观察后，做出了直接的评论，并且得到了来自丽安娜开放而诚实的回应，这使得治疗以非常惊人的速度和直接的方式开始了。如果丽安娜使用传统的回答——"我想知道你为什么对这个感兴趣呢？"——来回避或者改变问题的方向，这个过程会变得很不一样。通过从一个关于差异的询问上转移开，她可能暗示托尼不应该感到好奇，不应该观察差异，或者不应该预期丽安娜会做出任何个人表露，而只有她可以询问托尼很多个人问题。

在你识别、尊重和理解差异的过程中，你建立联结的能力在心理治疗实务工作中是至关重要的。咨询、心理学和社会工作专业里学术培养计划总是包含多元文化能力方面的课程，这门课程会介绍如何在建立联结和共同目标的时候有效识别差异。但是再丰富的讲座、阅读和个人的跨文化经验，也不能使治疗师对这类直接的问题有非常好的准备，而这些直接的问题会源自咨询室——甚至是第一次治疗前在咨询等候室——中那些被知觉到的或想象出来的差异。

本章探讨的这些问题和回答，是对以下差异的响应，这些差异包括年龄、性别、人种、种族、语言、信仰、体形/体重、残疾/健全、性取向、合法地位/被捕史、移民史、家庭组成、社会阶层和经济地位。人与人之间往往有很多差异，而这些差异会引出一些问题。有时候问题被说出来了，有时候则没有被说出来。我们已经整理了一些问题和回应，目的是探讨在建立安全感背后的隐忧，激发人们对显而易见但没有被说出来的疑问或恐惧的兴趣，以及与偏见做斗争。

# 问　题

这些问题都是来访者可能问到的，而且他们会对提出的这个问题感到非常认同。这些问题会在回应部分得到回答。

"一个男人怎么可能理解被强暴是怎样的感受呢？"

"你怎么可能理解我的纤维肌痛呢？"

"你穷过吗？"

"你知道作为一个黑人在这个城市生活是什么样的吗？"

"你是在这个国家出生的吗？"

"你对同性性行为有什么看法？"

"你经历过戒断吗？""你有药物的选择吗？"

"又在新年去度假？"

"你足够年长来帮助我吗？"

"难道你不觉得美国南方人都有种族歧视吗？"

"你的丈夫会嫌你胖吗？"

"你相信有天使吗？"

这里有些问题在其他章节也出现过。我们那时已经提供了可能的回答，我们在这里再次提到它们是为了讨论在照顾到个体差异和文化差异的主题时，要如何回答这些问题。我们原本认为我们能够在整本书中嵌套关于多样性的问题和回答，但是后来我们确信把这些问题撒开的话，太像是在早午餐里供应百吉饼，或者通过立法把"马丁·路德·金日"作为假日而且相信我们已经战胜了种族主义。为个体和文化多样性单独设立一章的主要原因是，强调以一种我们之前提过的方式去直接处理这个话题的重要性，即处理和你的经验或保密原则相关问题的方式。

# 回　　应

我们生活在一个试图掩盖差异，并不断宣扬"人人机会平等，经历相似"这一神话的文化之中，每个人都有相同的机会和经历。因此，这一章里提到的问题要比平常更加直接地摆在你面前。勇敢的临床工作包括处理已经被说出来的与个体和文化差异有关的话题，并且接近那些还没有被说出来的同类话题。这会是富有成效的。最初，你可能想要从很好地接受问题开始："我很高兴你提起了这点。""这是一个重要的问题。""你的问题真的可以有助于我们的工作。"或者"你的问题表明了你对这些方面的关注。"这样，你表示了对来访者正在冒的风险的认识，而且你也获得了一些时间来组织你的回应。

## "一个男人怎么可能理解被强暴是怎样的感受呢？"

"是的，我是一个男性，所以我真的可以理解为什么你会担心我不能够理解你作为女性的一些经历。我们俩都必须密切注意什么妨碍了我们理解。"如果你感到不情愿，可以考虑宽慰你的来访者："如果这样的差异真的影响了我们的工作，我会协助你找一个女性治疗师，但是我想我有可以帮助你的技巧。我希望即使我是男性，我也可以是有用的，也能帮助你。"或者"我肯定感到过无助，但是我从来没有像你那样受到侵犯。我希望我们可以一起工作去找到安全的方式来处理那次袭击对你的生活造成的影响。"

来访者需要感觉到安全。我们都在心理社会环境中生活，通常会自动或无意识地注意并评估我们和别人是否相似或不同。信任从一种共同的和相互的关系中发展起来。出于心理治疗的目的，来访者的一个根本的问题是："你和我是否足够相像，从而让我感到安全？"来访者的个人史和当前的境况决定了这些差异是不是威胁，以及哪些差异是威胁或是耐人寻味的。所以从治疗一开始，整个治疗团队——你和来访者——就会在一起协商：在你们如何一起工作这个话题上，你们的相似点和差异会如何产生影响。

基于事实的、可预见的或者想象出来的差异问题，往往是特定焦虑的源头，因为它们横跨进入复杂多变的社会判断和态度领域，包括对性别、人种、种族以及其他定义自我的重要标识的社会判断和态度。这些询问很可能让你感到你成了污名、偏见、歧视和拒绝的主体或客体。我们将尝试利用这些时刻，并在面对不可避免的差异时创造性地加强治疗联盟间的联结。

### "你怎么可能理解我的纤维肌痛呢？"

治疗可以做的一些事情是去除粉饰，直奔主题，而这个主题可以作为坚实和可靠的系统的基础。承认你们在健康方面有差异的现实，然后寻找一个方式去建设性地利用它。这样可维护你和来访者的联盟，并且可能会增加他对你的信心："我自己没有得过纤维肌痛，所以我会很努力理解你的经历，同时自己也去读一些相关的材料，这样我可以更好地体会到这种疾病带给你的痛苦和磨难。"

### "你穷过吗？"

如果你没有穷过，那么对这个问题可以这样回应："我还是挺幸运的，我大半生都拥有足够的生活物资。我并不总能得到我想要的，但是我从来没有喂不饱孩子的经历。"你也可以加上更为宽泛的确认："贫穷给人们的生活带来的负担是不公平的，我认为治疗可以对你有所帮助，如果你愿意和我一起工作。"如果来访者感觉到你真诚的目的是为了理解他当前的经历和想要帮上忙，那么尽管差异会带来一些妨碍，你也能很好地推进治疗。在这两个回应中，治疗师确认了这些差异及其影响，并且坚持尽管有这些差异，治疗仍提供了一个机会去协同合作。回答会带有两个成分：（1）直接地承认差异的现实；（2）表达你坚信你们可以找到共同点，与此同时尊重你们之间的差异。

如果你穷过，或者有我们在问题中提到的任何其他经历，那么你可能有一个很好的起点，但是仍然要承认："是的，但仅是如此并不能使我理解你的生活的独特性。"别的回应方式也可以，确保你既提到相同点，与此同时又能正确看待差异和继续合作的需要。

## "你知道作为一个黑人在这个城市生活是什么样的吗？"

这和前面的问题是有关联的，而且需要你做到直接而明白的回应，"我不是黑人，而且不应该随意猜测那会是怎么样的。我已经在这里生活了足够长的时间，所以知道你可能经历过各种各样直接的和间接的歧视。我感兴趣的是你怎么看待它们对你的影响——以及我怎样才能理解你的经历。"在探讨那些影响是什么以后，让来访者了解你的目的是让他在治疗关系中不会有类似的痛苦经历，而且要更加强调这个目的："我们需要一起留意我的某些让你重新陷入糟糕经历的话或者行动。我们无法消除我们之间的差异，但我们可以努力让它们不挡道。"

如果你是黑人但是不住在当地，那么说出你想要理解当地社区的具体特点是非常重要的，而且你不应该认为因为你自己有过一些和种族歧视有关的经历就能够自动理解来访者的经历。

## "你是在这个国家出生的吗？"

对这个问题和后一个问题的任何回答都需要简单而坦率，与此同时，要邀请来访者一起探索你的回答的意义。"我是（不是）在这里出生的。"无论答案是什么，都说出你的出生地，随后再说："我很好奇，这会怎样影响到你。"要对来访者的不同回应保持开放，来访者回应的范围可以很广，例如"你是合法生的吗？""我的姐夫来自（你刚才提到的国家），他是个不错的人。"

## "你对同性性行为有什么看法？"

可以这样回答这个问题，"性的问题总是需要一些背景的，所以我会反过来问你几个问题。我真的想要理解你的问题，但是我基本上认为和性行为有关的最重要一点是：它是健康的。我的意思是，性是作为人类很正常的一部分。人们可以正常地异性恋，也可以同性恋或者双性恋。但是和任何其他活动一样，如果不注意安全，那么性也可以是危险的。"然后，回到你之前提醒过他们的问题上："你对同性性行为的看法是什么？以及这对我们的合作有什么影响？"

尽管"你是在这个国家出生的吗？"和"你对同性性行为有什么看法？"是非常不同的询问，但它们都是和"定位"有关的问题。来访者尝试要把你定位或者放置在一个和他们自己的价值观、经验或者身份有关的背景中。处于不了解的状态可能会成为某些来访者的障碍物。一旦你们两个人跨越了由于不了解而产生的阻碍，你们就可以探讨这个话题对治疗联盟来说意味着什么。例如，"当你和出生在美国之内或者之外的人谈话时，你觉得会更容易吗？"或者"如果我的回答是不一样的，那会成为阻碍（或者帮助）我们一起工作的东西吗？"你可以走得更远，询问和投射有关的内容，比如，"你是不是担心我会对你的出生地／性行为有偏见呢？"或者"你遇到了和你的出生地／性行为有关的评价吗？"

即使你和来访者有一些明显的共同点，有的来访者仍需要问这类问题。朵拉的母语是老挝语，当朵拉第一次有机会为不会说英语的来访者提供老挝语的心理治疗服务时，她预期他们之间会因为共同的语言而产生自然的联结。但让她非常吃惊的是，她立即接收到了很多关于教育、阶层以及具体出生地的棘手问题。即使共同的语言和祖籍为他们提供了初步联结，但是他们的经历非常不同。随着来访者能够讨论他们自己的移民经历、教育和某些传统习俗，来访者感觉到愈加安全。

### "你经历过戒断吗？""你有药物的选择吗？"

这些问题代表了不一样的挑战。在前面的问题里，我们建议根据问题的不同而进行不同程度的表露，并且给出了理由说明为什么自我表露可以有益于治疗。在这里，我们有机会看看在你选择不回答的时候，治疗联盟的情况。你没有必要回答来访者的每一个问题，但是你需要以一种能维持他们跟你谈话的渴望并回答问题的方式来回应来访者。来访者和治疗师在治疗过程中承担着不一样的工作，所以如果你感到问题跨过了私人边界，那么你可以观察并做评论。例如，"我知道我一直都在问你（或者要去问你）一些关于药物使用的问题，但是我需要等到我们在治疗中走得更远并且更了解彼此以后，才会谈我和药物有关的经历。我想要暂时推迟回答这个问题。但是我们会记住它，当有需要回来谈论这个问题的时候，我们会回到这里。"第十章已经讨论了对这种问题或者类似问题做出非表露回答的意见。

若你设定了边界并且表明了你有权选择进行表露的时间，你就示范了建立边界的权利，而这是很多来访者缺乏的，且需要在治疗过程中学习的。你也教育了来访者治疗的对话会如何发展变化。技巧是在设定边界的同时仍然认可来访者的问题，并且对他如何使用这个问题建立联结表示欣赏。如果你选择对药物的问题完全不做任何表露，那么要保持邀请的姿态："感到好奇没有关系，但是我无法回答你的所有问题。我确实对戒断了解很多，即使我现在还没有准备好去表露更多私人的细节。"

如果你对药物、戒断或者其他被提起的差异没有任何了解，那么要理解来访者的经历可能是很困难的或者是不可能的。如果这不是药物方面的差异，那么可能是在别的话题下的差异。"我会理解吗？"是存在于治疗过程中的一个现实问题。如果你可以开启这方面的对话，那么你会对差异了解更多。你绝不会完全理解它们，但是你仍然可以进行有效的治疗。

## "又在新年去度假？"

有一类问题通常不会直接被问到，但是来访者会有所暗示，而这个问题就是一个很好的例子。来访者可能需要了解一些和个体、文化或者社会经济差异有关的信息，因为这些差异可能成为障碍物，但是他又害怕去问。所以，如果他不是直接问出来的，那么你的工作是把陈述转成问题。例如，"又在新年去度假？"，或者其他的"我喜欢你的车"，或者"我打赌你不住在附近"。这样的陈述指出了你们在经济地位或者公民权利方面的一些差异。"你可能和孩子相处得很好"这样的评论是在同时询问父母教养方式以及失败或挫败的体验。当你注意到这些问题的时候，可邀请来访者带着兴趣一起看什么是真实的（或者想象出来的），以及什么通常没有被说出来。"嗯，我确实（会去度假／有我喜欢的新车／和我的孩子相处很好，或者不是这样）。我对你注意到这点很感兴趣，而且想要知道是什么把这样的想法带出来的。有一些重要的东西，我们或许可以更多地谈谈？"

治疗师通常会回避或推迟讨论或明显、或潜在的差异问题，但这些差异总是会出现，而治疗师回避或推迟的做法会限制或者破坏治疗联盟和关系的形成。虽然那些被问的问题看起来是让人尴尬的，但是那些出现了但是没有被问的问题肯定会限制可能发展起来的治疗关系。所以除了回答问题，你还需要知道如何引出可能存在的但未被问出来的问题，而这些问题对你们任何一个人而言都不是那么容易探讨的。没有比勇往直前更好的路了。

艾达正在一个诊所完成实习，这里所有的来访者都是年轻的白人男性。她会在第一次治疗的某个时候询问她所有的来访者，"你对于和一个中年拉丁裔女性一起做心理治疗有什么感觉？"虽然这有时会引出最初的负面评价或者是怀疑的表达，但每个来访者都能参与其中，而且都在治疗里待完了 1 年。从治疗的最开始起，她就对来访者可能因差异而感到不舒服进行了确认，愿意探讨这种不舒服可能带来的影响，这些都是非常有效的治疗工具。这样的时刻允许治疗师示范如何就想到的和感受到的内容进行探索，以及示范如何在治疗内及治疗外安全地谈论它们。

## "你足够年长来帮助我吗？""难道你不觉得美国南方人都有种族歧视吗？""你的丈夫会嫌你肥胖吗？"

这是一组常见的问题，这些问题在有意或者无意地侮辱你或者其他人。你现在面对的挑战是，处理这些询问中真诚的成分而不掉进那些歧视（例如，种族歧视、性别歧视、体形歧视等）的圈套。与此同时，很重要的一点可能是，不要忽略明显的或者是隐含的价值观差异，尤其是当这些会影响到治疗的时候。在这样的问题的背后，通常有很多潜在的内容。它们似乎像在测试你，所以你可以选择一个议题并且对此进行回应。下面的回答展示了不同的回应。

### "你足够年长来帮助我吗？"

和年龄有关的富有挑战性的问题肯定会被感觉到，甚至被认为是对治疗师经验的贬低，并且把年龄等同于技巧和经验。它也传达了来访者的恐惧：担心自己不能得到帮助，或者担心被分给了一个年轻的或看起来年轻的治疗师，以此说明他被歧视了。所以你需要从那里切入。"我是比你年轻，而且我可以看到你担心我没有经验来处理你正在面对的那些困难的问题。你愿意去体验惊喜吗？"或者"因为我仍然在接受督导，所以实际上，在我背后有一整个团队在帮助我们完成目标。如果你不在我们开始前就放弃我，那么我也不会放弃你。"

## 泰米·维切尔-海塞（Tammi Vacha-Hoase）博士，美国科罗拉多州立大学，专攻老龄化

我常常告诉学生，最坦诚、最直接的回答就是认同来访者：是的，确实有年龄的差异。然而，治疗是一项协同合作的工作：来访者贡献他对作为一个 50/70/80 岁的拉丁裔／非洲裔／韩国裔／美国南方的男人或者女人的了解，而治疗师基于接受的培训提供他的理解。来访者和治疗师一起工作，挖掘他们各自的资源，从而改善年长来访者的生活质量。

我也提醒我的学生，来访者会对治疗师的表现进行反应。所以如果他们作为治疗师的表现是专业的、有能力的、真实的以及舒服自在的，那么这会成为治疗的基调并且影响年长来访者如何回应。如果他们在治

疗角色里是不确定的、不自在的以及担心来访者认为他们太年轻，那么他们可能会开始演绎自我实现的预言。

最重要的是，年轻治疗师很少被更为年长的来访者询问这个问题，比如超过65岁或者八九十岁的老年来访者。我认为治疗师采用的方法很重要，但是我也认为年长来访者往往对那些真心想要帮助他们的人心存感激，因此可能不在乎年龄的差异；或者是出于感激和尊重而没有直接询问治疗师的年龄。我会认为大多数年长的来访者对年轻的治疗师都是持积极态度的，只要这些治疗师真心关注他们的健康和幸福。总的说来，治疗师的年龄几乎不重要。

### "难道你不觉得美国南方人都有种族歧视吗？"

这是一个有多重含义的问题，包括一个让人不愉快的事实——就算不是种族歧视，也是在邀请你进行地区歧视。我们并不清楚来访者到底想要什么样的答案，这要看他们的立场。有的时候，后退一步并且邀请来访者进行更多探讨是最明智的做法。"这里面有太多的一概而论，而我对此不是那么舒服。种族歧视肯定是存在的，而且这在很多方面都是一个问题。你有过的和种族歧视有关的经历是怎么样的呢？"

### "你的丈夫会嫌你胖吗？"

这个问题可能很难让你保持冷静和客观的态度，但是这里面肯定是饱含信息的。它也有可能让你和来访者之间建立起联结，并且让你示范如何声明界限或价值观，以及如何在治疗的背景下探讨一个困难的问题。根据你自己的舒适程度，任何一种回应都可能起作用："哎哟，是的，他会。"或者"如果他这么说，我可能会对他说，'闪一边去，你这个浅薄的人'。我认为每个人的身材因人而异，健康才是最重要的。你是怎么处理批评的呢？"或者"嗯，我想知道是什么带出了这个问题呢。我的身材似乎有些让你不安。"

　　有的时候，治疗师在治疗中可能需要提出要点，尤其是当来访者的歧视影响到治疗时。例如，在这一章开头的故事里，丽安娜的来访者称她为东方人，而这个用语是和负性的、不准确的、种族主义的标签联系在一起的。当她的来访者在之后的治疗中再次使用这个词的时候，他们已经建立了一个很好的治疗联盟。他当时询问她是否喜欢东方食物。丽安娜说："你知道吗？东方实际上是一个很广的概念，而且把所有东西都塞进去了。我对这个词的感受就如同你听别人说你是外国佬时的感受。这样的词一般都不很友善，也不很准确。我确实喜欢很多夏威夷美食，还有越南和日本的美食。泰国菜对我来说有点辣。"这样的回应把真诚的自我表露和心理教育融合在了一起，并且加上了来访者或许能联系上的一些观点和视角，然后也回答了问题的要点。

## "你相信有天使吗？"

　　这个问题是一个 8 岁的小女孩问的。我们常常忘了在成人和儿童之间存在巨大的鸿沟，所以这个问题提醒我们所有人，个体差异也延伸到了年幼的来访者身上。你可以回答："我不知道我是不是相信。人们会有一些经历，而这些经历让天使对他们而言变得真实，我对这些经历非常感兴趣。你能和我说说为什么你对天使感兴趣吗？"或者简单地说："我想要多了解一些。跟我说说你都知道些什么吧！我想在很长一段时间里，世界上有很多人都曾对天使感兴趣。"你的生活经历会与来访者的经历非常不同，不管它们最初看起来有多么相似或者不同。不要否认这样的差异，但是也不要过度关注它们。你们俩现在在同一个房间里，而且有着共同来此的缘由。

# 进一步的思考

*"每个人都像所有人，像某些人，又不像任何人。"*

*——克莱德·克拉克洪（Clyde Kluckhohn）和亨利·默里（Henry Murray）*

"来访者会因为我是不同的而不信任我吗？"一旦他们看到你真诚的兴趣，并且发现你们之间确实有共同点，来访者就会信任你，这些共同点可能是熬过了第一次心理治疗、喜欢小动物、养狗，或者是在他们的挣扎苦战中始终和他们站在一边。可能有什么共同点是你们都想要了解的。有时候，在不太可能的地方也能发现联系，而联系总是存在；紧密的联系可能是你们都希望来访者更加健康。在助人专业里，最基本的能力之一是如何应对个体差异和文化差异。

你怎么样呢？你是不是对某些差异或身份类别有偏见或者有很重的价值偏向？每个人都有"盲点和哑点"。没有人可以幸免。一个关键的任务是始终开放地发现这些问题，并且从疏忽或错误中学习。有的时候，你需要从自我表露开始，包括你感觉到的你们之间的差异以及你们如何相似。另一个关键的任务是掌握一些方式去把差异带进咨询室，并且带着尊重他人的好奇心来探讨这会对你们一起开展工作有什么提示。回应多元文化的能力始终是一个不断完善的过程，因为文化是活生生的、不断演变的传统。提高多元文化能力的途径包括有意识地实践，保持持续的好奇心，以及磋商与讨论。

# 注　释

① 这一章主要是由卡罗尔·克尔（Carol Kerr）撰写。卡罗尔·克尔，博士，首席心理学家，研究生临床培训项目，马丁郡健康和人类服务，社区心理健康分部。在过去 25 年里，卡罗尔一直在公共心理健康诊所进行实务、教学和督导工作。在这个诊所里，"一组极具多样性的学生为一组极具多样性的来访者提供着服务，我们一直都学习着个体和文化多样性带来的力量和富足，以及它在临床工作中的作用"。

## ❧ 第 十 九 章 ❧
# 波 及 他 人

当看似只有你和来访者两个人坐在咨询室里的时候，不要被表象迷惑。你们都带着一群"观众"同行。那些塑造了你们的人、关系以及经历都有话要说。虽然这一章主要涉及真正的人，但是也要欣赏过去和现在对你和来访者造成的影响。

### 琳　达

我有一个来访者在治疗过程中会对着她的手袋说话。她也和我说话，但是在每次治疗中都有好几次，她会倾过身去，使劲地点头，同时斥责她的手袋。她的手袋里有手机，而手机里有她的男朋友。她的男朋友左右了治疗。对着她的手袋说话显示出她有一些问题：她放弃了自己的生活，而让自己围着她那不靠谱的"戏精"男朋友转，谈其他人要比谈论她自己容易得多。其他人夺去了这个诙谐、聪明、具有创造力的女人的生活。我们的工作是把治疗还给她，但是进展缓慢。

你可以看到，在治疗里，其他人无处不在。不管他们是内化的声音，来自电话另一端的声音，还是像在这一章中提到的那些真实的受邀的或者不请自来的人。电子设备的干扰越来越多，因为人们似乎觉得他们必须能在任何时候被联系上，所以黑莓手机、电话铃声还有短信铃声是常有的侵扰。人类和动物客人也会出现。在我们进行的治疗里，曾有来访者邀请过双胞胎中的另一方、伴侣、小狗、秘密爱人、配偶、室友、最好的朋友、生意伙伴、处于青春期的女儿或儿子以及各种家庭成员。

我们也接到了来自其他治疗师、律师、父母、被抛弃的恋人、担忧的朋友、医生、报复的配偶、保险公司和收债机构的抱怨者打来的电话。所有这些人在治疗里都有属于他们的位置，即使正在进行的主要是个体治疗。当来访者带着另外一个"客人"突然出现时，比如最好的朋友、一只大狗、一个坐在并不干净的地毯上吃东西的还只会爬的孩子，或者是他们生活中其他人草草书写的带有指示的笔记，我们总是会感觉很奇怪。有些"惊喜"让人觉得很突兀，但有时，我们想要邀请他人参与到治疗过程中来。

在回答"波及他人"这类问题时，你总是要考虑边界。当你把其他人纳入治疗时，任何人都可能泄露之前没有被暴露过的信息。来访者也会担心这些信息被泄露，因此他们可能会隐藏自己的想法或行为。好的方面是，你在其他人的观点里有潜在的收益。你总是必须处理你在把他人引入治疗时的反应。在这一章里，我们会谈论可能被纳入治疗中的各种外部（而不是内部）人员，我们也会谈论因为这样的互动而带来的问题以及回应的多种可能性。

# 问　　题

下面的问题会在回应部分得到回答。

"你想要看些照片吗？"

"我可以把我的未婚妻带来吗？"

"我可以把我的朋友带进来吗？她现在就在咨询等候室。"

"我不得不带着我的狗。它可以留在这儿吗？"

"当我在这里的时候，你可以打电话给某某人吗？"

"你介意我接一下这个电话吗？"

"我的朋友说……，你觉得呢？"

"你能告诉我的老师／伴侣／假释官我不做某件事真的是有原因的吗？"

"你能和我丈夫的／母亲的／婚姻的治疗师谈谈吗？我觉得这会对我有帮助。她说她很乐意和你见面。"

"等我去学校的时候，我想要在那里的咨询中心接受治疗。我在那里的治疗师可以联系你吗？"

"我能从药物治疗中受益吗？我应不应该去看精神科医生？"

# 回　应

### "你想要看些照片吗？"

当来访者和你分享他们的照片时，你有机会看到并了解他们世界里的人和事。在你看完照片之后，你可以问："有没有什么特别之处是你想要我看的呢？"有的时候，来访者只是想把某人介绍给你，因为"我谈了很多和他有关的事，我觉得你应该想要见见他"。通常，他们把照片和信件带来是为了有确实的证据来支持他们的想法；或者是与你做现实检验，想要知道他们对此的看法是否正确。

### "我可以把我的未婚妻带来吗？"

在了解来访者的动机和计划之前，这是一个狡猾的问题。所以你必须问："你有什么想法吗？"如果你的来访者回答"我想要你告诉她，不要管我的某些事"或"我们遇到难题了，没办法弄清楚对他和第一个妻子所生的孩子而言，我的角色应该是什么，我会想让他来是因为我们可以对要做些什么有点想法"，那么你对这两个问题的回应会很不一样。对于前一个请求，我们可能会聚焦到如何让来访者自己和他的未婚妻谈，即使这意味着要做一点训练。而后一个请求则更加合适，而且我们可能会说："这会是有用的，让我们谈谈吧！我需要知道你在想什么，然后去考虑在一两次这样的会谈中，我们要聚焦的目标是什么。"之后，要澄清这一点是容易的，即"我的担忧是当他来这里时，有哪些工作内容是你想要保守秘密的，以及哪些是你想要和他分享的"。

如果来访者可以说清楚这些限定，那么我们可以期待这次会谈。从这样的间接接触中可以获得很多东西。如果她的未婚夫的确来了，那么我们认为我们要做的是澄清会谈的目标、承认这次接触的时间有限、不偏离问题以及对他们提出未来的建议——这样的建议可能是再一次会谈、阅读材料、和前妻进行夫妻治疗，或者建立在治疗之上的在他们之间的重点谈话。

### "我可以把我的朋友带进来吗？她现在就在咨询等候室。"

当你的来访者提前问了朋友或者家庭成员，那么要去准备会谈的焦点和目标以及合适地建构这次治疗会是容易的。然而，当他人的到来是意料之外的，最好的方式可能是和这个朋友见个面，问个好，然后对你的来访者说："这是挺让人意外的。要不你进来，然后我们谈一小会儿？"在讨论了之后，你会能够做出更合适的决定。"你的朋友为什么会在这里呢？目的是什么呢？"

通常，不要允许任何人向你施压，并因此就什么人可以进入咨询室这个问题做出冲动的决定。当你说了"好"，想要当一个讨人喜欢的人或者认为这没有太大关系的时候，你其实给出了一些错误的信息。这些信息和边界以及你们在开展的工作的私密性有关。安全的边界同时允许"可以"或者"不可以"的回答。如果你的来访者在保持边界方面存在问题，或者如果他曾经是别人践踏边界的受害者，那么你需要记住：当你允许或者邀请别人进入治疗的时候，这可能不是一次让人很轻松的到访，而是一次对你并不希望重现的情景的重演。当有别人在房间里的时候，也要把焦点始终放在来访者身上，不要忘记谁是你的来访者。

---

### 琳　达

在一次悲剧性的家庭划船意外之后，50 岁的尼科尔来到咨询室。我已经和她见了 6 周了，然后她问道："人们现在最经常问我的一个问题是'治疗进行得怎么样啊？'。我告诉他们我很喜欢你，尽管我以前也参加过治疗，但是这次不一样。这让我感到好奇，我要如何评估治疗怎么样呢？"在我写这本书的时候，尼科尔询问的这个问题可能让我比通常情况下更加充满热情。我的确进行了确认并且复述了她的问题，准备展开和评估与目标有关的讨论，但是她转向了一个完全不同的方向。

她说："我的表姐一直都在问，因为她（对那次意外）感到内疚，我的朋友也都对治疗感到好奇，妈妈想要知道我都谈了些什么，姐姐问起是因为她认为治疗是在浪费时间和金钱。"我从没有对咨询室以外的人询问治疗的动机进行过思考，但是来访者受这些问题的影响，这些问题可能是被真挚的关怀、好奇、内疚或者是批判驱动的，所有在咨询室以外的人都有自己的考量。

---

## "我不得不带着我的狗。它可以留在这儿吗？"

这个问题类似于前面那个和朋友有关的问题，除了不能让这只狗在咨询等候室待着读杂志以外，你仍然是有选择的。你有说"不"并且结束治疗的权利，但是你也可以尝试不这么做。了解来访者为什么把狗带来可能是值得的。如果你不准狗进入咨询室，那么这肯定有意义。我们都有来访者带狗来咨询室的经历。这总会模糊治疗的焦点，但是进退两难的局面现在变成了这样一个问题：进行一次妥协后的治疗是否比不进行治疗更好。除非你对狗过敏，否则可能最好还是尝试进行治疗，然后说："菲多很好，但是它确实让我们分散注意力了。"

如果你已经过分迁就这个来访者了，而这次又是一个例子，那么你可以选择推迟治疗，并且在你们下次会谈时讨论边界的问题。

### "当我在这里的时候，你可以打电话给某某人吗？"

这个问题出现的背景是，你们已经进入到会谈中了，所以你的回答取决于打电话给这个某某人的目的是什么。当然来访者是在请求帮助，但是帮助什么呢？他是在让你打电话给他的税务律师吗？你必须考虑打这通电话是不是你的工作，或者这个行动是不是会剥夺来访者的自主权。如果打这通电话是合宜的，那么你要决定是在治疗的过程中打，还是留到治疗结束时打。有同事告诉我们，他们曾经在来访者待在房间里的时候给其父母、精神科医生、假释官或者其他治疗机构打过电话，以便问题立即得到解决。"让我们现在一起处理这个事情吧，这样我们都可以参与其中。"这个请求在那些功能水平更高的来访者身上较少出现，更多在功能严重受损的人或者是孩子身上出现。如果可以等待，那么为此而破坏治疗的连续性是说不通的。告诉你的来访者："我会确保这周内给你的婚姻治疗师打电话，然后我们下次会讨论这个。"或者"我会打电话给你的老师/精神科医生/父亲，而且如果有重要信息，我会立即告诉你。若不那么重要，我们可以在下次会谈时讨论。"如果在你的观点里把某些事情做完是最安全的做法，那么你或许可以选择立即打这通电话。

### "你介意我接一下这个电话吗？"

大多数时候，对你和来访者而言，你的咨询室是一个高度私密的空间。你努力营造一个安全的地方，在这里没有人会毫无预警地冲进来，在这里你用专门的时间来解决一个问题，在这里你要全心全意地关注来访者的世界——然后，在来访者的口袋或者书包深处，传来了一阵来自电影《惊悚》（*Thriller*）的电话铃声。整个世界都回来了，力求挤进这个房间。

这是来访者的时间，她可以按照她想的方式使用，所以我们通常让来访者自己决定要不要接这个电话。如果她想要使用我们有限的治疗时间去接电话，那么这是她的决定。如果这种情况不止一次发生，而且不是一个小孩单独在家、在学校或者一些紧急情况，我们会指出："你总在我们的治疗时间里接电话。这是你的时间，但你真的想要这样使用这段时间吗？"这样，你提出了一个观察现象并给出了评论，而来访者会去思考。如果这种情况依旧，而且你开始对这样的侵入有所理解，那么你可以谈谈你对这些电话的反应或者解释。这可能引出一场富有成效的讨论，讨论的方向多种多样，包括边界、来访者对打扰的容忍、焦虑问题、需要感觉自己很重要、愿意让别人占用自己的时间，或者当人们愿意让电话优先于当前情况时会想到的任何其他可能性。

## "我的朋友说……，你觉得呢？"

倾听这个朋友的忠告、意见、评述或者建议，然后你可以决定是否想要说，"有这样的好朋友，你很幸运""你的朋友非常具有观察力""你需要为那个评论提供一些背景，我不明白""我有一个不一样的观点"，或者"你的反应是什么？"。如果这个人总是在治疗中被提及，例如他是一个家庭成员或者是重要他人，那么你对这个人会有一些感觉，而且能回想起和依靠一些历史信息来判断他们是不是可靠的观察者。来访者有朋友并且发展出了良好的支持系统，这是很重要的，因此我们不想要诋毁其他人的忠告。我们不想成为来访者进行富有洞察力的讨论和分享情绪的唯一对象。如果我们的工作做得好，来访者就可以不再需要我们了。了解到一些朋友是多么地富有观察力也是非常让人着迷的。在那些经常和来访者互动的人身上，我们是可以了解到很多东西的。

### 查　尔　斯

莎伦是我的一个来访者，她经常谈论从她的两个朋友那里得到的一些建议。她如此频繁地"带他们进来"，以至于我可以在莎伦提起之前就预测到他们的意见：凯利是比较专横的朋友，会告诉莎伦如何以具有攻击性的姿态处理一些情境；嘉文则更加随和，给出的建议更多是在这样一条思路上的，即"用蜂蜜比用醋能让你引来更多蜜蜂"或者耍些小聪明。这两种立场在我们的治疗里变成了积极的发声者，因为它们各有可取之处，而且都在来访者的心中活跃着。

当来访者不想因为她遵从了其中一个人的建议而让另一个朋友失望的时候，问题就出现了。莎伦体验到的被撕扯的感觉是我们工作的很大一部分。嘉文和凯利成了识别莎伦在表现攻击性还是被动之间犹豫不决的工具。最终我们能够审视到这一冲突源于内心，而非外界，而这使得莎伦能做出更加清楚的决策。

## "你能告诉我的老师 / 伴侣 / 假释官我不做某件事真的是有原因的吗？"

当任何谎言的同谋者从不是一个好主意。如果我们对别人撒谎，那么来访者将无法信任我们。如果我们为他们撒谎，那么我们也同样能够对他们撒谎。"你能……？"也会在和保险相关的话题里出现。例如，"你能说我们有额外的治疗小时吗？这样他们会支付更多，从而把我本要付的部分也抵扣掉。""你能改日期吗？""你能说是我的妻子来了而不是我吗？""我要向你所在机构的会计低报收入，这样我就可以得到浮动费率制算出的价格了。如果我真的这么做，你会去告密吗？"这些回答始终必须是："我不能撒谎。这是不合法的，也是不合伦理的；对于我们而言，这也关系到心理健康、我们的关系，以及我们对真诚的基本需求。"

## "你能和我丈夫的 / 母亲的 / 婚姻的治疗师谈谈吗？我觉得这会对我有帮助。她说她很乐意和你见面。"

和其他治疗师协调合作在很多时候是可取的，但这也可能导致竞争和混乱。

在你同意被拉进别人的治疗之前，要好好考虑清楚。在你同意和另一个治疗师见面之前，你们可以讨论来访者所带有的顾虑和担忧。澄清你的角色以及另一个治疗师的角色。要对你们的目标保持清晰。一定要让来访者签署免责协议；即使你认为你并不需要这样的文件，也要这么做，因为这可以帮助来访者意识到你在严肃考虑他的请求。

和别的治疗师一起协调工作在以下情况中会是一个好主意，即家庭治疗或者夫妻治疗与个体治疗同时进行。此外，在治疗儿童的时候，你可能会参与到扩大范围的治疗对话中，但是这仍然会变得复杂。当你同意和其他人谈论的时候，这总会带出要说什么以及要省略什么的问题。来访者有权利担心私人信息被泄露。"让我们先在这里谈谈。我们一起好好思考一下这个问题：去见这个治疗师是为了达成什么目标？此外，我需要知道你想要我为什么内容保密，以及分享什么内容。"

## "等我去学校的时候，我想要在那里的咨询中心接受治疗。我在那里的治疗师可以联系你吗？"

为了协调治疗和帮助来访者调整以适应一个新环境，这看起来是一个合理的请求。这样的接触可以帮助来访者在现有工作的基础上进一步发展。最起码，这会让来访者感到安全。但是，我们也好奇，她为什么感到不能在没有协助的情况下解释她的治疗呢？最有帮助的做法可能是和来访者讨论："我相信你可以比我更好地描述我们的工作。在你离开之前，我们可以回顾我们已经谈论过的各种各样的问题。让我们讨论一下你在这里都学到了什么，以及你想要在大学里完成些什么吧。如果你以后想让学校的咨询师和我联系，我也会很乐意。"这个讨论也可以促进更好地理解，知道她需要从新的治疗师那里得到什么。

## "我能从药物治疗中受益吗？我应不应该去看精神科医生？"

判断某个来访者是否需要药物，这个决定是非常重要的，而且是因人而异的。很多人会给为了心理健康而接受药物协助的行为贴上污名。另一些人则企图从任意药瓶子里寻找慰藉。有时候，来访者会有不切实际的期待，期待精神药物带来神奇的效果，而且低估可能产生的副作用。对其他来访者而言，情况截然相反——他们因为担心药物会带来不良的生理反应，而贬低药物潜在的益处。当人们需要生物性的干预时，正确的处方以及对药物的恰当使用会让他们受益。

你在这个领域不是专家，但是你有责任在回答之前审视来访者的症状、信念和对药物的渴求。"这是非常严肃和重要的问题。我需要理解你的想法。你的什么症状是药物可能帮上忙的呢？"然后你可以更好地提供建议："我可以给你一些精神科医生的名字。你可以去那儿做医学咨询，然后我们就会有更多信息了。"鼓励来访者从精神科医生而不是从家庭医生那里获得药物。跟进研究、理解药物使用和交互作用，这些都是精神科医生所受训练的内容。

有一些来访者的功能水平更低，这可能体现在身体上，也可能体现在心理上。还有的来访者需要一个提供协作的支持网络，对这些来访者的治疗必然需要纳入更多外部人员，可能是日间治疗或者医院的工作人员、家庭成员、营养师、监护人、照料者或者律师。在为法院系统或物质滥用项目里的来访者治疗时，我们也会将其他人纳入。和儿童一起工作时，常常要纳入其父母或学校工作人员。服用精神药物意味着其他专业人员对治疗也有影响。要去协调身体护理工作和心理照料工作可能是非常麻烦的，而且要纳入很多人和效率很低的机构。这可以是加强双方的专业努力的好方式。虽然进行多方磋商是为了更为全面的照料，但这可能会改变你和来访者之间工作的私密性。

## 进一步的思考

"胜人者有力，自胜者强。"

——老子

来访者会提出一些把他人纳入治疗的问题，在这一章当中，我们致力于对这类问题进行回答并提出建议。让我们先转向你，并且想想你带进咨询室里的人吧。你会对此感到非常吃惊，你自己的成长经历和家庭以及以前的督导、教师、治疗师会在多大程度上出现在你的咨询室里。有时候，治疗互动会引发你对非常喜爱的小学老师的记忆；有时候，治疗互动引发的可能是对让人害怕的、带种族歧视的邻居的回忆。通常，我们无法意识到信念的源头。

对现实保持开放。这个现实就是你要处理来自来访者世界里的真实的、想象出来的、过去的、现在的、受邀而来的和不请自来的人，并且你会从这些声音里了解到很多，不管是受欢迎的还是不受欢迎的。因为人们的各种身份会间接牵涉许多其他人，所以来访者有时想要把一些重要他人直接纳入治疗。当然，治疗师可以有效地调解一段讨论或者保持聚焦，这样或许就可以解决一个问题，而在那些情况下，治疗是通过纳入他人而加强效果的。

当来访者要带别人进入咨询室的时候，最重要的问题是这是否推动了来访者的治疗。如果这能帮助来访者在有你在场时与其母亲或者伴侣谈话，那么这可能是一个好主意。你的任务之一是收集关于目标的信息并且做出尽可能多的预案，从而确保这是一场有益的交流。当来访者把一个重要他人带进咨询室的时候，你可能会开始理解和赏识小学老师在操场值班时所做的工作——哄那些不守规矩的孩子好好玩耍。

# 第二十章

# 咨询室之外

这是一种奇怪的经历：在一个隔音的房间里工作，承诺保密，关注边界和隐私；工作结束后，当你坐在咖啡馆或者电影院里时，走进杂货店或更衣室时，或者在健身房的衣帽间脱下全是汗的运动服时，你看到了来访者。当然，在治疗以外的时间，来访者仍然存在，我们也是。

## 琳 达

在治疗中努力工作了几个月并且改变了一些相当糟糕的婚姻行为之后，马乔里建议说："我想让你和我的孩子见面，看看他们有多棒。要不你到我们那儿吃晚饭吧？"礼貌的拒绝是比较容易的："我不能那样做。虽然我很乐意和你的孩子见面，但这会是不舒服的。"难的是决定是否处理这份邀请背后的含义，那就是马乔里希望我了解到，"看，尽管我的生活中有些部分挺糟糕的，但我是一个很好的母亲"。我的决定是保持对她需要感到自己有能力这一点的意识，然后把对此的讨论留到以后；而在当下，我认可了她作为一个好母亲的真正的才干。

一般来说，最好不要把关系延伸到咨询室以外，虽然我们知道的大多数的治疗师参加过来访者的婚礼、毕业典礼或棒球比赛。儿童治疗师有时要去访问来访者的家庭或者学校，与有严重心理疾病或者有恐怖症的来访者工作的治疗师也会在咨询室之外做部分工作。在非传统设置下工作的人也会常常在传统的咨询室以外的地方工作。对所有在咨询室之外工作的人而言，边界仍然是存在的，而且治疗师也需要注意它们。

但是我们当中的大多数人在大部分时间里是在咨询室里工作的，咨询室的墙保持了治疗的物理边界。建立安全的治疗联盟是治疗的关键要素，这需要你的咨询室是一个保护隐私的、可预测的地方。让治疗受到时间和地点的限制可以保障你和来访者的工作。因此，当你考虑要离开这个地方并和来访者在别处工作时，你必须真的考虑清楚。

来访者提出的在咨询室之外见面的问题以及聚会邀请，可能是由不同的愿望驱动的。通常，他们简要地表达了想要建立联结，想要消除不平等的关系，或者想和你分享某些重大事件。不寻常的情况是，这些问题反映了来访者担忧在一些让人尴尬的场合下出乎意料地碰到你。偶尔，在咨询室之外见面的邀请可能标志了发展不合宜的双重关系的第一步。在后面的问题和回答里涉及各种各样的问题，有不同的动机、意外的碰面以及在网络空间的联系。

## 问　题

下面的问题会在回应部分得到回答。

"我们可以见面喝杯咖啡吗？"

"你想要去听一个讲座／参加读书会／看球赛吗？"

"你属于_____俱乐部吗？如果我加入，你会介意吗？""你想要一起去健身房锻炼吗？"

"我可以和你参加同一个'12步小组'吗？"

"当我在医院做手术／生孩子的时候，你会来看我吗？"

"你会参加我的毕业典礼／婚礼／音乐演奏会／演讲／开幕式吗？"

"如果我在大街上或者电影院里碰到你，我要说什么呢？"

"你在超市 / 派对 / 艺术展上为什么不理我？""你在超市的时候为什么要跟我说话？没有人知道我在见你。"

"我们可以在别的地方做治疗吗？"

"我有一个很好的关于生意的主意，我们作为团队一起工作得那么好，我们为什么不一起从事这项事业呢？"

我们在这一章还审视了一个更为现代化的情境，那就是在咨询室之外还可以指脸书网（Facebook）、我的空间网（MySpace）、网页、博客、优兔网（YouTube）、微博和其他的电子网络场所，而这些场所使得治疗师越来越容易被他们的来访者看到和了解。

下面和电子网络接触有关的问题也会被处理。

"我读了你的网页，我不知道你结婚了 / 做催眠 / 有孩子 / 写书 / 养牧羊犬 / 从加利福尼亚州搬过来 / 打鼓。这是真的吗？"

"我在脸书网上看到了你的博客 / 你发的帖子。""我偶尔看到了你在优兔网上的视频，你在唱卡拉 OK 时看起来醉得相当厉害。你总是参加这样的派对吗？"

"我可以给你展示我的手机或计算机里的照片吗？""我们可以在你的计算机上登录，然后看我的东西吗？"

# 回 应

## "我们可以见面喝杯咖啡吗？"

你需要理解这个问题背后的目的，所以要问来访者："你在想什么呢？"在咨询室之外见面，即使是简单地喝杯咖啡，也会有潜在的、侵蚀治疗关系的本质的可能性。外部的聚会增加了这样的可能性，你的判断会变得模糊，你的来访者会生出一些你无法达到的期望，你会改变治疗的本质，或者你们两个人会把治疗变成别的什么。基于文化的差异或者是对预期的朴素的理解，很多这样的问题其实是无害的。来访者感觉离你很近，而额外的接触，例如一起喝杯咖啡，似乎是很好的消遣活动。一旦你对来访者的愿望有了更好的理解，你就可以说："尽管在外面见面会是非常愉悦的，但是那会改变我们的关系，而我不想冒险危及我们一起开展的工作。"如果在你看来来访者是想要和需要更多时间，那么你可以考虑增加治疗的频率。

如果来访者需要你对为什么要把关系限定在咨询室以内做进一步的解释，那么你可以简短地提到对边界的论证。"我不能和你有治疗之外的关系是出于真实的原因。治疗的工作之所以起作用，是因为这是保护隐私的、保密的，以及受到时间和地点限定的。你可以信任的一点是，我的目标是弄清楚什么是你的最佳利益。一旦这样的边界松下来了或者消失了，这就不是独特的地方了。"

偶尔，你会遇到这样的来访者，他想要把治疗关系变成别的联系。你的来访者可能感到被放在了显微镜下，不舒服，以某些方式暴露着或者过分不自在，并且尝试要通过把治疗带到别的地方去贬低治疗的权威和地点。这些罕见的来访者需要就关于见面喝咖啡的建议听到坚定的"不"以及对此的理由。"我注意到你在这里有些不舒服，但这里是谈论你的问题的最安全的地方，而且这正是我们在这里要做的事情。我知道治疗是不容易的，但是你做得很好，而且将会变得更加舒服和轻松。"

### "你想要去听一个讲座／参加读书会／看球赛吗？"

大多数邀请都是这样的尝试：表现出友好，更好地了解你，寻找一个共有的兴趣，或者是使关系平等。使关系平等或者正常的愿望是可以理解的，因为治疗里必要的表达暴露了来访者，而把权力交到了治疗师的手上。来访者和我们分享了他们生活中深层次的私人的方面；我们则不和他们分享我们的生活。我们把自己的心神都放到了治疗里，但是表露的确是压倒性且单方面的，这让来访者感到容易受伤。分享日常活动可以是修正这种关系的片面的尝试。我们喜欢很多来访者；如果我们是在其他场合下认识他们的，也许会成为好朋友，但现实并非如此。多重角色会危及我们的治疗工作。治疗的目标是使一个人——来访者——变得更加健康，而不是交朋友或者把治疗师暴露在新的事件中。你可以说："谢谢你想到了我。我通常不在咨询室之外见来访者，但是我很有兴趣听你谈谈它。"或者"你真好，想要邀请我参加。但是我们规定，要避免任何双重关系。这可能会危及到治疗。"

### "你属于_____俱乐部吗？如果我加入，你会介意吗？""你想要一起去健身房锻炼吗？"

大多数来访者其实并不想在这些场合里待在你旁边，例如在健身房的跑步机上或者在瑜伽课上。某个来访者这样告诉琳达："我知道我们在同一个健身房，我担心我们会在衣帽间碰面而且一方可能正赤身裸体。""我们中的哪一个？"琳达问道。"你已经看到了我情感上的裸体，那也许是可控的，但是我认为我不能应付的是看到你裸体的情况。"要反驳这样的观察意见是很难的，而且她的坦白非常让人钦佩。

70年前，弗洛伊德学派会因为这样的对话而举办户外活动日。但是从实际操作来说，我们并非要去支持任何一个理论，当治疗师和来访者不需要处理在公共场所相见（比如健身房）的复杂情况时，治疗确实做得更好。"如果我加入，你会介意吗？"对此最好的回答是："这是一个很好的健身房，我去那里能恢复体能。我不想在碰面时因为没有非常好地社交而冒犯到你。"

与此同时，在一些场合下，重叠的关系是无法避免的，但是它们可以受到限制。"你想要一起去健身房锻炼吗？"最好的回答方式可能是："尽管这样可能让人感觉时间过得更快，但是我必须拒绝。"你不是在拒绝来访者，你只是简单地承认你拥有在健身房度过自由时间的权利。

## "我可以和你参加同一个'12步小组'吗？"

### 梅丽莎·佩兰，心理学博士，成瘾问题方面的专家

你的来访者想要通过跟随你进入一个心理健康的圈子，以便让自己更快地变好。在共同的努力中，来访者的愿望是也变得健康。来访者可能有次级愿望，即有更多的机会和你联系；了解你；以及偶尔能获得更多的治疗，但不需要去咨询室或者支付金钱。在你的咨询室和12步小组之间划分一个清晰的界限是至关重要的。就你的健康和恢复而言，来访者和自助小组不应该凑在一起。你需要始终如一的安全性和空间，你可以在自助小组里坦诚地表达自己，可以解决一些问题，而不需要担心自己的专业形象。

12步小组也预见了这样的问题，在12个传统（在12步小组里对行为的建议原则）的第八个传统中，有这样的说明："当正在恢复的个体不能独立解决一些问题时，那么他们必须付费寻找专业人士"。对这个传统的解读包括了这样的预期：来访者和治疗师有专业的关系，因此把规律地出席同一个自助小组这样的可能性排除了，除非是在一些小社区只有数量有限的12步小组。

大多数在12步项目附属的健康恢复项目中工作的治疗师会和来访者开诚布公地谈论在个人恢复工作中的边界，谈论它和12步传统原则的关系，同时也谈论双方的健康和幸福。这通常会带来一个关于平衡、适度、延迟满足和边界的富有成效的讨论。我建议对"我可以和你参加同一个12步小组吗？"做出直接的回答："我不能告诉你是否可以参加这个小组。第八个传统声明，当我们参加同一个小组时，我们之间不能有专业关系。因此，如果你决定规律地参加那个小组，那么我可以把你转介给

其他治疗师，这样你就可以继续接受治疗了。这段专业关系需要终止。让我们谈谈怎么样对你最好吧。"

## "当我在医院做手术／生孩子的时候，你会来看我吗？"

想一想你是否想这么做，而且只在你想这么做的时候才去。如果不想，那么可以说："我不能去探望你，但是我想我能给你打个电话。"如果你相信探望是一个好主意而且你想要这么做，那么可以说："是的，我会，但是让我们等等看，在你手术／生孩子之后，你对我去看望你这件事有什么感受呢？如果仍然感觉可以，你就给我打个电话；如果可以，我会过去。"这些事件是罕见的，而且不会设定任何奇怪的模式或者引发其他期待，但是它们可能会是让人尴尬的。

有时候，你也可能去找来访者。琳达在治疗一个得了绝症的女性，当她不能再到咨询室来的时候，只要来访者想让琳达看望她，琳达都会去她家里。这是一个在考虑来访者最佳利益后做出的选择；关于看望病重的来访者，不存在一些不容变通的规定。

当你在非传统的设置下工作的时候，你可能需要频繁地在咨询室之外见来访者，这些问题会更加棘手。欣达·珀兹纳（Hinda Pozner）是缅因州的一位社会工作者，她和患有孤独症的儿童在他们家里工作。

### 欣达·珀兹纳

我每天都要走很远的路，从郊区到农场，再到偏僻的森林地带中的住宅里，不知道是否会冒出一只鹅咬我的脚后跟，或者是否会遇上一只狮子狗正从美容师那里回家。来访者家里的大人和兄弟姐妹会问我很多问题，而有时候，其中一些问题并没有现成的答案。但是，我总是尝试根据具体情况回答关于这个孩子、这个情景、这个家庭以及这个诊断的问题。因为孤独症诊断的复杂性以及每个孩子的独特性，有的时候并没有答案。这种类型的干预使得一些妈妈和爸爸质疑我的治疗效果和动机。其他人则想知道他们的孩子是否会因为我说的话而被从家里带走，还有一些人拼命想要知道他们的孩子是否可能恢复正常。

另一个在小城镇里常见的困境是，家庭会在小型商店那里分享信息，他们会交换意见。然后，他们会问我："为什么我邻居家的小孩在做这个或那个，但是我的孩子没有呢？"或者"为什么你在学校帮助那个孩子？"我不能回答关于其他孩子的问题。有的时候，有点像是我需要得到授权才可以在邻里间释放信息。所以，当我必须说"我不能和你讨论这个"时，其实我在冒险，因为这可能阻挡我们发展坦诚且有效的治疗关系。

在人们家里工作往往会模糊边界，而且你必须回应一些在咨询室里通常不会涉及的问题。你会需要面对并处理一些和邻居的关系，因为他们想要在治疗的时候待在那里；面对一些来自家庭成员的问题，而这些问题会导致你怀疑这个家庭的文化程度，或者这些父母是否可以理解你提供的信息或遵从原则。此外，你总是需要以一种能确保这个环境对你而言安全的方式进行回应。

## "你会参加我的毕业典礼/婚礼/音乐演奏会/演讲/开幕式吗？"

庆典是很棒的时刻，来访者通常会把他们在学业、生意或者关系上的一些成功归因于治疗，所以他们想让你出席这样的庆典是很容易理解的。感激这样的邀请："这是一个很棒的邀请。我需要你认真考虑，你是否真的对我的在场感到舒服，而我则需要考虑这样是否会干扰到我们在这里的工作。"然后询问自己，你真的想要参加吗？如果因为任何原因而不想参加，就礼貌地拒绝。如果你想要去，就询问自己"为什么"，并考虑和督导或者另一个治疗师讨论你的兴趣。受邀是一件荣幸的事情，但是你的到场是否会让你或者毕业生/新婚夫妇不舒服呢?

很多治疗师会做出的妥协是参加婚礼或者毕业典礼,而跳过通常紧随其后的家庭欢庆活动。你可以拒绝而且说:"虽然我不在那里,但我还是会想到你。"琳达参加了一场婚礼,这是她第一次也是唯——次接受了参加宴会的邀请,因为她非常喜欢这个新娘 / 来访者。来自家庭成员的奇怪凝视是可以处理的,但是在这场宴会中途,琳达被新郎叫住了,因为有人以为新娘在女卫生间里焦虑发作,且需要治疗师而不是需要她妈妈。这对琳达和新娘来说都是很尴尬的。在婚礼或者毕业典礼这样的场合下,你可以提前做准备,和来访者讨论一些具体的细节,但意外确实可能发生。

## 查 尔 斯

当我受青少年来访者而不是成年来访者邀请时,我更可能去参加,因为那似乎对治疗联盟更加重要。里奇是一个高中生,是我的一个来访者。虽然他是一个讨人喜欢的年轻人,但是他在他所努力的大多数方面都相当不成功,因为他不怎么思考自己要做的事情。在一次治疗中,里奇问我是否会去观看他的一场橄榄球比赛。他不是一个"大块头",但他是球队里的首发球员,对此他感到非常骄傲。我真的不想把一个周五的晚上花在他的球赛上,所以,我感谢他的邀请,为他在球队里的表现感到骄傲,并且说道:"你知道有的时候这些场合可能会挺尴尬的。例如,如果你的家人或朋友看到我在那儿,你会说什么?"里奇回复说:"我想你会和我家里人坐在一起。他们都知道你,而且如果有朋友问起来,我可以说你是我父亲的一个朋友。"很明显,他对整件事进行了一些思考,而我看到了这对他而言是多么的重要。我去看了他的比赛,而且为赛场上的他照了些照片。这样在下次治疗时,我们可以一起分享这件事。

如果来访者是青少年或儿童，当你接受了他们的邀请去参加一个毕业典礼时，你可能需要解释更多："我为你感到非常振奋，而且我会去参加这个典礼，但是我不会参加之后的派对。那是你们家里人的活动。等你下次过来的时候，我们会在这里庆祝。"

在那些更加面向公众的活动里，例如演讲或者开幕式，你更有可能隐藏身份，所以你的出席会不那么显眼。如果你和问题更为严重的来访者一起工作，那么你们可能会有额外的在咨询室之外的联系，而那是你们一起工作的一部分。即使是那样，你还是可能会被邀请弄得措手不及。

## 丽·罗迪（Lee Rodin），注册临床社会工作者

几年前我和吉姆一起工作，他 42 岁，是一个动作迟缓的抑郁男性。当他询问下面这个问题时，他已经和我一起工作 7 年了："你会到我家里看火车模型吗？"我从来没有去过来访者的家里，于是我说道："让我想一想。"我和我的督导讨论了这件事，她说她不太确定；这可能是没关系的，也可能是奇怪的。她问我对此的感受，我说我感到不太舒服。

下一次治疗时，我告诉吉姆："我和我的督导讨论过了，她觉得我最好还是别去，因为这可能会突破边界。"吉姆对此没有太大的反应。但是在接下来的一周，他进来坐下之后说："这是最后一次了；我不会再来治疗了。"我惊呆了，我问道："为什么？""当你上周告诉我你和别人谈起我的时候，我真的非常震惊。我都不知道你居然有一个督导，如果我知道你会告诉别人，那么某些事情我是不会说的。"我说："每个人都有督导。这是我们自我监督的机制，从而确保我们能很好地工作而不错过任何事情。"我继续说道："我想要为你做到最好。这是我在机构时的督导，你是知道她的。"吉姆回答道："我以为在你离开那个机构之后就没有再见她了。你们两个人一直在谈论我，嘲笑我。"我无法让他相信我们并没

有嘲笑他，以及我们的对话并没有恶意，但他还是终止了治疗。

　　这个事情让我想了好几年。我很后悔把责任推到督导身上。我那时其实可以说："去你家让我感到不太舒服，因为这让我们以别的方式发生了联系。我不认为这会有利于我们的治疗。"而且现在我会直接去处理他关于我们在嘲笑他的控诉，我会说："我们已经一起工作了7年，在看到我对你的承诺和我们一起做过的工作之后，你真的觉得我会嘲笑你吗？你觉得你的感觉和经历会那么糟糕吗？你会和一个嘲笑你的人一起紧密工作那么长时间吗？"那时候，我觉得这些问题似乎过度个人化了，会让我从专业人士的躯壳里走出来而更像一个活生生的人。而现在我意识到，这是需要提及的非常重要的一点。吉姆可能仍然会离开治疗，但是我知道我是真诚的，而且已经尽力了。

## "如果我在大街上或者电影院里碰到你，我要说什么呢？"

　　在更小的城镇，或者如果你家离工作地点很近，那么和在大城市相比，你会更频繁地碰到来访者。这对你们而言可能是开心的，也可能是不那么愉悦的。治疗师喜欢保有隐私，让他们可以斥责自己的孩子，亲吻自己的伴侣，购买曲奇饼干，或者穿着邋遢的衣服而不需要在之后的讨论中被仔细查问。但是如果这样的查问真的出现了，那么处理它就是你必须进行的工作。很多来访者把参加治疗作为一个秘密，想保护这段关系，所以他们对在路上碰到你感到不舒服，而且可能会不理睬你，这是他们的权利。你可以问："你觉得怎样会让你感到舒服？你可以不理睬我或者打个招呼，这都由你决定。"如果来访者告诉你她会径直走过，那么可以询问："那没关系，但是我很好奇，你担心的是什么？"这总是会通向一次关于治疗、隐私、秘密或污名的有趣的讨论。

## 琳　达

　　我在当地一个电影院的大厅里看到一对夫妇走过。他们和我一起进行夫妻治疗大半年了，治疗是最近才结束的。妻子朝着我挥手并且大声问好，我也挥手致意并且听到她丈夫倾过身去问她："那是谁啊？"虽然你可能担心被看到，但这也是可能发生的情况。当你处在一个不一样的背景时，来访者通常会从你旁边经过而没有认出你。

　　你的朋友和家里人可能不用花很长时间就会意识到，当你在大街上碰到了人却没有进行介绍时，那么这很可能是一个来访者。如果之后被问到，你可以告诉朋友或家里人："那是我在工作上认识的人。"或者，如果你停下来打招呼了，你可以告诉同伴："你先走，我待会儿追上去。"

### "你在超市/派对/艺术展上为什么不理我？""你在超市的时候为什么要跟我说话？没有人知道我在见你。"

　　这个问题的两个变式都非常常见。对于在大街上或者咨询室之外的地方是否要表现出认识你，来访者的想法是很不一样的。即使他们想要打招呼，但是某些人还是会感到不舒服。提起你的职业规定是非常合适的，例如："我的职业规定是，除非你想要我打招呼或者你先问好，否则我不会有任何表现。"或者，你不需要提前说任何话，你们可以在一次意外碰面发生后才去讨论这个问题。在路上轻松地打个招呼并没有特别尴尬，更为尴尬的是当相遇会维持较长时间时，例如当你们碰巧出席了同一场婚礼或者在餐厅里坐邻桌时（一个来访者发现琳达在邻桌，她让服务员给她换了位子）。

## 琳　达

　　在我的旧咨询室大楼有两组楼梯。当一个来访者离开咨询室回家的时候，我正好走到卫生间。我走的是一个方向，而她走的是另一个方向，但是我们在楼梯转角处碰面了。她惊呆了，急忙说道："你在咨询室之外。你不应该出现在咨询室之外的呀！"知道她很有幽默感，我回应说："没关系，我离开了咨询室，但是我从来不离开这幢楼。"我们在之后的治疗中对此进行了讨论，她谈到了在通常的环境以外看到我是多么的奇怪。

## "我们可以在别的地方做治疗吗？"

简单地说"不"。一次，当咨询室大楼的电梯毫无预警地坏掉时，一个治疗师在附近咖啡店的后排座和一个有心脏问题的来访者见面。这和理想状况有很大的出入，来访者不断扫视咖啡店，担心有干扰的声音或者是闯进来的人。另一位治疗师总是力保让治疗进行下去。一次办公大楼突发烟雾，整栋大楼的人都被疏散了，他尝试把治疗移到他的车内，但是那次特殊的举措没有再次被采用。在非咨询室的其他地方进行治疗可能出现在来访者遇到紧急情况的时候。一般而言，更好的方式是重新安排治疗时间。

## 查　尔　斯

59岁的本在人际方面显得有点笨拙。6年前他第一次到我这里来，当时和他结婚30年的妻子被诊断患有癌症。他惊呆了，而且不知道该怎么办。我每个月见他两次，这样过去了1年，他感觉好多了。他的妻子在15个月前去世。我现在和他一起工作，他在哀悼她的去世。没有孩子、没有亲戚，只有不稳定的兼职工作，他感到很迷茫和孤单。我们根据他的时间安排了治疗的时间，但很不幸的是，有一次在我们约好的时间里没有可用的治疗房间，7间咨询室都在使用中。

在治疗之前的20分钟，我给本打电话，告诉他这个状况。他插话说：

"我已经在过来的路上了，所以要不我们就在拐角处的咖啡店见，在那里约谈吧。"我其实考虑过这个可能性，而且在我工作的地方有一些治疗师之前也这么做过，尽管我会避免这么做。在这样的情况下，我非常感激是他而不是我提出了这个建议。我也很欣赏他使用了"约谈"，这暗示着他对改变地点是持开放态度的，这不是聚会性质的见面。如果他说的是"那我们见面喝杯咖啡吧"，那我可能会以不同的方式回应。

　　我说："那是一个选择，可能更好的办法是重新预约时间。我最大的顾虑是保密性问题。"他回答说："我也对此有点担心，如果我们不能保证那是一个比较私密的空间，我们可以再重新约时间。"在我看来，他非常渴望见面，而且他是一个与我一起考虑权衡这个突发状况的风险和益处的伙伴。我们在咖啡店见面了，发现了一个比较私密的位置，然后共度了一段富有成效的治疗时间。我充分地注意到在我的笔记上记载着围绕这次互动的特殊性展开的内容。在下一次治疗时，我和他一起讨论了这些。我想要知道他是否还是感觉我们在咖啡店见面也没关系。他笑了一下说道："是的，当然没有关系，总比不见面好。"我同意他的看法。那次治疗拓展了边界，但是并没有突破边界。

## "我有一个很好的关于生意的主意，我们作为团队一起工作得那么好，我们为什么不一起从事这项事业呢？"

　　这个问题提出了在生意上的双重关系的困境。所有伦理书上都会提及双重关系，因为它们会严重危及治疗。在最根本的水平上，双重关系为治疗增加了另一个难题；你不再是只关心来访者的最佳利益的心理健康专业人士。你现在有了自己的利益，而这可能是和来访者的利益有冲突的。双重关系是你通常可以避免的麻烦。你要认可来访者的称赞："我们在这里当然是很好的团队，但是从伦理的角度出发，我不能和你有生意伙伴的关系，因为这对我们的工作而言会有不好的影响。"

**"我读了你的网页，我不知道你结婚了／做催眠／有孩子／写书／养牧羊犬／从加利福尼亚州搬过来／打鼓。这是真的吗？"**

　　正如前面提到的那样，网络制造了一组新的咨询室之外的问题。它使得咨询室之外的接触有了不一样的含义，但它们之所以成问题的动机或者理由不是新的。新的和不同的地方是，如果你出现在网页上，那么可以了解到和你相关的内容的量级就会不一样。因此，提前想一想并准备好处理这样的问题是有用的，即意想不到的、与可获得性的信息有关的问题。

　　对网页问题的回答是非常标准的：是你或者不是你。"是的，阅读我的网页，你的反应是什么？"更为重要的是，这些新的信息对你的来访者意味着什么？这带出了一些应该被察觉的反应吗？询问："阅读到关于我的内容让你吃惊了吗？"你会被现在的和将来的来访者看到，所以对于涉及你的网络内容要小心。

　　网络问题会变得愈加常见。如果你想建一个专属网页，那么在你创建它之前要考虑清楚，而且你可以调查一下其他网页，去看看什么样的内容符合你的工作。你可以有效地使用网页为你的实务做市场工作，挂上一些专业背景信息，以及列出有关治疗实务工作的信息和政策规定。

　　网页比博客更加静止，因此更容易一次性创建好，然后就保持不变。博客有着创建对话的和呈现即时信息的可能性。琳达最近创建了一个心理学的博客，所以她必须仔细考虑什么样的材料是她会挂上去的。她问自己这样一个问题来决定把什么以及不把什么张贴在上面，这个问题就是："如果一些富有想象力的而且非常敏感的来访者阅读了某个帖子，那么我会觉得没问题吗？"琳达的帖子是关于心理学的观点和想法的，但是和治疗无关。这个领域对治疗师来说仍然是新的。关于博客的指导指南和伦理会继续发展。目前，你可以像陌生人一样阅读自己写的话；这会帮助你决定把什么放到网络上，以及把什么记入你的个人日志里。

"我在脸书网上看到了你的博客 / 你发的帖子。""我偶尔看到了你在优兔网上的视频，你在唱卡拉 OK 时看起来醉得相当厉害。你总是参加这样的派对吗？"

你有权过自己的私人生活，但是如果你把材料放在网上，来访者就可能找到它。相册里的照片是安放在你家里的架子上的；而张贴在博客等网站中的照片则更容易被来访者搜索到并被他们查看。这种问题会变得愈发常见，有很多事是需要我们所有人进行思考的。当你的信息登上了网络以后，你就等于放弃了对它们的控制，所以在这么做之前要好好想一想。来访者会很好奇。当前的接触水平仅仅是一个开始，谁知道下一代网络交流会变成什么样子呢？

当遇到这样的问题时，花一点时间从感到被侵犯转向更加具有治疗性的心态上。你的大脑可能在尖叫："你怎么会随便就能刚好碰到有关我私人生活的视频呢？"但是记住，你对来访者而言可以是一个让他有巨大兴趣的人物，而一些来访者是相当好奇的。甚至当来访者找到信息的时候，他们还是可能对看到咨询室之外的你有很强烈的反应。一个合适的回答可以是："在这么不同的背景下看到我，你有什么感觉？"或者"你知道我在咨询室之外也是有生活的。看到那样的生活照，感觉怎么样呢？"

"我可以给你展示我的手机或计算机里的照片吗？""我们可以在你的计算机上登录，然后看我的东西吗？"

"当然可以。"以前来访者会带来笔记、日志、相册或者信件。现在他们带来计算机；这仍然是在把他们的世界带进来分享，只是用了新的方式而已。当问题转变成"我们可以在你的计算机上登录，然后看我的东西吗？"或者"我带了 U 盘过来。我们可以用你的计算机来看这些材料吗？"，这就变成一个更加私人的请求了。对我们而言，私人计算机是不对任何来访者开放的。这可能和有些机构的情况不一样。在有些机构里，计算机终端是所有工作人员都可以使用的。但这还是会让人感觉像是把来访者邀请进了厨房或者员工间，就是说有点太亲密了，所以我们会拒绝。

# 进一步的思考

*"你在路上常常会碰到一些面孔，而这恰恰是你选择这条路时想要去避免碰见的人。"*

*——法国谚语*

我们的工作把我们暴露在很多奇怪的经历和关于在咨询室之外见面的问题里。在这一章中，我们谈论的都是合伦理的问题，而没有描述那些不合伦理的行为。对涉及不合伦理的行为的询问，回答并不需要太多的思考，例如："不，那是不合伦理的""那会构成保险诈骗"或者"那是不合伦理的，而且在其他道理上也不是一个好主意"。但是，有的时候，你需要进一步解释，不是因为感到羞耻，而是因为你的来访者是真的感到疑惑和混乱。你总是要尽量弄明白每个问题是如何与来访者的心理或你们的治疗关系相契合的。

一般说来，在咨询室之外见面在某种程度上会危及治疗关系中有力量的部分。治疗是独特的关系，因为它的目标是有利于来访者的最佳利益，而且专门聚焦在让来访者获得心理健康上。但这也是一段真正的关系，当它包容、没有被污染并且不被其他关系的复杂性所影响的时候，这样的关系才能最好地发挥作用。我们在说的是"想一想你的咨询室之外的活动"，我们不是说"放弃你的生活"。因为你提供了非常个人化的服务，你的外部行为是很重要的，而且来访者希望你在咨询室内和咨询室外都是一致的。

很多治疗师都有非传统的工作设置，而且会在咨询室之外的场所和来访者见面，尽管大多数培训针对的是一对一的、咨询室内的心理治疗。这样单一的焦点并没有利用其他设置、可能的角色和技术，而这些也许是能响应某些来访者的需要的，例如那些有特殊需要或者不能从其他策略中受益的来访者。

阿特金森等人（Atkinson et al.，1993）考察了基于不同来访者的需要和工作角色，咨询师可能要承担的不同角色，他们把这些角色列为忠告者、倡议者、内在支持系统的促进者、内在康复系统的促进者、顾问、改变介质、咨询师和心理治疗师。正如你很容易想象到的，有时，这些角色会把治疗师拉出咨询室，所以思考它们以及它们在你工作中的作用是富有指导意义的。

# 第 二 十 一 章
# 保 持 联 系

　　你还记得小时候夏令营的最后一天，高中毕业典礼的那个晚上，在大学一年级结束后打包行李的场景吗？你可能发誓要和在那些日子里对你如此有意义的人保持联系。你真的是这么想的。可能你保持联系了，可能没有，但是你理解想要和那些为你生活带来变化的人保持联系的正常渴望。

## 琳　达

　　希瑟来这里治疗是因为她经历了一场很痛苦的分手，而且对再找到一个好男人感到很绝望。我们谈论了她过去和现在的生活中的很多方面，包括她间歇的进食障碍和体形问题。治疗起到了作用，当她离开的时候，她正在和一个很好的男人约会，她和父母的关系也有所改善，而且找到了一份新工作。我没有再和她联系，直到 2 年后她回来了，那时她已经结婚并且怀孕了。怀孕再度唤起了体形和进食障碍的问题。她很恐慌。她把怀孕等同于肥胖，而且她的焦虑水平猛然上涨。再一次，她在治疗中非常努力，之后离开了。在那以后的 10 年里，每一年我都会收到一张新年贺卡，刚开始是和一个小孩在壁炉前面照相，之后是两个孩子，最后是三个孩子。她一直和我保持联系，而且我明白这些可爱的孩子们意味着她能够容忍再度怀孕，所以她的体形问题应该保持在她可以应付的水平上。

在治疗过程中和治疗结束之后，保持联系一直都是一个生活中的现实。现在，保持联系也可以包括网络联系——相同的东西，崭新的包装。这一章检查了和保持联系有关的那些出现在治疗过程中以及之后的问题。同时，我们也会关注一些问题底下的担忧，例如，如果你的来访者需要你，你是否会在他身边，以及来访者想要知道你在哪里或者你是否还好，尤其是在治疗结束以后。

## 问　　题

下面的问题会在回应部分得到回答。

"在会谈之间，我要怎么处理这个问题？"

"在会谈之间，我们可以保持联系吗？"

"我可以给你发电子邮件吗？""我可以在网上汇报情况吗？""我可以给你发短信吗？"

"我可以在脸书网 / 我的空间网上面加你为好友吗？"

"我们可以在网上进行治疗吗？"

"我们可以保持联系吗？""我顺路经过的时候，我们可以一起喝杯咖啡吗？"

## 回　　应

### "在会谈之间，我要怎么处理这个问题？"

如果加入额外的治疗是不明智的或者不可行的，那么令大多数治疗师感到舒服的一种方法就是为来访者提供一些方法在会谈外使用，或者他们会给来访者推荐一些外部资源去扩展自己正在做的工作。考虑提供一些阅读材料、行为理念或者是一些可以在他们独自一个人时依靠的想法。琳达有的时候会在便签纸上写下一个想法，然后交给来访者，让他把便笺纸粘贴在计算机屏幕上或者笔记本里。

还有很多的小组、书籍、课程和网站都可以成为治疗很好的辅助物。和身体健康、心理健康、网上支持小组有关的信息或者娱乐下载都可以是有用的。但是要小心，不要去推荐你没有看过的任何网站，也不要把所有东西都扔给来访者。如果那样做，说明其实是你在焦虑而不是来访者在焦虑。你可能会让他们被信息淹没，而这在无意间提示了你对治疗没有信心。对来访者说"让我们看看什么对你是有意义的吧"，然后你可以根据手上的问题调整你的想法。

当你和孩子一起工作的时候，要考虑他们的年龄大小。如果你告诉孩子其他获得信息的地方，例如图书馆或者网络，那么你可能需要和父母交流并且告知父母。

根据来访者的人格和问题的不同，你可能会以不同的方式对他们做出反应。例如，一个来访者强迫性地想要找到问题的解决方案，那么你可能需要告诉他放轻松。而如果来访者难以保持注意力，那么你可以建议一些在治疗外使用的技巧。对于那些有人际问题的来访者，给他们的家庭作业可能包括练习如何维持社交关系；而抑郁的来访者可能需要答应参加一些健康的活动。这里的要点是：和每个来访者一起工作，寻找可以让他继续受益的方式。

我们的朋友和同事，来自芝加哥的心理学家马吉特·科尔－斯汀森（Margit Kir-Stimon）博士设计出了几种好方法，让咨访双方可以在会谈外保持联系。

### 马吉特·科尔－斯汀森博士

有时，我的一些来访者有学习障碍或者其他神经学问题，因此，他们难以把我们的对话记在工作记忆里。我发现这在成人注意障碍（attention deficit disorder，ADD）身上特别典型。有一个来访者，当他为我们的主题感到非常兴奋的时候，他会请求我把这些想法用邮件发给他。

否则，他知道这个讨论不会有结果。我这么做了，而这逐渐发展成了我们一起工作的独特方式。在治疗之后，我会把谈话的要点用邮件发给他。这个技术作为认知提醒物是有效的。这对保持情感联结是有用的，而且来访者有一个具体的文件可阅读，这能提醒他我们工作的内容。这在很多方面对我也是有帮助的。我有机会消化我们的治疗，想一些内容，以及提高我对材料的准确回忆水平。虽然要对所有来访者使用这样的技术不是切实可行的，但是我确实建议对那些难以记住治疗主题的来访者使用这样的技术。

当你决定通过电话或者网络保持联系的时候，要确保这些交流的方式是安全的而且是具有保密性的。

## "在会谈之间，我们可以保持联系吗？"

当一个来访者成功跑完了马拉松比赛，能够立即收到一封关于这件事的电子邮件是一件很有趣的事情。如果这是一个悲伤的情境，例如亲人去世，那么我们也会希望得知此事，尽管电话可能会是更好的选择，我们会通过电话进行交流或者至少是提出打电话交流的意愿。另一个例子是，一个沮丧的来访者在危险期时无法每天都到咨询室来，而且不需要住院治疗，但是你感觉有必要在两次会谈间保持联系。我们可能说："让我们计划一下每天晚上进行5分钟的情况汇报吧。"在两次会谈之间保持联系或者规律地了解情况必须要有充足的理由，同时也需要做大量工作，所以治疗师往往很少采用这样的做法。在同意有规律地保持联系之前，要努力想清楚这对边界管理的提示，以及传达给来访者的关于他独立处理问题的能力的信息。最后，过度保持联系会导致你的怨恨，而且这样的怨恨会比你以为的更快萌生。

如果你提供了电子邮件地址，而来访者过多地踩在边界上（例如转发他收到的所有来自他前妻的邮件），那么需要谈及这个问题以及重新设立边界，正如你在任何边界被突破的情景下会做的那样。你在线并不代表过度沟通就是可以的。

### 琳　达

我有过一个来访者，抑郁使得她难以集中注意力和完成正常的任务。当她询问有什么办法可以改变这样的情况时，我们想到了一个办法，她可以创建一个合理的每日日程。她很愿意尝试。过去的行为让她觉得自己很糟糕。因为她还没有做好准备独立这么做，所以我们同意让她每天给我发电子邮件，告诉我她的日程安排，而且我会阅读这份日程但是不需要回复。我的阅读使得她感到自己应该更加负责任以及在这个过程中不那么孤独。对我来说这不是一件大事，我只需要每天花一点点时间而已，但是这个练习对她一直都很有用，使得她可以聚焦以及分清活动的主次。

### "我可以给你发电子邮件吗？""我可以在网上汇报情况吗？""我可以给你发短信吗？"

这些问题总会出现。"如果在两次治疗之间有重要的事情，尽管给我发电子邮件吧，但是我不会详细回复。我会让你知道我收到你的电子邮件了，然后我们会在下次治疗中讨论你的想法。"或者"我更喜欢当面交流。如果你想要写下你的想法，然后带到治疗里来，那么我认为到时候再讨论它们会对我们更有益。"或者"我很少查看电子邮箱。如果我没有及时回复你，我不想让你误会。"如果一个来访者经历了特别糟糕的一周，你可能可以提出："如果你想要在电子邮件里汇报一下，或者给我留一个语音信息来让我知道情况怎么样，那么我会很乐意收到你的消息。"在一个紧急情况下，你可能会需要坚持这么做。

所有这些方法最好用于快速简短的确认，而不是用于严肃认真的对话。电子邮件没有语调，于是偶尔会发生错误的解读。此外，你的写作风格可能和你面对面交流的风格是不一样的。尽管如此，不同的治疗师必须决定自己有多容易让来访者可以通过电子邮件联系到。要清楚地说明，因为边界可能会变得模糊，这取决于对你而言通过电子邮件在多大程度上进行交流以及进行什么类型的交流与沟通是可接受的。当你决定回答的时候，要记住这些观点以及考虑到特定的来访者。

在我们的经验里，大多数来访者都是非常体贴的。他们给我们发邮件的方式和以往人们打电话的方式是一样的，相对比较保守，而且有着相当充分的理由。

### "我可以在脸书网／我的空间网上面加你为好友吗？"

这些问题一般会以电子邮件的形式出现，来访者可能不会在治疗期间提及。如果你简单地不理睬这个请求，可能会被来访者认为是在拒绝。不幸的是，这些网站上提供的信息量可能不适合与来访者分享，对来访者和作为治疗师的你而言都是如此。最好的方式可能是什么都不做，直到下一次治疗，那时你可以说："我想你在脸书网／我的空间网上发现了我。我想要谈谈为什么接受你的好友申请会让我感到不舒服。对我来说，这样呈现大量信息太暴露了。你可能感觉能够处理那种类型的接触以及你阅读到的信息，但是这把我放到了一个艰难的处境中。"

其他有些社交网络是职业性的，例如领英（LinkedIn），上面并不一定会包括大量私人信息。如果来访者通过这样的网络和你联系，那么接受连接请求可能是没问题的，或许可以在治疗过程中只简单提一下或者完全不提。有的时候，在社交网络上的专业性联系就只是专业性联系而已。

当一个来访者说她看到了你发布在社交网络上的关于焦虑的帖子时，不要为此吃惊。当你在网络里时，包括来访者在内的很多人会找到你。有些信息是更加容易获得的，来访者可能只是选择提起了某些事而不是其他事而已。我们建议你询问："你感兴趣的是什么？"在决定信任你时，来访者通常想要知道你是谁，而不仅仅是你的从业资格。

---

### 查 尔 斯

我有一个来访者，他遭受着抑郁的折磨。他会把他值得一读的邮件转发给一个广播列表服务。他问我是否想要收到他的信件，我说："当然，尽管我可能完全不去读。"他的一些帖子还是相当有趣的，而且让我们有了可以一起回顾的材料。我们有时也谈论他在凌晨 2 点或者 4 点转发材料的事，而这让我们可以讨论与之相关的内容以及他的其他症状。

---

## "我们可以在网上进行治疗吗？"

不同的地区和专业机构对于网上治疗时长会有截然不同的规定。无论你的同行认为网上治疗是否符合伦理，我们都对网上治疗持反对态度。我们会告诉来访者："在网上沟通是困难的。治疗需要有深思的时间和空间。在这个快节奏的世界里，我们花费 45 分钟或者 50 分钟的时间去进行一次不被打扰的面对面的讨论是一件非常好的事情。"任何进行过网上交流的人都可以证明这样的交流缺乏语调和细微差别。电子化的联系可以是即时的，而且在太多的情况下是冲动的。不要让网上沟通复杂化。当这样的沟通被用作提醒物、回应约谈的请求、改变会谈时间或是快速跟进信息时，它们有效且便利。如果这样的沟通变得过分冗长，那么写下这样的回复："这太重要了，用电子邮件或短信不太合适；让我们在咨询室继续谈吧！"

我们可以想到一些例外的情况，例如，老年来访者遇上天气糟糕的情况，打电话仍然更适合。有残疾的来访者也属于例外情况，但是为什么不用电话交谈呢？这至少能听到声音。在网上做治疗的主意淡化了治疗过程中的本质。

"我们可以保持联系吗？""我顺路经过的时候，我们可以一起喝杯咖啡吗？"

这些问题偶尔会在治疗终止的时候被问到，比起在治疗过程中被问到，此时你可能会有不一样的回答。例如，你可以说："我会很高兴收到你的消息并且知道你过得怎么样。这是我的工作电话或者电子邮件。"或者"当你再回城里的时候，给我打个电话，然后你可以顺路来一趟咨询室。"然后，如果他真的打来了电话，就安排一个时间在你的咨询室见面。

治疗终止的时候确实会发生丧失，保持联系对不同的来访者有不同的意义。我们认为治疗关系的独特性创造了一种复杂的联结，在你以前的来访者的生活中，你仍然是重要的。

大部分来访者，可能有高达 2/3 的人，会联系他们以前的治疗师。琳达几年前做过一个小研究——"治疗终止后，我是谁？"。在这个研究里，她纪实性地描述了联系的目标，并假设了作为前任治疗师的我们在治疗结束后是谁。最通常的情况是，当来访者联系他们的前任治疗师时，他们想要让治疗师知道他们过得很好，想要报告他们的进步和成功，而且一般会更新他们生活状况的信息，毫无疑问地，这是和治疗师共同的愿望。与治疗师联系的人确实也报告了其他的联系原因，包括渴望得到忠告，在一个问题上获得帮助，或者为一个朋友请求转介。所抽取的样本人群在描述他们的前任治疗师时使用了"关心人的、温暖的、亲切的和共情的"这样的词。即使是说治疗有混合结果的人也强调，就算在治疗已经终止了很久以后，治疗师以人为本的关怀品质对他们仍然非常重要，这样的情感在研究中反复出现。

治疗后的接触引发了我们对这个问题的兴趣："在治疗终止后，我们是谁以及我们怎么存在于来访者的心里？"我们认为，我们被看作这样的人，即不仅仅关心他们——大多数来访者在他们的生活里被很多人关心着——而且了解他们并理解他们的内心世界。理解比起情感来说，是一段更为独特的关系。我们是在他们生活不顺利的时候对他们有帮助的人。他们与我们分享了对失败的失望和对来之不易的成功的骄傲。我们见证了他们的成长，而且成为他们继续书写人生时的合著者。有的时候，当他们需要重新建立对自己能力的信念时，他们会联系我们，这就类似于持续充当一个有滋养的内部表征，但不完全相同。我们仍然是希望和信念的守护者，我们坚持像试金石一样缓解孤独和怀疑。治疗以后保持联系代表专业责任没有就此停止。专注于来访者的相对平衡可能会稍微改变，而且探讨会变少，但是我们在来访者生活中的角色是治疗师，所以请记住，你不会想要破坏你以前做过的对他们如此重要的工作。

## 进一步的思考

"我已经认识到，人们会忘记你所说的，人们会忘记你所做的，但是人们永远不会忘记你给他们的感觉。"

——玛雅·安吉罗（Maya Angelou）

### 琳　达

上个月，我接到了一条声音很兴奋的语音信息："你好，我是杰伊·沃尔西（化名）。15年前我是你的一个来访者。我到这来看牙医，然后在大厦的姓名录上看到了你的名字。太好了！我过得很好，我希望你也是。我现在是一个律师了——我好奇这是否让你吃惊。我结婚了。如果你有机会回我一个电话，这是我的电话号码。我会很想问个好。"听到杰伊的声音，尤其是和他以前失业、闷闷不乐而且有严重健康问题相比，他现在的状况真是太棒了。很明显，他想要告诉我他成功了。我非常高兴他仍然有这样的热情给我打电话，我也确实回复了这个电话，并且和他简短地聊了一会儿。

我们的经验是，来访者是礼貌的。虽然人们普遍担心来访者会用不受欢迎的信息轰击治疗师，但是我们并没有发现情况真的如此。治疗曾经被定义为一个过程：来访者完成目标了，然后他们就被发射出去，再也不回来了。现如今，大多数治疗师都相信，随着必须面对不同的事件，或是来访者需要精神恢复和调节的时候，他们可能会在来访者的生活中进进出出。

在这个工作中，我们最不喜欢的一个方面是，当来访者离开时，我们不知道什么样的事情会发生在他们身上，而他们是我们如此在乎以及曾经有过那么多亲密谈话的人。但很奇怪的是，这种感觉是对的。我们只是陪伴他们走过一段旅途，然后必须信任他们可以自己继续走下去。

# 第 二 十 二 章

# 生 活 事 件

　　你期待和来访者共同经历人生大事，但你以为你们讨论的重点是他们的人生大事，不是你自己的。当情况反转过来时，发现他们在陪伴你一起经历你生活中的改变，你会感到不安。当这些问题被问到的时候，你必须坦诚，但是表露的程度是由来访者和你们的关系决定的。回答关于你的生活事件的问题的困难在于，你可能需要在保护隐私的同时，找到保持联结的方式。

## 琳　达

　　多蒂是一个和我一起工作了很多年的来访者。最近，她走进来，坐在沙发边，非常认真地看着我说：“在我的读书会里，一个朋友告诉我，她的治疗师得了脑瘤而没有告诉她。”然后多蒂非常严肃地问：“如果你病了，你会告诉我吗？”我仔细考虑我会真的做什么，而那似乎只有一个回答，不管这是否符合我的个性。“是的，我会告诉你。”多蒂放松下来，就跟气球放了气一样。

　　多蒂是一个长期的来访者，一个多年前和癌症抗争过的人，一个会被我的不诚实摧毁的女人。这些因素只允许一种行动。尽管我会很讨厌和一个来访者谈论我的疾病，尽管我的生活是非常隐私的，但我相信我对某些来访者有责任做出某种水平的自我表露。不过，因为治疗是一种关系，我不是唯一设定条件的人。我治疗的有些来访者不会问"如果你病了，你会告诉我吗？"，因为他们不会想听我回答"会的"。在我这里，我可以设想给一些来访者不同的回答，这些来访者和我有着不一样的关系。

# 问　题

下面的问题会在回应部分得到回答。

"你怀孕了吗？"

"这是订婚戒指／结婚戒指吗？"

"你要搬家／辞职／离开这个机构，这是真的吗？"

"我听说你的丈夫／伴侣／妻子／母亲／父亲去世了，那是真的吗？"

"你这段时间看起来气色不太好。你生病了吗？"

"我在派对／婚礼／酒吧／赛场上碰到了你的姐姐／女儿／儿子／丈夫，我们谈到了你。……是真的吗？"

# 回　应

## "你怀孕了吗？"

如果你确实怀孕了，那么早该宣布了。"是的，我怀孕了。我猜这不再是个秘密了，所以让我们谈谈吧！"如果你没有怀孕，而是发生了其他事情，例如来访者突然增重、情绪波动或者有怀孕方面的问题。"不，我没有怀孕。这些天，怀孕这个主题在你脑海里出现了吗？"

## 琳　达

　　我最喜欢的一个故事来自一个朋友。她有一个年轻的、直觉很准的来访者，这个来访者有人格障碍。一次，她被这个来访者问到"你怀孕了吗？"，我的朋友真诚地回答说"没有"。但是几天之后她发现自己真的怀孕了。这个故事提醒我们，我们不是咨询室里唯一敏感的人。

　　怀孕会不可避免地改变你个人和职业生活的平衡。你的个人生活以及你是一个有性别的人这个事实就摆在咨询室里。这是女性无法隐藏的一个生活事件。最终，你必须要透露怀孕的事实，并处理随后产生的与情感和实际情况相关的事情。很多来访者感到想要保护你；有的可能感到嫉妒，有的可能感到要去赢得你的注意力；男性可能有别的情欲幻想；很多来访者会有其他类型的反应。在你的来访者体验到各式各样的感受时，你也一样。在身体上，你在变化，而且可能经历了晨吐或对流产的担忧。也许你感到工作热情不如以往了。在情感上，你会容易感到受伤，想要保护胎儿不被来访者的猜想影响，以及保护你自己不受来访者对你和你的家庭的天然好奇心影响。在实务工作上，你需要考虑和产假相关的事宜。

　　你可能想要回避和怀孕有关的大部分讨论。然而你确实需要承认这一点，并且回应和告诉来访者你的预产期和计划。"我正在弄清楚我会离开多长时间。现在，我感觉挺好的，而且我想我会一直工作到……（具体的日子）。在决定好之后，我会告诉你更多。"

　　社会学家和人类学家都证实，当其他人在孕妇身边时，即便是陌生人，也会表现出更多关心，而且会以更加个人化的方式透露或询问情况，比如："你感觉怎么样呢？""我好奇你是否会和我一样得静脉曲张？""你会在医院生产吗？"。这样的问题不是病态的，也不是深层次的移情问题，所以你会需要找到一种方式去回应，从而在尊重你的边界的同时能维持关系。当有疑问的时候，做正常的反应，可以用类似于在市场里或电梯里遇到有人出于好意做出具有侵入性的询问时的方式来回应。

来访者可能担心失去你，可能会被他们的一系列反应弄糊涂。你仍然是一个治疗师，所以你该问："你怎么样？你对我怀孕有什么反应吗？"即使来访者说"没有"，也要监控变化，并在合理的时间间隔后再次询问。有的来访者会想要保护你，不情愿谈论具有攻击性的情绪，甚至建议"盖住你的肚子，我们不想要婴儿听到这个"。你很容易和来访者的回避共谋，并且让怀孕一事完全保密。但是事实上，怀孕女性的角色有一个非常公开的成分，如果你不接受这个事实，你就等于在共谋否认。

如果是领养，那么你不需要处理和怀孕有关的问题，但你那时就必须解释新婴儿的出现，并处理成为母亲会给你的职业生活带来的同样的改变。类似地，如果你是一个准爸爸而且你的日常安排可能需要调整，那么你需要把这个重要的生活变化以一种尊重来访者和你的边界的方式带进咨询室。

准爸爸或者准妈妈都可以这样说："我有一个很好的消息想要和你分享。"在随后的道贺之后，处理这件事对以后治疗的意义和影响："我计划休假……（时长），然后回来。我们会有很多的时间去讨论你是否想要在我休假的这段时间见别的治疗师。"其他最终要谈及的问题是你什么时候有空："在我休假的时候可以 / 不可以用电话联系上。"还有告知信息的方式："在孩子出生后，我会在我的电话上留一个信息，这样你就可以打电话进来，然后立即知道细节了。"

## "这是订婚戒指 / 结婚戒指吗？"

对于治疗师而言，订婚戒指的问题可能触发了对谦虚的顾虑、对嫉妒的恐惧或者是对炫耀的正负情感共存。在没有更多额外的信息时，你不知道这对来访者而言意味着什么。"是的，我刚刚订婚了。"然后听来访者接下来的话。提前想一想你的回应会是有帮助的。"谢谢你的祝福。"或者"看起来我的戒指引发了你对你自己生活的一些感受。要不我们谈谈吧！"

结婚戒指也是一样的，对男性和女性来说都是。来访者可能注意到，尤其是如果你最近休假了一段时间。你可以简单地回答："是的，我最近结婚了。我对此很开心。"来访者几乎都会问几个额外的问题，例如在什么时候、什么地方结婚或者配偶的名字等。除非你有很好的理由去回避这些问题，否则我们建议你回答一些简单的事实信息，然后转回去谈来访者的事情。如果其他顾虑还没有被表露，那么它们会从派生的材料里渗透出来，所以要仔细听在你宣布消息之后来访者的评论意见。关于婚礼的事情，你可能想要提前告诉来访者，说你会休假一段时间并且会结婚。然后，如果有什么事情要处理，那么你可以提前开始准备，并且避免一些意外。

## "你要搬家／辞职／离开这个机构，这是真的吗？"

如果不是真的，那么这个问题并不是那么重要。如果一个来访者从其他消息来源听说了，那么你的表露就晚了。你可能需要坦白："是的，但我在……（具体日期）之前，哪里都不会去，所以我们有大量时间谈论这对我们工作的意义和影响。"然后询问来访者对此的反应。

学生每年都必须处理实习安置的问题，这是很麻烦的，因为你需要在很短的时间内和每个人道别。有的来访者可能已经忘掉你在治疗早期提过会离开。在被宣布离开的时候，学生需要遵从服务机构和学校的方针。另外，不同的理论流派对提前多久宣布消息的建议是不太一样的。

如果离开机构的行动是你发起的，而不是因为实习工作已经结束了，那么你可以这样开始你们的讨论："我很抱歉你从别的地方听到这个消息。我已经考虑了很久并且最近做出了最终决定。我会在这里待到……（具体日期）。我们有大量的时间谈论这点以及做出适合你的安排。"你可能必须处理来访者感到被抛弃或被拒绝的感受，因为这种离开是由你控制的，所以仔细听来访者的感受：在来访者生活中的重要人物离开他们的时候，他们对这些事件的感受的描述是怎么样的。

## "我听说你的丈夫 / 伴侣 / 妻子 / 母亲 / 父亲去世了，那是真的吗？"

这当然会发生。你有真实的生活，里面有真实的人，而这些人可能受伤、生病或者死亡。有的治疗师不把家人的死亡和疾病告诉来访者。这是一个选择，但是如果来访者发现之后感到受伤，不要为此震惊。对你有亲人离世的消息保密就剥夺了来访者像一个独立自主的成人那样去行动并为你送上同情的机会。你可以说："是的，很让人伤心，这是真的。"你或许可以提及一些细节，并说明你是否要休息一段时间。来访者不想知道所有细节，但是他们确实想向你表达他们的悲伤。说到底，你一直都和他们同行。

如果你计划因为除假期以外的其他事件离开一段时间，来访者可能会问："你为什么要突然离开一段时间呢？"你必须提供回答。即使你注重隐私而且不想讨论细节，回答"家人生病"也过于简单敷衍了。我们建议进行适当的自我表露，例如："我想要花点时间陪我妈妈，她病得很严重"，或者"我的姐姐必须做些检查，我想要在那里陪她"。这样表述的目的是做到尊重和坦诚，但是不要有过多的表露。揭露你生活中深切的悲伤往往违背了大多数治疗师所珍视的隐私。此外，即使你只是对亲人的离世做出了轻度的表露，仍然可能带出自己强烈的情绪，而这些情绪肯定是你希望私下处理的。

### 南希·牛顿（Nancy Newton）博士，芝加哥学院教授

最近我必须到另一个州照顾我的哥哥。在旅途之间，我也必须安排自己进行一系列健康检查。这些检查让我相当焦虑，直到我收到了好结果。这些生活事件打乱了我临床治疗工作的日程安排。我告诉一些来访者，我因为家里的紧急情况需要出远门，但是我没有告诉那些见面不那么规律的来访者。

因为菲比家里的事情，我们已经有 2 个月没有接触了。她一坐下来就转向我，非常严肃认真地说："我一直都在担心你。你生病了吗？我一直

在猜想你得了癌症。"我立即向她解释了我的哥哥和旅行的情况。然后我问她："是什么让你认为我得了癌症呢？"同时我回想起了那一系列检查。

"我看到了你桌子上面的药瓶。"那些药是维生素，我旅行的时候都会带着它们。我鼓励她告诉我让她担心的其他方面。"我的好朋友要出国，而另一个朋友要生孩子了，所以她也不好联系。""这些事件可能引发了你对我的担心。"我温和地说出了这些。这次谈话更加深入了，我们谈到了她对失去我的恐惧，就如同她对失去朋友的恐惧。

我发现整个交谈是非常富有启发性的，不仅仅因为她把我纳入了她的圈子，担心失去我；也因为她对我罹患疾病的猜想非常接近我那个月经历的让人不安的健康检查的现实，虽然她并不知道那些事。

## "你这段时间看起来气色不太好。你生病了吗？"

疾病带出了对你的担忧以及对失去你的恐惧。让我们看看两种极端的回答。你诚实地承认患病："是的，我生病了／正在做一些检查／在接受治疗。"然后，来访者会在理解你的这种外表之后松一口气，并且会因为被信任而感到荣幸。但是来访者现在有了负担。如果你错过了工作，那么来访者可以生气吗？可以对你不那么专注表达失望吗？可以告诉你她担心你会死去并离开她吗？你想要听到所有这些坦诚的表达吗？

另一个极端是：你什么都不说，你否认患病并且撒谎说"我感冒了"。有的治疗师不去提及疾病是因为表露和随后的讨论往往和疾病本身一样沉重。有的治疗师这样回复来访者是因为他们自己处在否认期或者担心来访者会离开。如果选择这个方向，你保护了你的隐私而且可以私下处理疾病，但是你示范了撒谎。你表现的是保密而不是不隐瞒地讨论，这会危及治疗联盟。更加糟糕的是，来访者可能感觉到某些事情出错了，而你的谎话告诉她，她的现实感是不对的，这重复了有破坏性的童年经历，正是这样的经历教会她不信任自己的现实知觉。

在最后一个例子里，你必须承认一些东西，否则你可能伤害了来访者。

通常，当治疗师隐藏患病或者亲人离世的消息时，他们在保护自己不受强烈感受以及来访者的反应的影响，这些可能都是很难处理的。这是一个可以理解的动机。也许会有中间立场，在一定程度上回答来访者："是的，我正在因某种疾病接受治疗。如果疾病变得严重或者我不得不错过一些工作，我会进一步解释；但是现在，我需要花一些精力处理它。你可以接受像那样的安排吗？"如果你确定要揭露疾病，就必须仔细想清楚要揭露多少，以及用什么样的语言表述这个问题。这可能会引出来访者生活中的丧失和对其他人的讨论。

### "我在派对／婚礼／酒吧／赛场上碰到了你的姐姐／女儿／儿子／丈夫，我们谈到了你。……是真的吗？"

如果你住得离工作的地方很近，人们会知道你并且会和你分享故事。你的邻居似乎有责任在对话中谈及你。在治疗了巴布几年以后，琳达发现巴布最好的朋友是自己的会计。很幸运的是，在这个情境中，每个人都理解边界。

一个更为复杂的情况是，一个高中高年级学生走进治疗师的房间然后问："如果我看到你儿子在一个派对上吸毒，那我该做什么呢？我要告诉你吗？对同班同学做这样的事情似乎很糟糕，但是我也不喜欢对你说谎。"这是一个非常不同寻常的青少年，对符合伦理的行为有着严肃认真的考虑。这个问题出现是因为来访者刚刚意识到他和治疗师的儿子正在上一些相同的课程。来访者没有更早意识到这一点是因为治疗师的儿子姓另一个姓氏。

你和别人一样有自己的事情要处理，如果来访者有意无意地收集到关于你的信息，那么你要对此进行处理。首先，弄清楚这个情况，这样你才能理解这些复杂的关系，然后你可能说："是的，我的儿子在那个球队。你和这个球队有关联吗？"或者"我的妻子不在那个学校教书，她教艺术。你为什么会问起呢？"或者得知你的姐姐／孩子／朋友跟你的来访者交谈，你可能会气得想"掐死"他们，但是你必须保持冷静，然后澄清："我姐姐说了什么和我的婚姻／生活/音乐能力有关的事呢？"然后从那里着手。你可以进行确认，然后继续前进；或者你可以推迟讨论："讨论这个对我们没有帮助。"更可能的情况是，来访者不会告诉你他们听说了哪些有关你的事。

你不会为了保持神秘而隐瞒个人信息，那是电影里演的。你待在幕后是为了让来访者始终在台前。当你一不注意成了焦点的时候，你可能感觉这像是对你的隐私的侵犯，因为这是一种奇怪的反转。如果你检查来访者对你的生活事件的反应，并以此作为理解这些事件对他们意味着什么的第一步，那么这些问题将变得非常有用。你没有必要以让自己不舒服的方式回答这些问题，但是你确实必须保持亲切并且专业地处理这些问题。这样，随着讨论的深入，来访者会逐渐了解自己。

# 进一步的思考

"我总是避免做预言，因为在事情已经发生了之后再去预言是好得多的策略。"

——温斯顿·丘吉尔（Winston Churchill）

生活事件在持续发生。你无法纯粹地进行实务工作而完全避免接踵而至的生活事件。虽然你可能想要把治疗设定为一个私人保护所，但这是不可能的，甚至可能是不可取的。某些事件是无法隐藏的，比如怀孕或者疾病。而在某些其他事件上，你可能还有做出选择的余地。在多大程度上把你的生活事件带进和来访者的工作中呢？在你对此做出决定时，记住，任何强烈地影响着你的事件都会渗透到治疗中。当来访者察觉到你的情绪时，不要对此感到惊讶。当他们真的察觉到时，记住你应该对来访者诚实，而你也应该保护自己的隐私。不幸的是，这些职责有时是冲突的，此时你需要做出非常重要的决定。

# 第 二 十 三 章

# 结 束 治 疗

结束是很重要的，在治疗中，结束是一个过程，而不是一个时刻。不要仅仅因为你们的关系是付费的或者是短期的，就低估它的力量。非永久不代表不重要。你可以尝试为每次终止做准备，但是尽管你已经无数次在情感上预演过，你还是无法确定你会感觉怎么样，直到最终真的发生。这在很大程度上取决于你和来访者之间关系的特定性质。

## 查 尔 斯

诺拉非常关心如何填满她的日子，因为她在 55 岁时退休了。在我们讨论退休的过程中，有一点变得很明显，那就是她面临一个更加重要的生活转变：和她结婚 35 年的丈夫的健康在衰退。诺拉含泪提及她的恐惧——她的丈夫日益下降的视力使得他晚上开车很危险。同样让人烦心和不安的是，如果她提起注意到他的这种衰退，这会造成他的痛苦。我们一起工作去修通她生活中不可避免会出现的这些丧失和恐惧。诺拉变得更能处理迎面而来的这些变化。通过这样做，她对特定情形变得更能接受了，而且可以在适当的时候坚定地采取行动。

我们最终都知道是时候结束治疗了。这个过程比较容易，因为我们在处理她的其他丧失的过程中用很多方式演练了这样的终止。我问："下

> 周会是我们一起做的最后一次治疗，你觉得那会是怎么样的呢？"诺拉说："我想我们会持续讨论我生活中有意义的事情，但是如果我们没有以一个拥抱结束，那么其他的一切都将付之东流。"就这样，我们以一个拥抱结束了治疗。

我们前面呈现的很多话题在整个治疗过程中都是有可能被提及的。然而，有些主题是直接的，主要和治疗过程本身有关。顾名思义，终止是在治疗结束阶段发生的，于是这会引起具体的、和结束有关的、非常重要的问题。在治疗最后一天可能被提起的最重要的问题——也是治疗师和来访者共有的一个问题——是："我是不是做了我可以做的全部呢？"这样的问题也会不可避免地在所有生活事件结束时出现。

有些问题在所有治疗终止时都是常见的，但有些问题则是由治疗被以何种方式终止所触发的。有的治疗终止是经过仔细计划的，例如精神分析。然而，我们中的大多数人都不是做分析性治疗的，我们也都知道终止的方式可以非常多样，包括小心地经过深思的结束，让人惊讶的突然宣布，或者是更糟糕的——打一个简短的电话，甚至没有露面也没有电话就消失了。

如何发起治疗终止也有很多方式。关于终止治疗的讨论可以是你的来访者发起的，也可以是你发起的，或者是互相同意的。来访者发起的终止可能是一种治疗未成熟的结束。治疗师发起的终止可能在以下情况下发生：治疗师认为来访者的目标已经达成；来访者没有任何进步；治疗师离开这个工作地点；治疗师的培训任务结束；来访者需要的服务是治疗师或该服务机构无法提供的；人为的时间限制，比如管理式医疗的约束。显而易见，最让人满意的终止是治疗师和来访者都认同现在是结束治疗的时候了。我们会提出在这些情景下都会被问到的一些问题。

治疗终止从来不意味着心理工作的停止；这只是标志着心理工作会在没有治疗师实际在场的情况下持续进行。所有结束，不管是关于治疗、学业、关系还是生活本身，都会引发一些相似且通常不言而喻的深层次突出问题，包括："我完成了原定要做的事情吗？""有什么是还没有完成或者不完美的？""我对未竟之事感觉怎么样？""我可以独立做到吗？""为什么我会有这些复杂的情绪呢？"

来访者很少直接问这些问题，但是这些情感是嵌在那些说出来的问题里的。这些是我们在生活中多个不同的时间点上经历重要的结束时询问自己的问题。终止也不可避免地会带出在来访者生活中已经经历的其他终止。这可能会触发其他记忆，关于丧失和抛弃、成功和失败、创造和重聚的记忆，也会触发想要收尾的渴望以及悲伤、愤怒和感激的情绪。如果你愿意真诚地参与到这些复杂的情绪和想法中，那么你常常有机会把终止治疗变成一段重要的学习过程。要注意，有了准备和演练，直到那天到来之前，治疗都是可以诉诸理性的。有的情绪可能只在结束的最后时刻才出现，例如愤怒或者失望。

下面有些问题是与结束相关的，有些则是在治疗快要结束或者结束的时候才出现的，是被终止治疗的可能性所触发的。有一些问题也可能在治疗较早期就被提起。

# 问　题

下面的问题会在回应部分得到回答。

"我怎么知道什么时候会停止治疗呢？"

"我没有什么要谈了。我们应该停了吗？"

"我决定了，今天是我最后一次到这儿来。你觉得呢？"

"我仍然有问题。这是不是意味着我不能停呢？"

"我们可以保持联系吗？你可以给我你的电话号码或者电子邮箱吗？"

"我可以回来吗？"

"我们可以做朋友吗？"

"我们怎么结束？我们要做什么？"

"我们可以用蛋糕／酒／派对来庆祝吗？"

"这是给你的礼物。你会收下吗？"

"你对我的进步怎么看？"

"既然我们现在结束治疗了，我终于可以多了解你一点了吗？"

"如果结束是这么好的一件事，为什么我感觉愤怒和悲伤呢？"

如果终止是治疗师发起的（例如，当治疗师是一个学生，他必须离开这个实习工作），那么其他的问题也会被提起，包括：

"你为什么要离开呢？""我可以跟你一起走吗？""你要去哪里呢？""你会回来吗？"

"你为什么要把我赶走？"

"难道你不喜欢我吗？""你喜欢和我说话吗？"

"你走了之后，我会和谁谈呢？"

在终止过程中，来访者提出的问题给我们提供了一个机会去更加充分地理解他们的世界，并进入这样一个领域，即终止治疗的体验会被泛化，被更加具有治疗性地利用，并且可以有持续的作用。在回答这些问题之前，重要的是承认我们都有与结束有关的过去。过去每次结束的经历带来了这样的可能性，即我们自己的感受、想法和行为可能在我们不知情的情况下潜入了我们的治疗工作中。因此，我们的回答里也会提及这样的知识，即终止时，治疗师是有情感反应的，而且这是健康的。

在回答终止问题的过程中，我们怀着很多希望。我们努力共情强烈的感受；承认丧失和改变，尤其是在关系上的；涉及并处理离别和个体化的问题；感激所得；防止回避由治疗终止引发的情绪；鼓励用同情代替完美；回顾做过的工作；如果需要，处理拒绝；阐明治疗后的联系。

> ## 琳 达
>
> 　　我来自一个不相信离别的家庭。我们很少去度假，因为这涉及要离家一两周，而且如果真的去度假，那么我们会在凌晨5点出发来回避道别。我母亲的每个兄弟都住在离我们家两条街以内的地方，他们所有人都认为重要的关系是必须维持一辈子的，至少一辈子。作为来访者和心理学家，治疗教会我的最珍贵而且奇怪的一课是，关系在时间和重要性上是有限制的。即使是意义重大、至关重要、饱含爱的关系也是可能结束的，非永久性并不会削弱这段关系的重要性。

## 回 应

### "我怎么知道什么时候会停止治疗呢？"

　　我们直接回答这个问题："当要停止的时候到了，我们都会知道。事实上，当情况放松下来时，这会变得很清楚。你会感觉像是得到了你来这儿想要得到的，即使我们从来没有确切地把它说出来。"没有最终的铃声会响起以作为治疗结束的信号。有的时候，来访者因为现实的原因需要终止治疗，比如搬家、金钱、所定下的固定次数的治疗合同或者日程安排被改变了。通常，结束治疗的理由往往更加模糊。一些标志着治疗终止即将到来的信号有：你和来访者认可已经有了收获，而且没有看到额外的紧急问题；在一段时间里，治疗感觉更轻松，而且要谈论的东西变得更少；来访者明显变得更加健康，功能情况更加好。

　　对你的大多数来访者而言，结束治疗既是兴奋的，也是痛苦的。感觉到成长和发展了新能力是让人兴奋的，而且来访者想要在现实世界中独自试验他们的技巧也是很正常的。但这也是让人痛苦的，因为终止治疗意味着要结束这样一段重要的关系，这段关系曾经提供了理解和支持。

### 琳　达

　　当我回过头看我所接受的长达 6 年的精神分析的时候，我觉得在某种程度上，我花了后 5 年慢慢地学习怎么去离别。在分析的最后，我做了一个梦，那个梦使我知道，我准备好离开了。在梦里，我在打扫童年时期家里的车库。当我的分析师问我这个车库的重要意义时，我告诉他："当做完所有事情，所有的家务、所有的修补、所有的清洗，已经没有别的事要做的时候，你就可以打扫车库了。这是你要做的最后一件事情。"

### "我没有什么要谈了。我们应该停了吗？"

　　当一个来访者"没有什么要谈了"，那么是时候提出几个问题了。具体明确地询问你自己，来访者是否不知不觉地在对一个困难的话题有所保留；或者你们是否把以前的治疗都花在处理危机上了，而现在可以转换到其他紧迫的事务上，这些事务可能是扰乱生活的但不是最重要的。这是给出如下建议的时候："没有紧急的事情了，这是很好的。让我们把握好这样的机会，你来跟我说说当我们坐在这里时有什么样的感受和想法进入你脑海里吧。"这也是一个合适的时候，你建议谈谈之前还没有讨论的主题，可能包括来访者处理自己生活的方式或者具体的人格变量。如果真的是结束的时候了，那么它会来得很明显。

### "我决定了，今天是我最后一次到这儿来。你觉得呢？"

　　这个问题会以令人不愉快的规律性出现。"这来得真突然。我还没有时间考虑呢。跟我说说你是怎么想到这个的，然后我们会弄清楚要做些什么。"在讨论之后，你能更好地说："我可以理解你为什么想要终止。我尊重这样的决定，让我们再约一次治疗来回顾一下我们的工作，然后结束吧！"或者你可能选择说："我理解，但是我不同意。我认为我们仍然需要讨论……（任何依旧突出的问题）。"记住，来访者会常常从治疗中逃开，如果他们依恋的或者依赖的感觉让他们变得不舒服了。

"我现在想结束了"这样的陈述会提起我们关于立即终止的一般原则。我们把来访者第一次建议终止治疗看作治疗过程中一个具有重要意义的点，但这通常不是治疗的终点，而且我们会尝试检查提出这个意见前后的情况。对"为什么是现在"的讨论会通向很多地方，而这通常是富有成效的。然而，前面的两个问题，即"我没有什么要谈了，我们应该停了吗？"和"我决定了，今天是我最后一次到这儿来，你觉得呢？"带出了另一个临床治疗的内容。来访者是不是在回避一些感受呢？来访者是不是害怕变得依赖？迅速离开可以让他们不去体验萦绕不去的无数情感。不要让来访者迫使你匆忙做决定。不要纠结在来访者的回避、不舒服或者催促当中。

## "我仍然有问题。这是不是意味着我不能停呢？"

琳达的一个来访者鲍勃说的一句话特别好。当在治疗快要结束的时候，他说："现在我有平常的问题了。"我们回答："生活是复杂的，而且注定有一些苦楚。我们无法阻止这些发生，我们只是让你准备好更能处理这些。"

结束治疗给来访者和治疗师提供了又一个机会去记住他们都不是完美的。让来访者认识到治疗使她做好准备走出去，并且过不完美的人生。这样的认识可能是她从治疗中收到的最重要的礼物。治疗有局限，人们有局限，生活有局限，理解到这一点能使来访者放下一些完美主义带来的痛苦，取而代之的是对自己和其他人的同情。

## "我们可以保持联系吗？你可以给我你的电话号码或者电子邮箱吗？"

这是很难处理的，很微妙的，因为治疗师有不同的做法，而且机构也有不同的规定。大多数学生每年都要换不同的实习机构。毕业后，治疗师会搬到别的地方，甚至是私人执业。所以在你回答前，必须想清楚。首先，让自己熟知机构的规定——这种做法可能是违反规定的。下一步，考虑保持联系是否是可取的。如果是不可取的，你可以说："这里的规定是我们不能保持联系。"你可以加上一句，"这可能会干扰到你和别的治疗师之间继续开展工作。"或者"我想说可以，但是我知道我不能这么说。"

如果保持联系是可能的，而且你认为这是一个好主意，那么也要先弄清楚这个请求——"保持联系指的是什么？"。这里重要的要素是，你想要保持联系，甚至只有一点点这样的意愿吗？不要让内疚支配你的回答。坦诚并且据此回应。你总是可以通过这么问去了解来访者的想法："你心里在想什么？"但是也要考虑你自己的意愿。根据你的目标，你可能会说："这是我的名片。我会想要偶尔听到你的消息。"或者"这个机构倾向于让我们不要保持联系，但是如果你在任何时候想要返回治疗，我会在这里。"如果你不认为来访者准备好结束了，你可能会说："我们已经在这做了一些重要的工作，我相信你会在别的治疗师的专业技能那里受益，并深化工作。"有的时候，你可能感觉到内疚和想要保持联系，但是 6 个月以后，当你在一份新工作上有了全新的责任时，你可能会觉得之前的决定是糟糕的主意。

不管你是不是决定保持联系，这个问题都提醒我们，来访者想要知道他们是否可以留住我们。不要因诱惑而与来访者保持距离，进行一番关于治疗师的自我内化的说教。只要提醒他们："我们一起工作了足够长的时间而且足够努力，当你需要做一个决定的时候，你会听到我的声音。你会记得我，而且我也会记得你。"

## "我可以回来吗？"

在你回答这个问题之前，询问来访者："你是不是在担心什么事情呢？"这个问题通常是询问如果来访者将来有麻烦了会发生什么。先去处理问题底下的担忧。然后你可以回应："当然可以。我不知道你是否需要回来，但是如果你感到迷茫或者不安，而且想要谈个明白，无论是一次治疗还是较长时间的治疗，都请你给我打电话吧。"如果你计划退休，离开这个服务机构或者这个行业，搬离这个地方，或者去当一名踢踏舞演员，那么都要告诉来访者实情，并且宽慰他们，让他们知道这个机构是他们可用的。

## "我们可以做朋友吗？"

当你和青少年工作的时候，这个问题会经常被问到，但是任何来访者都可能会这么问。友谊几乎是不可能达成的，因为当一个人（来访者）透露了太多易受攻击的信息，而另一个人（你）透露了极少的私人信息时，力量是非常不对等的。不论你的理论取向是什么，治疗都不是一段地位平等的关系。此外，移情是会持续一辈子的，即使你不相信。所以看起来更为合理的回应是："这是一段独特的关系，它无法通向一般的友谊。如果你在任何时候再次需要我，我最好是待在这里，待在你心中的角落里。"或者"我认为这样的关系无法转化成一段平常的友谊。"或者"你有一些好朋友。如果你在任何时候想再谈谈，我可以作为一个特别的知己，仍然成为你可以用到的资源。"或者"我们已经努力针对一些方式进行工作了，这些方式可以使你和你的普通朋友有更好的及更强的关系。"或者"我想要听到你的消息并保持联系，但是这样的关系不会很好地转化为'一起看电影'那样的友谊。"

## "我们怎么结束？我们要做什么？"

这总是很不一样的，所以应考虑特定的来访者和你们之间独特的关系。在最后几次治疗中应该包含进来的事情就是回顾。回顾可以巩固成长，而且让你们两个人都有机会看到来访者的进步。在治疗开始前，重新阅读你的笔记，然后一起谈谈来访时的问题、出现的其他顾虑和担忧、来访者的进步、应该突出的要点和那些艰难的地方。如果合适，不要忘记讨论你们两个人之间的关系。"我想花点时间回顾一下我们的工作。我想让我们两个人往回看，这样我们可以看到什么发生了改变；而且我也想要我们往前看，去做一些准备。也许我们可以对将来做一些预测，并且让你准备好。"

## "我们可以用蛋糕／酒／派对来庆祝吗？"

我们会用一些仪式来标志很多重要的生活转变和结束，所以这个问题从表面上看并没有那么奇怪。想一想葬礼和毕业典礼。仪式提供了体验的形式，因为它们把我们团结在一起，从一个生活阶段轻松地转到下一个阶段。和儿童一起工作的治疗师通常有结束仪式。在仪式上，他们会画画或者照相，而孩子可以保留这些画或者照片。对于成人来访者，你可能会明确地询问："你有什么想法吗？"最后一次治疗仍然有工作要做，重要的工作，所以如果他们想要一场派对，你可能要考虑清楚。"我们有很多事情要谈，所以要不你带来一些（咖啡、茶、纸杯蛋糕或其他简单的东西），然后我们可以一边吃一边谈。"

### 琳　达

没有任何来访者带吃的到最后一次治疗里。只有一次，有一对夫妇在最后一次治疗时带来了相机。我们结队到旁边的牙医诊所请他帮我们照了一张照片。然后我们有了一场非常平常的结束。还有一次，我和另一个来访者一起花了一点时间毁掉那些回忆虐待的记录。我非常怀疑，因为治疗的仪式对我来说是陌生的，但是我非常清楚地意识到这个来访者使用了很具体的方式去小心地标记事件和转折点。对她而言，这是一个象征自由的仪式；她很开心地终结了她的那部分生活。自那以后，我再没这么做过。

## "这是给你的礼物。你会收下吗？"

来访者一般不会在治疗快结束的时候宣布他们给你带来了礼物，他们会直接带着礼物出现。当来访者的治疗是免费的或者是享受着非常大的折扣时，他们更可能带来一个结束礼物。通常，礼物代表"我也有东西可以提供给你"或者"这是可以让你想起我的东西"。这不是询问或者分析的日子,这是表达感激的时刻。

我们两个人从来都没有收到过不合适的礼物,虽然琳达曾收到过一束马蹄莲造型的花束,看起来像是从葬礼的接待厅或者赛道边上偷来的。那时,我们的一般原则仍然是接受,然后说"谢谢"。

## 琳　达

当结束对我的分析时,我告诉治疗师,我认为自己值得拥有一个礼物,因为我很努力工作。我是半开玩笑的,但是我是想带走一些什么。他问:"哦,你想要一个纪念品?"我回应说:"不是的,我想到的是更大一点的礼物,比如一辆奔驰。"

### "你对我的进步怎么看?"

这是一个极好的问题,因为它开启了一场对话和共同的反思。我们通常会回答:"这是一个重要的问题。让我们一起看看,然后比较一下我们的观察情况。要不你先开始,然后我会插入评论。"

### "既然我们现在结束治疗了,我终于可以多了解你一点了吗?"

青少年对这类问题可能是很坚持的,但不管是儿童、青少年还是成人,治疗师对于回答多少有着很不一样的反应。要点是,不要给来访者太多信息把他们压垮,不要让来访者接下担子,同时也不要隐瞒。通常,来访者只是想要保持联系,一个更加完整的你的意象有助于保持这样的依恋。不要说太多,因为危险在于你们的工作会因关系中的任何迅速变化而发生改变:如果你现在开始告诉来访者你的故事,那么他也可能感到迷茫、被欺骗或者被围困。此外,向来访者开启这样一扇门就意味着他未来不可能和你有治疗性互动了。

## 查 尔 斯

　　要知道我们并不总是有这样的机会去写作、重新阅读、编辑和重新编辑我们回应这些问题时的确切话语，但是我通常会说一些类似于这样的简短的话："我想你是想要听一些关于我生活的趣闻，对此我很感激。但是与其带走一堆和我生活有关的简短事实，我想你已经以更加深入的方式了解我了：我们一起分享了一些非常亲密的时刻，这是我们两个人很少与生活中的人做过的。我希望你带走的是我们一起树立的专业精神，在我们之间建立的尊重，以及我为成为你生活旅途中的一部分而感到的殊荣。"

## 琳 达

　　我更可能把这个问题看作最后的请求，请求有真诚的联系和一些可以带走的知识。我一般这样回复："好的，你想要知道什么？"通常被要求告知的信息是次要的，那只是对我生活的关注或者兴趣。如果这看起来是温和的，我乐意诚实地回答。来访者在治疗结束时很少表现得很不合宜。如果在我看来这些问题是过于私人的，或者我的回答会让来访者被压垮，那么我会说类似于这样的话："我不认为这是我们在最后一天想要讨论的，所以我会直接跳过这个问题。"不管我是不是用一些细节去回答，我通常都会说："我觉得你可能已经对我很了解了。你可能不知道很多鸡尾酒会的细节，但是我们一起坦诚地进行过交谈，而且我打赌你已经知道和我有关的重要内容了。"

　　在考虑最后一次治疗时提出的私人问题的过程中，要把我们在第十章"私人问题"中陈述的准则记在心里，还有要认识到你是在提供一个持久的意象。不会再有后续的行动或者更多的时间去修正你的表露了。

## "如果结束是这么好的一件事，为什么我感觉愤怒和悲伤呢？"

治疗师必须给来访者提供机会修通他们对结束的反应。你可以说："丧失通常会引发悲伤和愤怒，我们的治疗关系的结束是一种丧失。"这样可以使得情感反应被理解，但这仍然是一种丧失。我们必须允许每个来访者体验对结束的所有感受：悲伤、愤怒、满意、感激和对已经完成的优秀工作的骄傲。最好直接处理所有感受。我们确认了所有情绪，包括我们享受的和讨厌的。结束对治疗师而言也不容易。治疗师很容易被诱使着表现出不合宜的谦虚、疏离，想要迅速以一个鞠躬结束的渴望，或者不理睬那些在结束时出现的纠结情绪，因为我们也在经历关系的结束。你会如何对待治疗的结束，这在一定程度上取决于你对和那个来访者的关系的结束和丧失的舒适程度。

### 达蒙·克罗（Damon Krohn），文学硕士，本书的研究员

当我还是研究生的时候，在我的第一个工作安置点，我和安东尼一起工作，他是一个 16 岁的西班牙裔学生。他对父母的离婚以及随之而来的丧失感到极度抑郁和愤怒。在大约 7 个月的治疗之后，他的心境和行为都有所改善。虽然我一直都让安东尼知道我们的时间有限，但是当还剩下三次治疗的时候，我又提醒他我们会很快终止治疗。在接下来的一周，安东尼因为打架被学校停学，所以他错过了我们的治疗。随后他又错过了之后的两次治疗。我尝试联系安东尼，他最终出现了，并参加了最后一次会谈。他承认他打架和错过两次治疗是因为他害怕失去我。我帮助了他，使得他对父母的离婚感觉更好了，而且已经成了他的支持系统。在我们的讨论之后，我意识到他打架和错过治疗是因为我当时对结束治疗的提醒。安东尼的付诸行动表现出了他被迫处理太多丧失时的方式。尤其是和那些在生活中经历过多重丧失的青少年在一起时，关于剩下多少次治疗的谈话会成为很多谈话的一部分。这仅仅是最后一次这样的谈话。

当治疗师已经结束治疗时，最后的问题就会出现。如果是在非传统的设置下工作，你可能是团队的一员，所以其他人会留下来提供稳定的服务，但是你仍然会被思念。

## "你为什么要离开呢？""我可以跟你一起走吗？""你要去哪里呢？""你会回来吗？"

这些是要直接回答的问题。当治疗师，通常是学生，要到别的工作安置点或者要毕业时，这些问题就会出现。这也可能发生在机构或者私人执业中，比如治疗师换工作或者搬家了。在你告诉来访者你要离开之前，先决定你对这里提到的这些问题的答案是什么。不要等到你坐在咨询室里被内疚感淹没的时候再去组织你的回答。

毫不意外地，当是一方而不是双方发起治疗的终止的时候，"你为什么要离开呢？""我可以跟你一起走吗？""你要去哪里呢？""你会回来吗？"等问题中涉及被拒绝的感受。尤其是新手治疗师，以及因为离开该机构／学校／城镇而发起了对治疗的终止的治疗师，常常感到无法抵挡的内疚和担心被抛弃。这导致他们在治疗结束时不断想要给予更多。通常，治疗师给予了太多的信息和太多的回答，让来访者被治疗师的"礼物"淹没了，而没有机会去加工、处理自己的感受。

## "你为什么要把我赶走？"

即使已经讨论了治疗的结束，你可能仍然会听到："你为什么要把我赶走？"共情来访者的感受，但也要复述结束治疗的真正原因。它们可能是很不一样的，例如："我知道这感觉起来像是我要把你赶走，但其实是我要离开这个机构。"或者"我们在这里做13周的行为矫正。这是我们的规定。"或者"你需要见一个可以进行其他类型的治疗（开处方药、住院治疗）的医生。我无法做这些。"或者"我已经告诉过你好几次，如果你到咨询室的时候是酩酊大醉的或者磕了药，那么我无法做好我的工作，所以我们必须终止。我没有把你赶走，是你解雇我了。"

如果你要搬出城，那么答案很简单。"我很抱歉，但是我要到另一个机构工作了，而那个机构不允许我把你带过去。"或者"我很抱歉，但是我要离开这个城市／退休／加入马戏团。"或者"我要离开这儿到_____地方去，因为我要继续接受培训／有一个很好的工作机会。"或者给出任何别的真实的理由。

在另一方面，如果继续治疗的选择是可能实现的，那么可以这样回答"我可以和你一起走吗？"这个问题，"是的，这是可能的。"这个回答使得对利弊的清楚讨论变得非常必要。每个地方都有不一样的规定。和你的督导或者是临床治疗主任讨论。你必须考虑机构的规定和政策，以及考虑一系列问题，包括你是否可以合理地带上这个来访者，这个来访者是否能成功过渡（人们通常都不能），你是否有足够的资源可以带上这个来访者，以及你是否想要带上这个来访者。当你回答这些问题时，你就有答案了。

### "难道你不喜欢我吗？""你喜欢和我说话吗？"

道别可以引发被拒绝的感受。不管结束治疗时的情况如何，你都要花点时间反思来访者独特的工作并提及它，这是非常重要的。

### 查 尔 斯

在一个大学的咨询中心实习期间，我治疗了一个来访者。这个来访者在我工作的第一个学期有了极大的进步。我们的工作需要在学期末终止，因为她要毕业了，她和我对此都感到非常失望。在我的脑海里，我虚构了一个方案，这个方案是，她可以登记参加一些春季学期的学术活动，这样她就有资格从咨询中心获得服务了。

在和来访者分享这些之前，我明智地和我的督导讨论了这些想法。我的督导看着我说："你真的想要进入这样一个模式，和你的来访者密谋以一种在伦理上可疑的方式继续对她的服务吗？"我震惊了，并被拉回现实，我是多么容易就考虑对伦理标准做出放弃，从而回避自己的和来访者的恐惧——对继续前进去过各自生活的恐惧。自那以后，督导的意见在我脑海里回响过很多次，那是在每当有来访者提出可疑的安排以回避痛苦的感情的时候。

这些问题只有青少年和儿童会足够勇敢地问出来。即使治疗的结束已经被解释和理解了，它仍然有能力让人恐惧自己不是惹人喜爱的，想起过去的丧失和痛苦的拒绝。在治疗的这个点上，这些问题应该得到诚实的回答，即使回答是："有些日子是非常艰难的"，或者"我并不享受所有的谈话"，或者"当你如此生气／酩酊大醉／沉默的时候，我并非总是享受我们之间的谈话，但是我喜欢你的坦诚、果敢，而且我为你的改变感到非常骄傲"。对于某些青少年和成人，答案是很简单的："我真的很享受和你谈话，而且我喜欢你，并且对你所做的工作感到非常骄傲。"

### "你走了之后，我会和谁谈呢？"

这个问题是让人忧虑的，尤其是当你和青少年或者经历过多重丧失的、在家里并没有得到真正的支持或者没有进一步的选择可以继续进行治疗的成人一起工作时。在对终止治疗有所预期的情况下，但愿你们两个人已经致力于建立一个新的外部支持网络，并加强了可获得的家庭或社区资源。这时要表现出信心和支持，并且提醒来访者，他已经学会了新的技巧和态度，而这些是他可以在未来的日子里运用的。

个体和文化差异在治疗结束的时候是明显的。对一些来访者而言，治疗是一场交易，他们和你说再见的方式就如同他们和一个牙医说再见。有些来访者则把这看作一个家庭成员的离开。大多数人把治疗的终止看作亲密的知己的离去。来访者是否能够充分地讨论治疗的结束，给你一个拥抱或者表达感激，这些都随着人格、文化、年龄和关系的不同而有所差异。如果我们在治疗的过程中尝试理解来访者的独特性，并且带着这样的理解进行工作，那么在道别的时候看到他们的个性表现，我们就不应该吃惊。

# 进一步的思考

*毛毛虫的结束恰恰是蝴蝶的开始，你的生活也是如此。"*

—劳拉·特蕾莎·马尔克斯（*Laura Teresa Marquez*）

我们作为治疗师的身份是和来访者的心理健康绑在一起的，不管这个身份被如何定义、测量或者主观地评估。我们在他们生活的困难时期进入了他们的生活，和他们变得非常亲近，一起努力工作，然后我们分开了。治疗注定是短暂的关系，即使有时持续数年。它的非永久性不会削弱它的重要性。事实上，治疗会因为你去欣赏关系的有限性而变得更甜美。我们巧妙地一遍又一遍地提醒着来访者，将来会有治疗终止的一天。

每次治疗经历都独特地属于某一个来访者和某一个治疗师，而治疗的终结也是如此。大多数终结会有类似于治疗展开时的味道：严肃、商业化、情绪化、满足和骄傲，深入地探索、否认丧失或者任何可以想象出来的内容、基调和情感的组合。终止时，治疗师和来访者有类似的顾虑：作为治疗师的你想要知道，治疗是否以及在什么程度上发挥了作用并且能够保持；来访者也想知道他们的收获是否可以维持。你们两个人都是悲伤的，你们两个人都为来访者要去试飞而兴奋。治疗师询问自己："我帮上忙了吗？我理解发生了什么以及我们一起做过的工作吗？"来访者也有类似的问题："我更好了吗？我准备好了吗？我要带走什么？"

在治疗结束时，治疗师和来访者都对终止做出了反应，而这会基于他们以前的经历、过去的丧失、人格特点、是否完成了工作以及完成了什么工作，还有他们看到的将来是什么。在最后一个阶段，治疗师的工作包括：帮助来访者承认关系的丧失；对丧失引发的情绪进行工作；鼓励用同情取代完美；回顾完成的工作和收获；处理和拒绝相关的感受；认可和享受成功；阐明治疗后的接触。

在学校的治疗师会有额外的工作，因为治疗的终止基于学校的校历而不是来访者的时间表。他们可能感到内疚、自私、被遗弃，以及与有效性和充分性有关的内疚。但是在最后一次治疗里，我们要处理所有的感受，一起回顾治疗过程，回顾高潮和低谷、完成的成长，以及依然存在的弱点。但是治疗（正如一本关于治疗的书）从来不是为了修补一切；治疗仍然是人类的关系，有其优点和缺点。

# 总　　结

　　治疗的力量在于它给来访者提供了谈论任何以及所有事情的自由。这份自由的一个结果是治疗并不遵循脚本，这是不可避免的——来访者凭借他们的经历、他们的洞察以及有时他们所问的问题让我们吃惊。这份新奇让工作有无穷的乐趣。在你的职业生涯中，会有更多的问题和更多的经验要去处理，也有一些让你在晚上迟迟无法入睡的临床互动。不管我们是否承认，所有优秀的治疗师都体验和经历过对犯错的焦虑和担忧，以及对他们如何处理一个具体情境和互动的事后反思。

　　每次治疗碰面的独特性都引发了不确定感和焦虑，而这会使得治疗师感到害怕，并且想要知道他们是否准备好了去接受挑战。当来访者通过询问一个问题而把我们放在聚光灯下（有意或无意地）时，这种不确定感通常会变得强烈。在本书建议的一些回应里，我们希望传达出我们的信念：虽然有一些原则是可以去考虑的，但是并不存在正确或错误的答案。你有了理解这些问题的框架，当你保持和来访者经历的接触以及对此的好奇时，你就可以放松并专注于你们两个人在某个时刻的交流了。

　　不确定是不可避免的。我们都有不同水平的对模糊的耐受性。我们无法告诉你在每个情景下该说什么。我们无法创造确定性。我们没有用这本书提供确定性。然而，通过给你提供一些例子，一些关于真实的治疗师如何处理真实问题的例子，你可以考虑哪些方式引起了你的共鸣，然后你可以尝试它们。那样的过程可以帮你建立信心，以及让你能更好地利用令你吃惊的事情去了解更多关于来访者和你自己的内容。

在本书里，可以看到一条贯穿所有理论、话题、建议的线索。当你对如何回应问题做出决定时，自我表露的议题反复出现，而这正是因为我们有对于被看到的焦虑和担忧。当来访者询问信息或者方向的时候，他们向我们要建议。当他们把我们作为非治疗师的个体来提问或者询问观点的时候，我们感觉他们在看着我们。无论是哪一种情况，他们都在邀请我们走到聚光灯下。来访者已经对暴露和弱点有所了解。做一个好的来访者（和一个好的治疗师）是需要勇气的。

在治疗中，来访者通常是被观察的人，而治疗师是观察的人。人们可能被临床治疗的工作吸引，因为他们对充当参与者－观察者感到舒服，然后培训会完成剩下的工作，这就强调了不要被过度观察的重要性。当回应问题的时候，我们因为表现了更多的自己而变得容易受伤，这种感受通常不会和舒服地坐在治疗师的椅子上联系在一起。来访者的问题要求表露，我们的自我在回答中窥视。这是另一个情景：在我们的自我不向外窥视的情况下，它们想要冒出头。很多治疗师会陷入麻烦，因为他们谈了太多和自己的观点以及经历有关的话。请始终深思熟虑。

我们要决定回答哪些问题，当我们确实会回答时，我们所提供的信息以及选择使用的话语都可以让我们更加靠近自己和来访者；它们当然也可以成为一个障碍物，将我们和他们隔开，并且将我们和自己隔开。最好的情况是，治疗师的角色是一个真实的人和技巧的组合，这些技巧让我们自由地在必要的边界内做好工作。最糟的情况是，这个角色是防御用的藏身之地，充斥虚假的专业性以及花哨的心理学行话，一些听起来可能很好但是并不能帮助来访者前进的话。

现实是我们一直在表露。在治疗里，正如在生活中的其他方面一样，这从来不是一个关于去不去表露的选择。关键在于怎么去表露、目的是什么以及表露多少。每次当我们打开咨询室的门时，我们都在表露关于自己的重要信息。我们被看到。我们对来访者的问候、我们穿的衣服、我们的行为、我们的咨询室、我们对热情地跟随或者不关心什么话题的选择、我们的话语、我们的语调以及所有其他的信息，都透露了我们是谁。表露和告诉别人你的年龄或者你是否吸过毒无关；我们通过所做的而不是所说的去让人们了解我们。当我们非常有效的时候，我们努力做到和来访者联结、在场，并且不去用我们杂乱的内部生活来污染关系。然而，即使带着那样的目标，我们也不能控制所说的每一个观点，也肯定不能控制别人怎么看和怎么听说我们。

正如你鼓励来访者检查和了解他们自己的世界那样，在这本书里，我们也尝试鼓励你不要害怕自己的内部生活。个人治疗是了解自己最好的地方，你不必担心被吓到；你已经发现了很多有趣的东西。你能够在场，因为你不需要审查、编辑和担忧（这是最重要的）。

这本书里的每个治疗师都通过分享经历而使得他们的决定被看到。这里邀请的所有写下他们的想法或者临床遭遇的治疗师都知道其他人会读到这些。有几个治疗师在答应之前很认真地考虑了很久。治疗通常是一段个人经历。很多治疗师会隐藏他们不那么完美的互动。我们邀请的治疗师表现出了真正的信心。带着我们犯的错误和取得的成功，我们也出现在这本书里。你已经对我们有所了解；事实上，通过阅读这本书，你可能对我们的工作和我们做这份工作的信念已经相当了解了。你和来访者之间也是如此。在你努力理解他们的过程中，他们也将逐渐认识你。

写这本书最后变成了一件高度个人化的事情。我们都对自己为什么做这些以及我们做什么有了更多的了解。虽然我们两个人最初都是在心理动力学传统下受训的，但是我们对来访者的回答总是多于那些传统推荐的。并不是说我们两个人会很随便地就进行自我表露，而是我们一般不在完全不贡献自己任何东西的情况下直接重述来访者所提的问题，然后把问题还给他们。我们通常会回答一些东西，而不管我们真正说的是什么，我们都努力专注地理解来访者的需求和经历，提供回应（不管是否说了关于我们自己的内容，是否给了直接的建议，或者是否询问问题来进一步澄清），而这些回应是我们觉得会对来访者的成长非常有帮助的。不管我们选择说什么，至关重要的是记住这一点：从根本上说，治疗不是关于我们的过程。这本书让我们思考我们相信的是什么，而且也展现了我们的思考方式和我们在咨询室私下从事的工作。

　　我们希望这本书能帮助你感觉自己更加有能力和有技巧，从而使你可以放下你的忧虑不安，轻松地工作。我们理解这本书里所说的焦虑。在我们完成这本书的此时此刻，我们也感觉到了这种焦虑。在我们热切地等着手稿被印刷出来，看着每本书都装上封皮的时候，忧惧是和快乐缠绕在一起的。在过去的2年里，我们把好奇心都集中在这些方面：我们需要做什么才能更好地和读者建立联结，让你们理解我们的观点，让你们不被挑战压倒，并为各种可能性感到兴奋。对这本书的准备和写作也让我们以一种新的方式和很多东西发生联结，包括促进我们发展的来访者，帮助我们更加清楚地思考的学生和丰富的研究文献，以及我们自身对专业的热烈渴望。